临床心内科
疾病治疗精粹及策略

主　编　郑霞霞　宁春艳　李欢欢　刘云霞

西北大学出版社
·西安·

图书在版编目（CIP）数据

临床心内科疾病治疗精粹及策略 / 郑霞霞等主编 . 西安 : 西北大学出版社， 2025. 6. -- ISBN 978-7-5604-5679-9

Ⅰ . R540. 5

中国国家版本馆 CIP 数据核字第 2025XH3713 号

临床心内科疾病治疗精粹及策略

Linchuang Xinneike Jibing Zhiliao Jingcui ji Celüe

主　　编	郑霞霞　宁春艳　李欢欢　刘云霞
出版发行	西北大学出版社
地　　址	西安市太白北路 229 号
邮　　编	710069
电　　话	029-88303310
网　　址	http：//nwupress.nwu.edu.cn
电子邮箱	xdpress@nwu.edu.cn
经　　销	全国新华书店
印　　刷	陕西瑞升印务有限公司
开　　本	787mm×1092mm　1/16
印　　张	17
字　　数	330 千字
版　　次	2025 年 6 月第 1 版　2025 年 6 月第 1 次印刷
书　　号	ISBN 978-7-5604-5679-9
定　　价	98.00 元

如有印装质量问题，请与西北大学出版社联系调换，电话 029-88302966。

编委会

主 编

郑霞霞　三峡大学第一临床医学院（宜昌市中心人民医院）

宁春艳　北华大学附属医院

李欢欢　黄冈市中心医院

刘云霞　深圳市儿童医院

副主编

崔同涛　广州医科大学附属第一医院

徐青果　三峡大学第一临床医学院（宜昌市中心人民医院）

张忆雪　海口市人民医院

严泽羽　深圳大学附属华南医院

孙龙飞　新疆医科大学第四附属医院（新疆维吾尔自治区中医医院）

主编简介

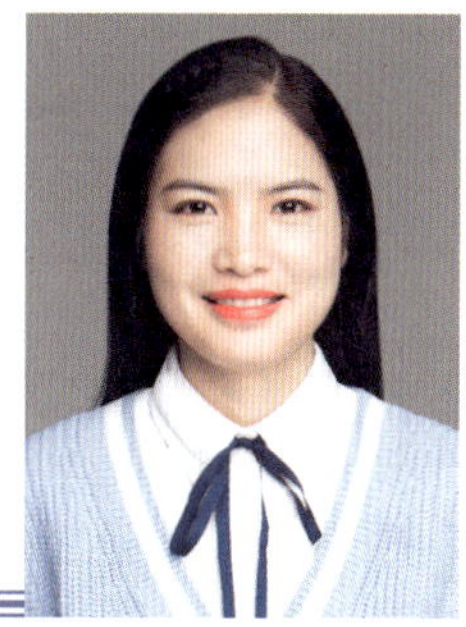

郑霞霞

三峡大学第一临床医学院（宜昌市中心人民医院）主治医师，硕士毕业于三峡大学内科学专业，从事重症医学科工作 8 年，擅长心血管急危重症的诊断和治疗，在机械通气、血流动力学监测等方面有丰富经验，能熟练处置重症感染、休克、呼吸衰竭、心力衰竭、急性胰腺炎、各种中毒等疾病，熟练掌握 ICU 的常规操作，发表论文 2 篇。

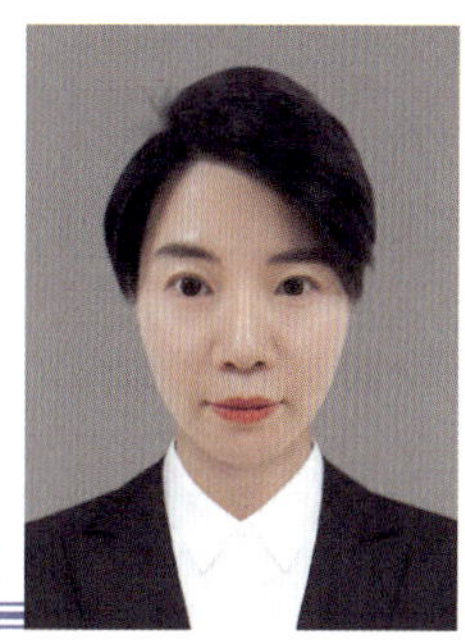

宁春艳

北华大学附属医院心血管内科四疗区一组主治医师，硕士毕业于北华大学内科学专业，擅长高血压、冠状动脉粥样硬化性心脏病、心律失常、心力衰竭的诊断和治疗及冠状动脉介入治疗，白求恩精神研究会医学人文分会理事，吉林省中西医结合学会第二届心衰防治与康复专业委员会委员，在核心期刊发表论文 1 篇。

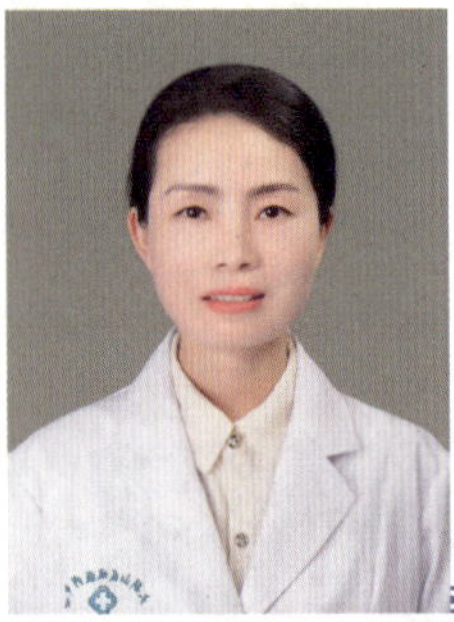

李欢欢

黄冈市中心医院心电图室主治医师，硕士毕业于武汉大学生物医学工程专业，主要研究方向为心脏电生理，从事心电诊断专业工作近20年，理论知识扎实，临床经验丰富，擅长无创心脏电生理、散点图、起搏器、疑难心电图的分析与诊断，发表论文多篇。

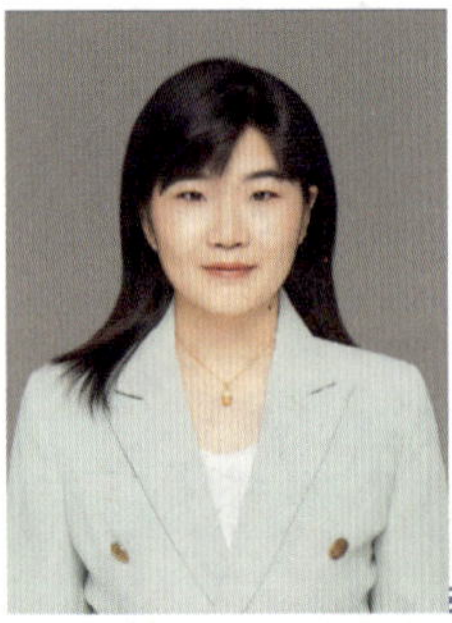

刘云霞

深圳市儿童医院心血管内科主治医师，硕士毕业于吉林大学白求恩医学部，熟练掌握儿童心脏超声技术，对儿童结构性心脏病的介入治疗和内科诊疗有丰富的临床经验，擅长川崎病、冠状动脉瘤、儿童晕厥、儿童胸痛、高血压、暴发性心肌炎、心肌病、先天性心脏病及心血管急危重症的救治，发表论文数篇，参与编写著作1部。

前 言

随着全球人口老龄化的不断加剧及生活方式的快速变化，心内科疾病已成为全球范围内的首要死因之一，其复杂多变的病理机制与临床表现对现代医疗技术提出了更为严苛的要求。心内科不仅承担着挽救患者生命的重任，更致力于提升患者的生活质量，帮助他们回归正常的生活轨道。近年来，得益于介入技术、影像学技术及生物技术的迅猛进步，心内科的治疗手段日新月异，为患者带来了前所未有的希望。

本书详细介绍了冠状动脉粥样硬化性心脏病、高血压、心律失常等多种心内科疾病，不仅深入剖析了各类疾病的病因、病理机制、临床表现、诊断与治疗策略，还特别融入了介入治疗与中医治疗的应用，内容丰富。本书特别注重理论与实践的紧密结合，除了详尽的理论阐述外，还精心挑选并加入了多个临床真实病例，这些病例均来源于一线临床实践，具有极高的代表性与指导意义。通过病例的呈现与分析，读者可以更加直观地理解疾病的发生、发展过程，掌握诊断与治疗的精髓，从而在临床实践中更加游刃有余。

由于编写时间仓促及篇幅有限，书中难免存在疏漏与不足之处，恳请广大读者批评指正。

编　者

目 录

第一章 冠状动脉粥样硬化性心脏病

第一节 稳定型心绞痛

一、概述

心绞痛是暂时性心肌缺血引起的以胸痛为主要特征的临床综合征，是冠状动脉粥样硬化性心脏病（简称冠心病）的最常见表现。心绞痛通常见于冠状动脉（简称冠脉）至少一支主要分支管腔直径狭窄在50%以上的患者，当应激时，冠状动脉血流不能满足心肌代谢的需要，导致心肌缺血，引起心绞痛发作，休息或含服硝酸甘油可缓解。

稳定型心绞痛是指心绞痛发作的程度、频度、性质及诱发因素在数周内无显著变化。心绞痛也可由瓣膜病（尤其是主动脉瓣病变）、肥厚型心肌病、未控制的高血压、甲状腺功能亢进、严重贫血等疾病引发。冠状动脉“正常”者也可由于冠状动脉痉挛或内皮功能障碍等发生心绞痛。某些非心脏性疾病，如食管、胸壁或肺部疾病也可引起类似心绞痛的症状，临床上需注意鉴别。

二、病因与发病机制

稳定型心绞痛是一种以胸、下颌、肩、背或臂的不适感为特征的临床综合征，其典型表现为劳累、情绪波动或应激后发作，休息或服用硝酸甘油后可缓解。有些不典型的稳定型心绞痛以上腹部不适感为临床表现。William Heberden 在 1772 年首次提出心绞痛的概念，并将之描述为与运动有关的胸区压抑感和焦虑，不过那时还不清楚其病因和病理机制。现在我们知道它由心肌缺血引起。心肌缺血最常见的原因是粥样硬化性冠状动脉疾病，其他原因还包括肥厚型或扩张型心肌病、动脉硬化及其他较少见的心脏病。

心肌供氧和需氧的不平衡产生了心肌缺血。心肌供氧取决于动脉氧饱和度、心肌氧扩散度和冠脉血流，而冠脉血流又取决于冠脉管腔横断面积和冠脉微血管的调节。管腔横断面积和微血管都受到管壁内粥样硬化斑块的影响，从而因运动时心率增快、心肌收缩增强及管壁紧张度增加导致心肌需氧增加，最终引起氧的供需不平衡。心肌缺血会引起交感激活，产生心肌耗氧增加、冠状动脉收缩等一系列效应，从而进一步加重缺血。缺血持续加重，导致心脏代谢紊乱、血流重分配、区域性以至整体性舒张和收缩功能障碍，心电图（ECG）改变，最终引起心绞痛。缺血心肌释放的腺苷能激活心脏神经末梢的 A_1 受体，是导致心绞痛（胸痛）的主要中介。

心肌缺血也可以无症状。无痛性心肌缺血可能因为缺血时间短或不甚严重，或因为心脏传入神经受损，患者显示出无痛性缺血表现，气短及心悸都提示心绞痛存在。

对大多数患者来说，稳定型心绞痛的病理因素是动脉粥样硬化、冠脉狭窄。正常血管床能自我调节，例如在运动时冠脉血流增加为平时的 5 ~ 6 倍。动脉粥样硬化斑块减少了血管腔横断面积，使得运动时冠脉血管床自我调节能力下降，从而产生不同严重程度的缺血。若管腔直径减少 > 50%，当运动或应激时，冠脉血流不能满足心脏代谢需要，从而导致心肌缺血。内皮功能受损也是心绞痛的病因之一。心肌桥是引起心绞痛的罕见病因。

用血管内超声观察稳定型心绞痛患者的冠状动脉斑块，发现 1/3 的患者至少有 1 个斑块破裂，6%的患者有多个斑块破裂。合并糖尿病的患者更易发生斑块破裂。临床上应重视稳定型心绞痛患者的治疗，防止其发展为急性冠脉综合征（ACS）。

三、诊断

应根据胸痛患者的年龄、性别、心血管危险因素、疼痛的特点来评估患冠心病的可能性，并依据病史、体格检查、相关的无创检查及有创检查结果做出诊断及危险分层的评价。

（一）病史与体格检查

1. 病史

详尽的病史是诊断心绞痛的基石。在大多数病例中，通过病史就能得出心绞痛的诊断。

（1）部位：典型的心绞痛部位是在胸骨后或左前胸，范围常不局限，可以放射到颈部、咽部、颌部、上腹部、肩背部、左臂等，也可以放射至其他部位。每次心绞痛发作的部位往往是相似的。

（2）性质：常呈紧缩感、压榨感、压迫感、烧灼感、胸闷或有窒息感、沉重感，有的患者只诉为胸部不适，主观感觉个体差异较大，但一般不会是针刺样疼痛，有的表现为乏力、气短。

（3）持续时间：呈阵发性发作，持续数分钟，一般不会超过 10 分钟，也不会转瞬即逝或持续数小时。

（4）诱发因素及缓解方式：慢性稳定型心绞痛的发作与劳力或情绪激动有关，如快走、爬坡时诱发，停下休息即可缓解，多发生在劳力当时而不是之后。舌下含服硝酸甘油可在 2 ~ 5 分钟内迅速缓解症状。

非心绞痛的胸痛通常无上述特征，疼痛通常局限于左胸的某个部位，持续数小时甚至数天，不能用硝酸甘油缓解，甚至因触诊而加重。

2. 体格检查

稳定型心绞痛体检常无明显异常，心绞痛发作时可有心率增快、血压升高、焦虑、出汗，有时可闻及第四心音、第三心音或奔马律，或出现心尖部收缩期杂音，第二心音逆分裂，偶闻及双肺底啰音。体检尚能发现其他相关情况，如心脏瓣膜病、心肌病等非冠状动脉粥样硬化性疾病，也可发现高血压、脂质代谢障碍所致的黄色瘤等危险因素，颈动脉杂音或周围血管病变有助于动脉粥样硬化的诊断。体检尚需注意肥胖（体重指数及腰围），有助于了解有无代谢综合征。

（二）基本实验室检查

（1）了解冠心病危险因素，做空腹血糖、血脂检查，包括血总胆固醇（TC）、高密度脂蛋白胆固醇（HDL-C）、低密度脂蛋白胆固醇（LDL-C）及甘油三酯（TAG）。必要时做糖耐量试验。

（2）了解有无贫血（可能诱发心绞痛），检查血红蛋白（Hb）是否减少。

（3）必要时检查甲状腺功能。

（4）行尿常规、肝肾功能、电解质、肝炎相关抗原、人类免疫缺陷病毒（HIV）及梅毒血清试验检查，需在冠状动脉造影前进行。

（5）胸痛较明显的患者，需查心肌肌钙蛋白（cTnT 或 cTnI）、肌酸激酶（CK）及肌酸激酶同工酶（CK-MB），以与急性冠脉综合征相鉴别。

（三）胸部X线检查

胸部X线检查常用于可疑心脏病患者的检查，然而，对于稳定型心绞痛患者，该检查并不能提供有效、特异的信息。

（四）心电图检查

1. 静息心电图检查

所有可疑心绞痛患者均应常规行静息12导联心电图检查。怀疑血管痉挛的患者于疼痛发作时行心电图检查尤其有意义。心电图同时可以发现诸如左心室肥厚、左束支传导阻滞、预激综合征、心律失常及传导障碍等情况，这些信息可发现胸痛的可能原因，并能指导治疗措施。静息心电图对危险分层也有意义。但不主张重复此项检查，除非当时胸痛发作或心功能分级有改变。

2. 心绞痛发作时心电图检查

在胸痛发作时争取进行心电图检查，缓解后立即复查。静息心电图正常不能排除冠心病心绞痛的诊断，但如果有ST–T改变符合心肌缺血时，特别是在疼痛发作时检出，则支持心绞痛的诊断。心电图显示陈旧性心肌梗死时，则心绞痛可能性增加。静息心电图有ST段压低或T波倒置但胸痛发作时呈“假性正常化”，也有利于冠心病心绞痛的诊断。24小时动态心电图表现如有与症状相一致的ST–T变化，则对诊断有参考价值。

（五）核素心室造影

1. ^{201}Tl心肌显像

铊随冠脉血流被正常心肌细胞摄取，休息时铊显像所示主要见于心肌梗死后瘢痕部位。在冠状动脉供血不足部位的心肌，则明显的灌注缺损仅见于运动后缺血区。变异型心绞痛发作时心肌急性缺血区常显示特别明显的灌注缺损。

2. 放射性核素心腔造影

红细胞被标记上放射性核素，得到心腔内血池显影，可测定左心室射血分数及显示室壁局部运动障碍。

3. 正电子发射体层摄影（PET）

除可判断心肌血流灌注外，还可了解心肌代谢状况，准确评估心肌活力。

（六）负荷试验

1. 心电图运动试验

（1）适应证：①有心绞痛症状怀疑冠心病，可进行运动，静息心电图无明显异常的患者，可用于诊断。②确诊的稳定型心绞痛症状明显改变者。③确诊的稳定型心绞痛患者用于危险分层。

（2）禁忌证：急性心肌梗死早期、未经治疗稳定的急性冠脉综合征、未控制的严重心律失常或重度房室传导阻滞（AVB）、未控制的心力衰竭、急性肺动脉栓塞或肺梗死、主动脉夹层、已知左冠状动脉主干（LCA）狭窄、重度主动脉瓣狭窄、肥厚型梗阻性心肌病、严重高血压、活动性心肌炎、心包炎、电解质异常等。

（3）Bruce 方案：运动试验的阳性标准为运动中出现典型心绞痛，运动中或运动后出现 ST 段水平或下斜型下降 ≥ 1 mm（J 点后 60 ~ 80 毫秒），或运动中出现血压下降者。

（4）出现以下情况之一者需终止运动试验：①出现明显症状（如胸痛、乏力、气短、跛行），伴有意义的 ST 段变化。② ST 段明显压低（压低 > 2 mm 为终止运动相对指征，≥ 4 mm 为终止运动绝对指征）。③ ST 段抬高 ≥ 1 mm。④出现有意义的心律失常，收缩压持续降低 10 mmHg 或血压明显升高（收缩压 > 250 mmHg 或舒张压 > 115 mmHg）。⑤已达目标心率。

2. 核素负荷试验（心肌负荷显像）

（1）核素负荷试验的适应证：①静息心电图异常、左束支传导阻滞（LBBB）、ST 段下降 > 1 mm、起搏心律、预激综合征等心电图运动试验难以精确评估者。②心电图运动试验不能下结论，而冠状动脉疾病可能性较大者。

（2）药物负荷试验：包括双嘧达莫、腺苷或多巴酚丁胺药物负荷试验，用于不能运动的患者。

（七）多层计算机体层摄影（CT）或电子束 CT 平扫

多层 CT 或电子束 CT 平扫可检出冠状动脉钙化并进行钙化积分。人群研究显示钙化与冠状动脉病变的高危人群相联系，但钙化程度与冠状动脉狭窄程度却并不相关，因此，不推荐将冠状动脉钙化积分常规用于心绞痛患者的诊断评价。

CT 造影为显示冠状动脉病变及形态的无创检查方法。有较高阴性预测价值，若 CT 冠状动脉造影未见狭窄病变，一般可不进行有创检查。但 CT 冠状动脉造影对狭窄病变及程度的判断仍有一定限度，特别是当钙化存在时会显著影响狭窄程度的判断，而钙化在冠心病患者中相当普遍，因此，仅能作为参考。

（八）有创性检查

1. 冠状动脉造影

冠状动脉造影至今仍是临床上评价冠状动脉粥样硬化和相对较为少见的非冠状动脉粥样硬化性疾病所引起的心绞痛的最精确的检查方法。对糖尿病患者、年龄 > 65 岁的男性患者、年龄 > 55 岁的女性胸痛患者冠状动脉造影更有价值。

（1）适应证：①严重稳定型心绞痛〔加拿大心血管学会（CCS）分级Ⅲ级或以上者〕，特别是药物治疗不能很好缓解症状者。②无创方法评价为高危的患者，不论心绞痛严重程度如何。③心脏停搏存活者。④患者有严重的室性心律失常。⑤血运重建（经皮冠状动脉介入治疗、冠状动脉旁路移植术）的患者在血运重建后早期出现中等或严重的心绞痛复发。⑥伴有慢性心力衰竭或左心室射血分数（LVEF）明显降低的心绞痛患者。⑦无创评价属中高危的心绞痛患者需考虑大的非心脏手术，尤其是血管手术（如主动脉瘤修复术、颈动脉内膜剥脱术、股动脉搭桥术等）。

（2）不推荐行冠状动脉造影：严重肾功能不全、造影剂过敏、精神异常不能合作者或合并其他严重疾病者，血管造影的获益低于风险者。

2. 冠状动脉内超声显像

血管内超声检查可较为准确地评估冠状动脉腔径、血管腔内及血管壁粥样硬化病变情况，指导介入治疗操作并评价介入治疗效果，但不是一线的检查方法。

四、治疗

（一）治疗目标

1. 防止心肌梗死和死亡，改善预后

防止心肌梗死和死亡，主要是降低急性血栓形成的发生率，阻止心室功能障碍的发展。上述目标需通过改善生活方式和药物干预来实现：①减少斑块形成。②稳定斑块，减轻炎症反应，保护内皮功能。③已有内皮功能受损和斑块破裂者，需阻止血栓形成。

2. 减轻或消除症状

改善生活方式、药物干预和血管再通术均是减轻或消除症状的手段，根据患者的个体情况选择合适的治疗方法。

（二）一般治疗

1. 戒烟

大量数据表明，对于许多患者而言，吸烟是导致冠心病的最重要的可逆性危险因素，因此，强调戒烟是非常必要的。

2. 限制饮食和酒精摄入

对确诊的冠心病患者，合理饮食和限制酒精摄入是有效的干预方式。推荐食用水果、蔬菜、谷类及其制品、脱脂奶制品、鱼、瘦肉等，也就是所谓的“地中海饮食”。具体食用量需根据患者的总胆固醇及低密度脂蛋白胆固醇水平来制订。超重患者应减轻体重。

3. ω-3 不饱和脂肪酸

鱼油中富含的 ω-3 不饱和脂肪酸能降低血中甘油三酯，被证实能降低近期心肌梗死患者的猝死率，同时它也有抗心律失常作用，能降低高危患者的死亡率和减少危险因素，可用作此类患者的二级预防。但该脂肪酸的治疗只用于高危人群，如近期心肌梗死患者，对于稳定型心绞痛伴高危因素患者较少应用。目前只提倡患者每周至少吃一次鱼以保证该脂肪酸的正常摄入。

4. 积极治疗高血压、糖尿病及其他疾病

稳定型心绞痛患者也应积极治疗高血压、糖尿病、代谢综合征等疾病，因这些疾病本身有促进冠脉疾病发展的危险性。

确诊冠心病的患者血压应降至 130/85 mmHg；如合并糖尿病或肾脏疾病，血压还应降至 130/80 mmHg。糖尿病是心血管并发症的危险因素，需多方干预。研究显示，心血管病伴 2 型糖尿病患者在应用降糖药的基础上加用吡格列酮，可降低非致死性心肌梗死、脑卒中的发生率。

5. 运动

鼓励患者在可耐受范围内进行运动。运动能提高患者运动耐量、减轻症状，对减轻体重、降低血脂和血压、增加糖耐量和胰岛素敏感性都有明显效益。

6. 缓解精神压力

精神压力是心绞痛发作的重要诱发因素，而心绞痛的确诊又给患者带来更大的精神压力。缓解紧张情绪，适当放松可以减轻症状。

（三）急性发作时治疗

急性发作时应立即休息，至少应迅速停止诱发心绞痛的活动，随即舌下含服硝酸甘油以缓解症状。对初次服用硝酸甘油的患者应嘱其坐下或平卧，以防发生低血压，以及头晕、头胀痛、面红等不良反应。

应告知患者，若心绞痛发作 > 10 分钟，休息和舌下含服硝酸甘油不能缓解，应警惕发生心肌梗死并应及时就医。

（四）药物治疗

1. 对症治疗，改善缺血

（1）短效硝酸酯制剂：硝酸酯类药为内皮依赖性血管扩张剂，能减少心肌需氧和改善心肌灌注，从而缓解心绞痛症状。快速起效的硝酸甘油能使发作的心绞痛迅速缓解。口服该药因肝脏首过效应，在肝内被有机硝酸酯还原酶降解，生物利用度极低。舌下给药吸收迅速、完全，生物利用度高。硝酸甘油片剂暴露在空气中会变质，因而宜在开盖后 3 个月内使用。

硝酸甘油可引起剂量依赖性血管舒张不良反应，如头痛、面红等。过大剂量会导致低血压和反射性交感神经兴奋，引起心动过速。对硝酸甘油无效的心绞痛患者应怀疑心肌梗死的可能。

（2）长效硝酸酯制剂：长效硝酸酯制剂能降低心绞痛发作的频率和严重程度，并能增加运动耐量。长效制剂只是对症治疗，并无研究显示它能改善预后。血管舒张不良反应如头痛、面红与短效制剂类似。其代表药有硝酸异山梨酯（消心痛）、单硝酸异山梨酯。

当机体内硝酸酯类浓度达到并超过阈值，其对心绞痛的治疗作用减弱，缓解疼痛的作用大打折扣，即发生硝酸酯类耐药。因此，患者服用长效硝酸酯制剂时应有足够长的间歇期以保证治疗的高效。

（3）β 受体阻滞剂：β 受体阻滞剂能抑制心脏 β 肾上腺素受体，从而减慢心率、减弱心肌收缩力、降低血压，以减少心肌耗氧量，可以减少心绞痛发作和增加运动耐量。用药后要求静息心率降至 55 ~ 60 次 / 分，严重心绞痛患者如无心动过缓症状，可降至 50 次 / 分。

β 受体阻滞剂能降低心肌梗死后稳定型心绞痛患者死亡和再梗死的风险，因此，只要无禁忌证，应作为稳定型心绞痛的初始治疗药物。目前可用于治疗心绞痛的 β 受体阻滞剂有很多种，当给予足够剂量时，均能有效预防心绞痛发作。更倾向于使用选择性 β_1 受体阻滞剂，如美托洛尔、阿替洛尔及比索洛尔。同时具有 α 和 β 受体阻滞作用的药物，在慢性稳定型心绞痛的治疗中也有效。

对有严重心动过缓和重度房室传导阻滞、窦房结功能紊乱、明显的支气管痉挛或支气管哮喘的患者，禁用 β 受体阻滞剂。外周血管疾病及严重抑郁是应用 β 受体阻滞剂的相对禁忌证。慢性肺源性心脏病（简称肺心病）的患者可小心使用高度选择性 β_1 受体阻滞剂。没有固定狭窄的冠状动脉痉挛造成的缺血，如变异型心绞痛，不宜使用 β 受体阻滞剂，这时钙通道阻滞剂（CCB）是首选药物。

推荐使用无内在拟交感活性的 β 受体阻滞剂。β 受体阻滞剂的使用剂量应个体化，从较小剂量开始。

（4）钙通道阻滞剂：钙通道阻滞剂通过改善冠状动脉血流和减少心肌耗氧起到缓解心绞痛的作用，对变异型心绞痛或以冠状动脉痉挛为主的心绞痛，钙通道阻滞剂是一线药物。地尔硫䓬和维拉帕米能减慢房室传导，常用于伴有心房颤动或心房扑动的心绞痛患者，而不应用于已有严重心动过缓、重度房室传导阻滞和病态窦房结综合征的患者。

外周水肿、便秘、心悸、面部潮红是所有钙通道阻滞剂常见的不良反应，低血压也时有发生，其他不良反应还包括头痛、头晕、虚弱无力等。

当稳定型心绞痛合并心力衰竭，且血压高难以控制，必须应用长效钙通道阻滞剂时，可选择氨氯地平、硝苯地平控释片或非洛地平。

（5）钾通道开放剂：钾通道开放剂的代表药物为尼可地尔，除了抗心绞痛外，该药还有心脏保护作用。一项针对尼可地尔的试验证实稳定型心绞痛患者服用该药能显著减少主要冠脉事件的发生。但是，尚没有降低治疗后死亡率和非致死性心肌梗死发生率的研究，因此，该药的临床效益还有争议。

（6）联合用药：β 受体阻滞剂和长效钙通道阻滞剂联合用药比单用一种药物更有效。此外，两药联用时，β 受体阻滞剂还可减轻二氢吡啶类钙通道阻滞剂引起的反射性心动过速不良反应。非二氢吡啶类钙通道阻滞剂地尔硫䓬或维拉帕米可作为对 β 受体阻滞剂有禁忌的患者的替代治疗。但非二氢吡啶类钙通道阻滞剂和 β 受体阻滞剂的联合用药能使传导阻滞和心肌收缩力的减弱更明显，要特别警惕，老年人、已有心动过缓或左心室功能不良的患者应尽量避免合用。

2. 改善预后的药物治疗

与稳定型心绞痛并发的疾病如糖尿病和高血压应予以积极治疗，同时还应纠正高脂血症。羟甲基戊二酰辅酶 A（HMG-CoA）还原酶抑制剂（他汀类药物）和血管紧张素转换酶抑制剂（ACEI）除各自的降脂和降压作用外，还能改善患者预后。对缺血性心脏病患者，还需加用抗血小板药物。

阿司匹林通过抑制血小板内环氧化酶使血栓素 A_2 合成减少，达到抑制血小板聚集的作用。其应用剂量为每天 75 ~ 150 mg。氯吡格雷应用于不稳定型心绞痛患者以预防再发事件（CURE）研究发现每日阿司匹林剂量若 > 200 mg 或 < 100 mg 反而增加心血管事件发生的风险。

患者如无禁忌证（活动性胃肠道出血、阿司匹林过敏或既往有阿司匹林不耐受的病史），给予阿司匹林 75 ~ 100 mg/d。不能服用阿司匹林者，则可应用氯吡格雷作为替代。

所有冠心病患者应使用他汀类药物。他汀类降脂治疗可减少动脉粥样硬化性心脏病并发症，可同时应用于患者的一级和二级预防。他汀类除了有降脂作用外，还有抗炎作用和防血栓形成的作用，能降低心血管危险性。

血脂控制目标为：总胆固醇 < 4.5 mmol/L，低密度脂蛋白胆固醇应 < 2.59 mmol/L；建议逐步调整他汀类药物剂量以达到上述目标。

ACEI 可防止左心室重塑，减少心力衰竭发生的危险，降低病死率，如无禁忌可常规使用。在稳定型心绞痛患者中，合并糖尿病、心力衰竭或左心室收缩功能不全的高危患者应该使用 ACEI。所有冠心病患者均能从 ACEI 治疗中获益，但低危患者获益可能较小。

（五）非药物治疗（血运重建）

血运重建的主要指征：有冠脉造影指征及冠脉严重狭窄；药物治疗失败，不能满意控制症状；无创检查显示有大量的危险心肌；成功的可能性很大，死亡及并发症危险可接受；患者倾向于介入治疗，并且对这种疗法的危险充分知情。

1. 冠状动脉旁路移植术（CABG）

CABG 指征：①心绞痛伴左主干病变。②心绞痛伴三支血管病变，大面积缺血或心室功能差。③心绞痛伴双支或三支血管病变，包括左前降支（LAD）近端严重病变。④ CCS Ⅰ ~ Ⅳ级，多支血管病变、糖尿病（症状治疗Ⅱ aB）。⑤ CCS Ⅰ ~ Ⅳ级，多支血管病变、非糖尿病。⑥药物治疗后心绞痛分级 CCS Ⅰ ~ Ⅳ级，单支血管病变，包括 LAD 近端严重病变。⑦心绞痛经药物治疗分级 CCS Ⅰ ~ Ⅳ级，单支血管病变，不包括 LAD 近端严重病变。⑧心绞痛经药物治疗症状轻微（CCS Ⅰ级），单支、双支、三支血管病变，但有大面积缺血的客观证据。

2. 经皮冠状动脉介入治疗（PCI）

PCI 的方法包括单纯球囊扩张、冠状动脉支架术、冠状动脉旋磨术、冠状动脉定向旋切术等。

经皮冠状动脉血运重建的指征：①药物治疗后心绞痛 CCS Ⅰ～Ⅳ级，单支血管病变。②药物治疗后心绞痛 CCS Ⅰ～Ⅳ级，多支血管病变，非糖尿病。③稳定型心绞痛，经药物治疗症状轻微（CCS Ⅰ级），为单支、双支或三支血管病变，但有大面积缺血的客观证据。

成功的 PCI 使管腔狭窄程度减少至 20%～50%，血流达到心肌梗死溶栓后（TIMI）3 级，心绞痛消除或显著减轻，心电图变化改善；但半年后再狭窄率为 20%～30%。如不成功需急行主动脉－冠状动脉旁路移植术。

（崔同涛）

第二节　不稳定型心绞痛

一、概述

不稳定型心绞痛（UAP）是指介于稳定型心绞痛和急性心肌梗死之间的一组临床综合征，包括如下亚型。①初发劳力性心绞痛：2 个月内新发生的心绞痛（无心绞痛或有心绞痛病史，但在近半年内未发作过心绞痛）。②恶化劳力性心绞痛：病情突然加重，表现为胸痛发作次数增加，持续时间延长，诱发心绞痛的活动阈值明显降低，硝酸甘油缓解症状的作用减弱，病程 2 个月以内。③静息心绞痛：心绞痛发生在休息或安静状态，发作持续时间相对较长，含服硝酸甘油效果欠佳，病程 1 个月以内。④梗死后心绞痛：指急性心肌梗死发病 24 小时后至 1 个月内发生的心绞痛。⑤变异型心绞痛：休息或一般活动时发生的心绞痛，发作时心电图显示 ST 段暂时性抬高。不稳定型心绞痛是动脉粥样硬化斑块破裂或糜烂并发血栓形成、血管收缩、微血管栓塞所导致的急性或亚急性心肌供氧减少所致。

二、临床表现

（一）症状

不稳定型心绞痛患者中约有 20% 可发生心肌坏死而无 ST 段抬高，即非 ST 段抬高性心肌梗死，只能通过血液心肌肌钙蛋白和心肌酶学分析来判断。原有稳定的阻塞性冠状动脉病变者在下列情况时可诱发不稳定型心绞痛：贫血、感染、甲状腺功能亢进或心律失常等，有人将之称为继发性不稳定型心绞痛。下列线索有助于不稳定型心绞痛的诊断：①诱发心绞痛的体力活动阈值突然或持久地降低。②心绞痛发作频率、严重程度和持续时间增加、出现静息性或夜间心绞痛。③胸痛放射至附近的或新的部位。④发作时伴有新的相关特征，如出汗、恶心、呕吐、心悸或呼吸困难。⑤原来能使稳定型心绞痛缓解的常规休息或舌下含服硝酸甘油的方法只能暂时或不完全性地缓解症状。

（二）体征

（1）心脏听诊可闻及第三心音或第四心音，以及二尖瓣反流引起一过性的收缩期杂音。

（2）合并有心功能不全或血流动力不稳定状态时，可有相应的肺部啰音、心率增快、血压下降等阳性体征。

三、辅助检查

1. 实验室检查

（1）血常规：一般无血红蛋白下降。严重贫血者也会引起心绞痛症状。

（2）血糖：测定空腹血糖、餐后 2 小时血糖，部分患者可有血糖升高。

（3）血脂：部分患者有血脂升高。

（4）心肌酶谱：无异常发现。

2. 特殊检查

（1）心电图：①不稳定型心绞痛患者静息时心电图半数是正常的，最常见的心电图异常是 ST–T 改变。②近 95% 的患者心绞痛发作时出现具有明显特征的心电图改变，可出现暂时性心肌缺血引起的 ST–T 改变，在平时有 T 波持续倒置的患者，发作时可变为直立（所谓的“假正常化”）。③从连续记录的 24 小时心电图中发现心电图 ST–T 改变和各种心律失常，出现时间可与患者的活动和症状相对照。

（2）超声心动图：不稳定型心绞痛患者静息超声心动图大多数无异常。与负荷心电图一样，负荷超声心动图可以帮助识别心肌缺血的范围和程度。根据各室壁的运动情况，可将负荷状态下室壁运动异常分为运动减弱、运动消失、矛盾运动及室壁瘤。

（3）运动负荷试验：①对于低危的不稳定型心绞痛患者，病情稳定 1 周以上可考虑行运动负荷试验检查，若诱发心肌缺血的运动量超过 Bruce Ⅲ级，可采用内科保守治疗；若低于上述活动量即诱发心绞痛，则须做冠状动脉造影检查以决定是否行介入治疗或外科手术治疗。②对于中危和高危患者，在急性期的1周内应避免做运动负荷试验，病情稳定后可考虑行该试验。如果已有心电图的缺血证据，病情稳定者也可直接行冠状动脉造影检查。

（4）冠状动脉造影：在冠心病的诊断和治疗中，冠状动脉造影是最重要的检查手段，中危和高危的不稳定型心绞痛患者，若条件允许，应做冠状动脉造影检查，目的是明确病变情况及指导治疗。不稳定型心绞痛患者具有以下情况时，为冠状动脉造影的适应证：①近期心绞痛反复发作，胸痛持续时间较长，药物治疗效果不满意者，可考虑行冠状动脉造影，以决定是否行急诊介入治疗或急诊CABG。②原有劳力性心绞痛近期突然出现休息时频繁发作者。③近期活动耐量明显减低，特别是低于Bruce Ⅱ级或4 MET者。④梗死后心绞痛。⑤原有陈旧性心肌梗死，近期出现非梗死区缺血所致的劳力性心绞痛。⑥严重心律失常、左心室射血分数 < 40%或充血性心力衰竭。

四、诊断

（1）原有的稳定型心绞痛性质改变，即心绞痛频繁发作、程度加重和持续时间延长。

（2）休息时心绞痛发作。

（3）最近1个月内新近发生的、轻微体力活动也可诱发的心绞痛。

有三项中的一项或一项以上，并伴有心电图ST–T改变者，可确定诊断。如果既往有稳定型心绞痛、心肌梗死、冠状动脉造影异常和运动试验阳性等病史，即使心电图无ST–T改变，但具有典型不稳定型心绞痛症状，也可确立诊断。心绞痛发生于心肌梗死后2周内者，则称为梗死后不稳定型心绞痛。

五、鉴别诊断

1. 心脏神经症

患者诉胸痛，但多为短暂（几秒）的刺痛或较持久（几小时）的隐痛，喜欢不时地深吸一大口气或做叹气样呼吸，含服硝酸甘油无效或10多分钟才见效。

2. 稳定型心绞痛

与不稳定型心绞痛不同，稳定型心绞痛患者含服硝酸甘油后能缓解，发作时心电图检查可见以R波为主的导联中，ST段压低，T波低平或倒置。

3. 急性心肌梗死

疼痛更为剧烈，持续时间可达数小时，常伴有休克、心律失常及心力衰竭，并有发热的表现，含服硝酸甘油多不能使之缓解；心电图中梗死区的导联 ST 段抬高，并有异常 Q 波；实验室检查有心肌酶谱增高。

4. 肋间神经痛

常累及 1 ~ 2 个肋间，常为刺痛或灼痛，多为持续性，咳嗽、用力呼吸和身体转动可使疼痛加剧，沿神经行经处疼痛，手臂上举时局部有牵拉痛。

5. 肺炎、气胸、胸膜炎等呼吸系统疾病

这些患者可有胸痛，但常伴有呼吸道感染症状，如咳嗽、咳痰，疼痛与呼吸有关，持续时间长，也可有畏寒、发热等表现。

6. 胃肠道疾病

消化性溃疡、慢性胆囊炎等，其疼痛与进食、饮酒等有关而与体力活动无关，调节饮食和服药可缓解疼痛，X 线、B 超检查有助于诊断。

六、治疗

（一）一般治疗

不稳定型心绞痛急性期须卧床休息 1 ~ 3 日，吸氧，持续心电监护。对于低危患者，留院观察期间未再发生心绞痛，心电图也无缺血改变，无左心衰竭的临床证据，在留院观察 12 ~ 24 小时期间未发现有 CK-MB 升高，心肌肌钙蛋白 T 或 I 正常者，可留院观察 24 ~ 48 小时后出院；对于中危或高危患者，特别是肌钙蛋白 T 或 I 升高者，住院时间相对延长，并应强化内科治疗。

（二）药物治疗

1. 缓解疼痛

口服或舌下含服硝酸酯。静脉滴注硝酸甘油或硝酸异山梨酯，从每分钟 10 μg 开始，每 3 ~ 5 分钟增加 10 μg，直至症状缓解或出现血压下降。如效果不佳，可用非二氢吡啶类钙通道阻滞剂，如地尔硫䓬静脉滴注 1 ~ 5 μg/（kg · min），常能控制发作。无禁忌证时，β 受体阻滞剂用至最大耐受剂量，应能够控制发作。

2. 抗血小板

阿司匹林为抗血小板治疗的首选药物。急性期阿司匹林使用的剂量为每日

150 ~ 300 mg，口服，可快速抑制血小板聚集，3 日后可改为小剂量口服，每日 50 ~ 150 mg 维持治疗；对阿司匹林存在过敏反应的患者，可采用噻氯匹定或氯吡格雷替代治疗，使用时应注意定时检查血常规，一旦出现明显白细胞或血小板减少，应立即停药。

3. 抗凝血酶

静脉肝素治疗一般用于中危和高危患者，国内临床常采用先静脉推注 5000 U 肝素，然后以每小时 1000 U 维持静脉滴注，调整肝素剂量使活化部分凝血活酶时间（APTT）延长至正常的 1.5 ~ 2 倍（无条件时可监测全血凝固时间或激活全血凝固时间），静脉肝素治疗 2 ~ 5 日为宜，后可改为肝素 7500 U，每 12 小时 1 次，皮下注射，治疗 1 ~ 2 日。目前已有证据表明，低分子肝素对治疗不稳定型心绞痛有更优或至少相同的疗效；由于低分子肝素不需血凝监测、停药无反跳、使用方便，可采用低分子肝素替代普通肝素。

4. 硝酸酯类药物

使用此类药物的主要目的是控制心绞痛发作。心绞痛发作时应含服硝酸甘油，初次含服硝酸甘油的患者以先含 1 片为宜，对于已有含服经验的患者，心绞痛症状严重时也可 1 次含服 2 片。心绞痛发作时，若含服 1 片无效，可在 3 ~ 5 分钟之内追加 1 片含服；若连续含服硝酸甘油三四片仍不能控制疼痛症状，须应用强镇痛剂以缓解疼痛，并随即采用硝酸甘油或硝酸异山梨酯静脉滴注，硝酸甘油剂量从每分钟 5 μg 开始，以后每 5 ~ 10 分钟增加 5 μg，直至症状缓解，最高剂量一般不超过每分钟 100 μg，患者一旦出现头痛或血压降低（收缩压 < 90 mmHg）应迅速减少静脉滴注剂量；硝酸甘油或硝酸异山梨酯维持静脉滴注的剂量以每分钟 10 ~ 30 μg 为宜；对于中危和高危患者，硝酸甘油持续静脉滴注 24 ~ 48 小时即可，以免产生耐药性而降低疗效。目前，常用的口服硝酸酯类药物为硝酸异山梨酯和单硝酸异山梨酯。①硝酸异山梨酯作用的持续时间为 4 ~ 5 小时，故以每日 3 ~ 4 次口服给药为妥。②对劳力性心绞痛患者应集中在白天给药，单硝酸异山梨酯可采用每日 2 次给药。③白天和夜间或清晨均有心绞痛发作者，硝酸异山梨酯可采用每 6 小时给药 1 次，但宜短期治疗以避免产生耐药性。④对于频繁发作的不稳定型心绞痛患者，口服硝酸异山梨酯短效药物的疗效常优于服用单硝酸异山梨酯的长效药物，硝酸异山梨酯的使用剂量可从每次 10 mg 开始，症状控制不满意时可逐渐加大剂量，但一般不超过每次 40 mg，只要患者心绞痛发作时含服硝酸甘油效果不佳，就应考虑增加硝酸异山梨酯剂量。⑤若患者反复含服硝酸甘油不能缓解症状，常提示患者有极为严重的冠状动脉阻塞性病变，此时

即使加大硝酸异山梨酯剂量也不一定能取得良好效果。

5. β 受体阻滞剂

此类药物对不稳定型心绞痛患者控制心绞痛症状，以及改善患者近、远期预后均有好处，因此，除非有肺水肿、未稳定的左心衰竭、支气管哮喘、低血压（收缩压≤ 90 mmHg）、严重窦性心动过缓或二、三度房室传导阻滞等禁忌证，一般都主张常规服用 β 受体阻滞剂。选择 β 受体阻滞剂时，应首选具有心脏选择性的药物，如阿替洛尔、美托洛尔和比索洛尔等。除少数症状严重者可采用静脉推注 β 受体阻滞剂外，一般主张口服给药，使用剂量应个体化，并根据患者症状、心率及血压情况调整剂量，如用阿替洛尔 12.5 ~ 25 mg，每日 2 次，口服；或用美托洛尔 25 ~ 50 mg，每日 2 ~ 3 次，口服；或用比索洛尔 5 ~ 10 mg，每日 1 次，口服。不伴有劳力性心绞痛的变异型心绞痛不主张使用。

6. 钙通道阻滞剂

服用此类药物主要是为了控制心肌缺血发作。

（1）硝苯地平：对缓解冠状动脉痉挛有较好的效果，故为变异型心绞痛的首选用药，用法为：①硝苯地平 10 ~ 20 mg，每日 1 次，口服。②若仍不能有效控制变异型心绞痛的发作，还可与地尔硫䓬合用，以产生更强的解除冠状动脉痉挛的作用，病情稳定后可改为缓释和控释制剂。③短效二氢吡啶类药物也可用于治疗不稳定型心绞痛伴有高血压，但应与 β 受体阻滞剂合用，该类药物的不良反应是加重左心功能不全，造成低血压和反射性心率加快，所以使用时须注意了解左心功能情况。

（2）地尔硫䓬：有减慢心率、降低心肌收缩力的作用，故地尔硫䓬较硝苯地平更常用于控制心绞痛发作，用法为：①地尔硫䓬 30 ~ 60 mg，每日 3 ~ 4 次，口服。②该药可与硝酸酯类药物合用，也可与 β 受体阻滞剂合用，但与后者合用时须密切注意患者心率和心功能变化，对已有窦性心动过缓和左心功能不全的患者，应禁用此类药物。③对于心绞痛反复发作、静脉滴注硝酸甘油不能控制的患者，也可试用地尔硫䓬静脉滴注，使用方法为 5 ~ 15 μg/（kg · min），可持续静脉滴注 24 ~ 48 小时，静脉滴注过程中须密切观察患者心率、血压的变化。④静息心率 < 50 次 / 分者，应减少地尔硫䓬剂量或停用地尔硫䓬。

（3）维拉帕米：一般不与 β 受体阻滞剂配伍，维拉帕米多用于心绞痛合并支气管哮喘不能使用 β 受体阻滞剂的患者。

总之，对于严重不稳定型心绞痛患者常须联合应用硝酸酯类、β 受体阻滞剂、钙通道阻滞剂。

7. 降脂

降脂常用 HMG-CoA 还原酶抑制剂，如用辛伐他汀（舒降之）20 ~ 40 mg，每日 1 次，口服；或用普伐他汀 10 ~ 40 mg，每日 1 次，口服；或用氟伐他汀（来适司）20 ~ 40 mg，每日 1 次，口服。此类药物不宜与 β 受体阻滞剂或烟酸类等药物合用，治疗过程中应注意肝功能及肌酸激酶的检测。

8. 伴随疾病的控制与治疗

如有高血压、糖尿病等，应予以相应治疗。

（三）介入治疗和外科手术治疗

高危患者如果存在以下情况之一，应考虑行紧急介入治疗或冠状动脉搭桥术：①虽经内科加强治疗，心绞痛仍反复发作。②心绞痛发作时间明显延长超过 1 小时，药物治疗不能有效缓解缺血发作。③心绞痛发作时伴有血流动力学不稳定，如出现低血压、急性左心功能不全或伴有严重心律失常等。不稳定型心绞痛的紧急介入治疗的风险一般高于择期介入治疗，故在决定是否进行紧急介入治疗之前应仔细权衡利弊。紧急介入治疗的主要目标是迅速开通病变的血管，恢复其远端血流。对于多支病变的患者，可以不必一次完成全部的血运重建，如果患者冠状动脉造影显示为左冠状动脉主干病变或弥漫性狭窄病变不适宜介入治疗时，则应选择急诊 CABG。对于血流动力学不稳定的患者最好同时应用主动脉内球囊反搏（IABP），力求稳定高危患者的血流动力学状态。除以上少数不稳定型心绞痛患者外，大多数不稳定型心绞痛患者的介入治疗宜在病情稳定至少 48 小时后进行。

（宁春艳）

第三节　急性 ST 段抬高心肌梗死

一、概述

急性心肌梗死（acute myocardial infarction，AMI）是指因持久而严重的心肌缺血所致的部分心肌急性坏死，临床表现常有持久的胸骨后剧烈疼痛、急性循环功能障碍、心律失常、心力衰竭、发热，出现白细胞计数、血清心肌损伤标记酶和肌钙蛋白升高，以及心肌急性损伤与坏死的心电图进行性改变。急性心肌梗死分为 ST 段抬高心肌梗死（ST segment elevation myocardial infarction，STEMI）和非 ST 段抬高心肌梗死（non-ST segment elevation myocardial infarction，NSTEMI）。本节主要讨论急性 ST 段抬高心肌梗死。

冠状动脉粥样硬化造成管腔狭窄和心肌供血不足，而侧支循环尚未建立时，由于下述原因加重心肌缺血即可发生心肌梗死。

1. 冠状动脉完全闭塞

病变血管粥样斑块内或内膜下出血，管腔内血栓形成或动脉持久性痉挛，使管腔发生完全闭塞。

2. 心排血量骤降

例如休克、脱水、出血、严重的心律失常或外科手术等引起心排血量骤降，冠状动脉灌流量严重不足。

3. 心肌需氧需血量猛增

重度体力劳动、情绪激动或血压剧升时，左心室负荷剧增，儿茶酚胺分泌增多，心肌需氧需血量增加。

4. 其他

急性心肌梗死也可发生于无冠状动脉粥样硬化的冠状动脉痉挛，偶尔由冠状动脉栓塞、炎症、先天性畸形所致。

二、临床表现

1. 先兆症状

50%以上的心肌梗死患者在发病前数日可有下述表现：①原有心绞痛症状加剧，发作频繁且时间延长，硝酸甘油疗效明显降低。②一向健康的中老年人，突然出现心绞痛，并呈进行性加重。③劳力性心绞痛突然转为夜间或安静时发作，或同时并发自发性心绞痛。④心绞痛发作时伴心律失常、心功能不全或血压明显下降。⑤心绞痛发作时，心电图 ST 段明显抬高，或胸前导联出现 T 波高耸，或原有缺血性图形（ST 段压低及 T 波）倒置进行性加重。凡遇上述情况均应警惕近期内可能会发生心肌梗死，必须严密观察或入院诊治。

2. 症状

（1）胸痛：为本病最突出的症状。发作多无明显诱因，且常发作于安静时，疼痛部位和性质与心绞痛相同，但疼痛程度较重，持续时间久，可达数小时甚至数天，用硝酸甘油无效。患者常烦躁不安、出汗、恐惧或有濒死感。但有 20% ~ 30% 的患者症状不典型，可有下述表现：①疼痛部位改变，部分患者疼痛发生在上腹部，尤其是下壁梗死，可误诊为消化性溃疡穿孔、急性胰腺炎、胆囊炎等急腹症。有些患者疼痛发生在头颈部、咽喉、下颌处，可误诊为咽喉炎、牙痛或偏头痛等。②胸痛轻微或无痛，这种情况多见于高龄、糖尿病患者，偶尔小范围梗死在整个病程中也可无痛。③以其他症状作为首发症状或掩盖胸痛，最常见的可表现为不明原因或难以解释的突然出现心力衰竭（尤其是左心衰竭）、昏厥、血压明显下降或休克、脑卒中，有时脑卒中和心肌梗死可互为因果或同时并存，产生所谓的心脑卒中，急性胃肠道症状如恶心、呕吐、腹胀、呃逆，严重心律失常而误诊为其他疾病。④可表现为心搏骤停或猝死。⑤少数患者因心脏破裂可表现为心脏压塞征象。⑥右心室梗死可主要表现为右心衰竭征象。总之，中老年患者出现上述症状，其原因尚无满意解释者均应考虑有心肌梗死可能，应及时做心电图和（或）检测心肌酶、肌钙蛋白鉴别之。

（2）全身症状：发热、心动过速、白细胞增高和红细胞沉降率（ESR，简称血沉）增快等，此主要由于组织坏死吸收，发热多在疼痛发生后 24 ~ 48 小时出现，体温多在 38 ℃左右。

（3）心律失常：75% ~ 95% 的患者伴有心律失常，多见于起病 1 ~ 2 周，以 24 小时内为最多见，心律失常中以室性心律失常最多见，如室性期前收缩，部分患者可出现室性心动过速（简称室速）或心室颤动而猝死。房室传导阻滞、束支传导阻滞也不少见，室上性心律失常较少发生。前壁心肌梗死易发生束支传导阻滞，下壁心肌梗死易发生房室传导阻滞，室上性心律失常多见于心房梗死。

（4）低血压和休克：休克多在起病后数小时至 1 周内发生，患者表现为面色苍白、烦躁不安、皮肤湿冷、脉搏细弱、血压下降至 < 80 mmHg，甚至昏厥，若患者只有血压降低而无其他表现，则称为低血压状态。休克发生的主要原因：由于心肌遭受严重损害，左心室排血量急剧降低（心源性休克）；剧烈胸痛引起神经反射性周围血管扩张；此外，尚有因呕吐、大汗、摄入不足所致血容量不足的因素存在。

（5）心力衰竭：主要是急性左心衰竭，为梗死后心肌收缩力减弱或收缩不协调所致。

3. 体征

（1）心界可扩大，也可无明显增大。心率多增快，若下壁梗死累及窦房结动脉，也可表现为心动过缓或房室传导阻滞。心尖部第一心音减弱，可出现第三、四心音奔马律，在发病 2 ~ 3 天后有时可闻及心包摩擦音。心尖区可出现粗糙的收缩期杂音或收缩中晚期喀喇音，提示二尖瓣乳头肌功能失调或断裂。在病程中可出现各种心律失常，其中以室性心律失常最常见，其次可出现心房颤动或室上性心律失常。

（2）除极早期血压可能增高，多数患者出现血压降低。

（3）与心律失常、休克和心力衰竭有关的其他体征。

三、诊断

根据病史（主要包括胸痛特征、冠心病危险因素）、体征（包括左心功能不全、严重心律失常、休克体征）、实验室检查（主要包括心电图改变、心脏标志物、冠状动脉造影）判断是否为 STEMI；确定为 STEMI 后，进行危险分层。

1. 典型的胸痛症状

突发心前区压榨样疼痛，持续时间超过 30 分钟，有长达数小时甚至数天，一般用硝酸甘油无效，患者常伴有烦躁不安、出汗、恐惧或有濒死感。

2. 动态的心电图改变

心电图是诊断急性心肌梗死最重要的检查手段之一，它可以起到定性、定时、定位的作用。一次心电图检查未能做出判断者，应连续监测、定期复查，并做前后对比。少数仅有 T 波改变的小灶性梗死，或合并室性心律、完全性左束支或房室传导阻滞、预激综合征等心律失常者，心电图改变不典型、不明确者均应结合临床及心肌损伤标志物改变做出判断。

3. 血清心肌损伤标志物的动态改变

AMI 后一些心肌标志物蛋白从坏死组织大量释放到血液中，不同蛋白的稀释速度因其在细胞内的位置、分子质量大小，以及局部的血液和淋巴流量不同而异。心肌标志蛋白释放的动态曲线对心肌梗死的诊断非常重要，但紧急再灌注的治疗措施需要尽早明确诊断和决定，因此以往主要是根据症状和心电图检查。但随着床旁全血心肌标志物监测的应用，对早期心肌梗死的诊断（特别是心电图不能确定的病例）提供了帮助。

（1）心肌肌钙蛋白 T（cTnT）和肌钙蛋白 I（cTnI）：为氨基酸序列不同于骨骼肌来源的肌钙蛋白，为心肌特异性的标志物。用特异性抗体可以定量检测到心脏的 cTnT 和 cTnI。通常 cTnT 和 cTnI 在正常健康人群中不能检测到，在 AMI 发病后 2 ～ 4 小时开始升高，可增高到正常上限的数十倍，持续时间为 7 ～ 14 天。因此，cTnT 和 cTnI 对心肌梗死的诊断具有重要意义。

（2）CK：在 AMI 后 4 ～ 8 小时内增高，但 CK 的主要缺点是缺乏心脏特异性，因为 CK 在骨骼肌损伤时也可增高，如肌内注射后可有 2 ~ 3 倍的总 CK 增高。因此，在胸痛或其他原因患者注射镇痛药后可有总 CK 的假性增高，导致心肌梗死的误诊。

（3）肌红蛋白：是一种存在于心肌和骨骼肌中的低分子蛋白。它在心肌梗死时是出现最早的心肌标志物，同时肾脏清除较快，通常在心肌梗死后 24 小时内恢复正常水平，而且缺乏特异性，需与其他指标如 CK-MB 同时分析才有助于心肌梗死诊断，因此其临床意义不大。

4. 脂联素

脂联素可沉积在受损的人动脉壁，能抑制内皮细胞中血管细胞黏附因子、细胞间黏附因子及 E 选择素的表达，从而减少由肿瘤坏死因子 -α（TNF-α）诱导的单核细胞对人主动脉内皮细胞的黏附。这种作用通过环磷酸腺苷蛋白激酶通道抑制内皮细胞的核因子 κB（NF-κB）信号系统实现。脂联素可显著抑制成熟巨噬细胞的吞噬活性及其产生 TNF-α 的能力，还具有诱导骨髓单核细胞凋亡的作用。该结果表明，脂联素对血细胞的形成和免疫反应起负调控作用，可能具有终止炎症反应的作用。据报道，心肌梗死的早期、肉芽形成阶段，脂联素分布于病灶的间质组织、周围存活心肌细胞四周，而在瘢痕组织中未发现。这表明脂联素在缺血性损伤后的心肌重构中起到一定的作用。试验检测发现，脂联素水平存在动态变化，究其原因可能也和参与心肌梗死后心肌的重构有关。研究确认了在 AMI 患者中血清脂联素水平存在动态变化，其可能在 AMI 发病过程、血管内皮和心肌的修复过程中起到一定的作用。

四、鉴别诊断

注意与下列疾病相鉴别。

1. 心绞痛

不稳定型心绞痛的症状可类似于心肌梗死，但胸痛程度较轻，持续时间短，硝酸甘油效果好，心电图动态 ST-T 改变时间短，多在 30 分钟内恢复正常，无心肌酶学及肌钙蛋白的动态变化。

2. 急性心包炎

急性心包炎，尤其是病毒性心肌心包炎心前区疼痛可持久而剧烈，深吸气时加重，疼痛同时伴有发热和心包摩擦音。心电图除 aVR 外，其余多数导联 ST 段呈弓背向下型抬高，T 波倒置，无 Q 波，可资鉴别。

3. 急性肺动脉栓塞

急性肺动脉栓塞常有突发胸痛、咯血、呼吸困难、发绀、昏厥和休克，多有骨折、盆腔或前列腺手术、静脉血栓或长期卧床史。肺动脉栓塞后，尤其是大块肺动脉栓塞使右心室射血阻力增加，右心室后负荷急剧增加，可表现为急性右心衰竭征象，包括 P2 亢进、颈静脉怒张、肝大等。另一方面，肺栓塞致肺血流量减少，导致肺静脉回流入左心房血量减少，左心室射血减少，可出现低血压甚至休克征象。心电图提示肺性 P 波、电轴右偏，典型者 Ⅰ 导联出现深 S 波，Ⅲ 导联有明显 Q 波（< 0.03 秒）及 T 波倒置。胸部 X 线可显示肺梗死阴影。放射性核素肺灌注扫描可见放射性稀疏或缺失区。

4. 主动脉夹层或动脉瘤

前胸出现剧烈撕裂样锐痛，常放射至背、胁肋、腹部及腰部。在颈动脉、锁骨下动脉起始部可听到杂音，两上肢血压、脉搏不对称。胸部 X 线提示纵隔增宽，血管壁增厚。超声心动图、CT 和磁共振成像（MRI）可见主动脉双重管腔图像，具有确诊价值。心电图无典型的心肌梗死改变特征。

5. 急腹症

急性胰腺炎、消化性溃疡穿孔、急性胆囊炎和胆石症等均有上腹部疼痛，易与以上腹部剧烈疼痛为突出表现的心肌梗死相混淆，但腹部有局部压痛或腹膜刺激征，无心肌酶、肌钙蛋白及心电图特征性变化。

五、治疗

（一）院前急救

院前急救的基本任务是帮助 AMI 患者安全、迅速地转运到医院，以便尽早开始再灌注治疗；重点是缩短患者就诊时间和院前检查、处理、转运所需的时间。尽量识别 AMI 的高危患者，直接送至有条件进行冠状动脉血运重建术的医院。

医疗救护系统在接到救护电话后应立即派救护车到达现场，将患者转运到就近的能够开展介入治疗的医院，凡有心源性休克、有溶栓禁忌证的患者，死亡危险性特别高，应尽快行血管成形术。

1. 早期识别 AMI 症状

我国急性心肌梗死的死亡高发时段集中在院前阶段，大量急性心肌梗死患者到院时已错过最佳救治时机。患者能够对早期症状有足够的警惕是急性心肌梗死抢救中的关键环节。因此，对患者及家属进行冠心病教育非常重要，使患者症状被及早发现，达到早期治疗的目的。当有剧烈胸痛发作时，患者舌下含服硝酸甘油 0.5 mg，5 分钟后胸痛不能缓解或加重，此时患者或家属必须联系急救中心，并由急救中心就近送往有急性心肌梗死处理能力的医院。

2. 院外心搏骤停急救

心室颤动是急性 ST 段抬高心肌梗死患者早期死亡的最重要原因，且死亡多发生在症状发生后的 1 ~ 2 小时。心室颤动转复成功率与发生时间至终止时间呈负相关，在心搏骤停 1 分钟内进行除颤成功率为 70% ~ 90%，每延迟 1 分钟患者抢救成功率下降 7% ~ 10%，若在心搏骤停后 12 分钟以上进行除颤，成功率只有 2% ~ 5%。因此，救护人员早期到达、早期识别、早期开始心肺复苏、早期除颤，对提高急性心肌梗死的抢救成功率非常重要。此外，有研究显示，经过训练的非医务人员能够进行有效的心脏转复治疗，因此培训公共服务系统人员熟练掌握简易的心脏复苏基本操作，熟悉自动体外除颤器（AED）的使用，并在公共区域适当地配备 AED，有望提高急性心肌梗死患者的生存率。

3. 院前溶栓

许多随机、对照临床研究结果表明，急性 ST 段抬高心肌梗死后溶栓开始时间越早，患者受益越大，如发病最初 2 小时内进行溶栓，能明显降低患者死亡率，发病 3 小时内溶栓和执行急诊 PCI 有同等疗效。但是，院前溶栓对医疗中心的医务人员和急救中心的急救人员的要求均极高。有条件的地方可考虑开展院前溶栓治疗。

（二）住院治疗

1. 监护和一般治疗

（1）休息：一旦诊断 AMI 应绝对卧床休息，可以降低心肌耗氧量，减少心肌损害。休息包括体力上的休息和精神上的休息。因此一方面要求患者卧床休息，对血流动力学稳定且无并发症的患者一般卧床休息 1 ~ 3 天，对病情不稳定及高危患者卧床时间可适当延长；另一方面对患者进行必要的解释和鼓励，使其积极配合治疗而又解除焦虑和紧张，必要时可适当给予镇静药物，以使患者得到充分休息及减轻心脏和心理负担。

（2）吸氧：急性心肌梗死患者常有不同程度的动脉血氧张力降低，在休克和左心室功能衰竭时尤为明显。吸氧对有休克或左心室功能衰竭的患者特别有用，对一般患者也有利于防止心律失常，并改善心肌缺血缺氧，也有助于减轻疼痛。

（3）监护：在冠心病监护治疗病房（CCU）进行持续心电、血压和呼吸的监测，必要时还需监测肺毛细血管压和静脉压。根据心率、心律、血压和心功能的变化及时调整治疗措施，避免猝死的发生。

2. 解除疼痛

急性心肌梗死时剧烈胸痛可使患者交感神经过度兴奋，产生心动过速、血压升高和心肌收缩功能增强，从而增加心肌耗氧量，并容易诱发快速心律失常。因此，应该给予有效的镇痛治疗。心肌再灌注治疗开通梗死相关血管，恢复缺血心肌的供血是解除疼痛最有效的方法。但再灌注治疗前可选用下列药物尽快解除疼痛。

（1）吗啡或哌替啶（杜冷丁）：吗啡 2 ~ 4 mg 静脉注射，必要时 5 ~ 10 分钟后重复，总量不超过 15 mg。吗啡既有明显的镇痛作用，又有减轻患者交感神经过度兴奋和濒死感的作用，还有扩张血管降低左心室前后负荷和心肌耗氧量的作用。注意低血压和呼吸功能抑制的不良反应，但这些不良反应很少发生。或可使用哌替啶 50 ~ 100 mg 肌内注射。

（2）硝酸酯类药物：通过扩张冠状动脉，增加冠状动脉血流量及静脉容量，而降低心室前负荷。大多数心肌梗死患者有应用硝酸酯药物指征，而在下壁心肌梗死、可疑右心室梗死或明显低血压的患者（收缩压低于 90 mmHg），尤其合并心动过缓时，不适合应用。

硝酸酯类禁忌证如下：收缩压 < 90 mmHg 或下降 > 30 mmHg；心率 < 50 次 / 分或 > 100 次 / 分；可疑右心室心肌梗死；肥厚型心肌病；严重主动脉狭窄；近 24 小时内服用过治疗勃起功能障碍的磷酸二酯酶抑制药，如西地那非（万艾可）、伐地那非（艾力达）等。其常见的不良反应有头痛、头晕、低血压、心率加快，以及恶心等胃肠道反应。个别患者应用小剂量硝酸甘油后即可发生严重心动过缓和低血压。此时应立即停止用药，抬高下肢，迅速补液及静脉注射阿托品，必要时可给予多巴胺升压。

（3）β 受体阻滞剂：大量研究表明，在 AMI 发病最初几个小时内应用 β 受体阻滞剂，能缩小梗死范围，降低并发症的发生率，降低溶栓治疗患者的再梗死率。早期应用还可降低 AMI 患者心室颤动的发生率并具有镇痛作用。无禁忌证的情况下应尽早常规应用，窦性心动过速和高血压的患者最适合使用 β 受体阻滞剂。

β 受体阻滞剂的禁忌证包括：①心率 < 60 次 / 分。②收缩压 < 100 mmHg。③急性左心衰竭。④二、三度房室传导阻滞。⑤哮喘病史。⑥严重慢性阻塞性肺疾病。⑦末梢循环灌注不足。另外，β 受体阻滞剂可能加重冠状动脉痉挛，故禁用于可卡因诱发的心肌梗死者。值得注意的是，尤其是应用高选择性 β_1 受体阻滞剂后，2 型糖

尿病、慢性阻塞性肺疾病及外周血管疾病不再被列为 β 受体阻滞剂的禁忌证。现在的临床研究显示此类患者能从 β 受体阻滞剂中获益。

3. 抗栓治疗

（1）抗血小板治疗：冠状动脉内斑块破裂诱发局部血栓形成是导致急性心肌梗死的主要原因。在急性血栓形成中血小板活化起着十分重要的作用，抗血小板治疗已成为急性心肌梗死的常规治疗。目前临床上常用的抗血小板药物主要有阿司匹林、氯吡格雷和血小板膜糖蛋白Ⅱb/Ⅲa（GPⅡb/Ⅲa）受体拮抗药。

（2）抗凝治疗：只要无禁忌证，目前主张对所有急性心肌梗死患者均应给予抗凝治疗，它可预防深静脉血栓形成和脑栓塞，还有助于梗死相关冠状动脉再通并保持其通畅。抗凝剂包括肝素、低分子肝素、X因子抑制剂、水蛭素等。

4. 再灌注治疗

早期开通闭塞的冠状动脉，使缺血心肌得到再灌注称为再灌注治疗，濒临坏死的心肌可能得以存活，或坏死范围缩小，改善预后，是一种积极的治疗措施。目前再灌注治疗方法主要有溶栓治疗、紧急 PCI 和急诊 CABG。

一般认为，下列情况应首选溶栓治疗：①发病早期（症状出现≤ 3 小时且不能及时行介入治疗）。②导管室被占用或不能使用。③不能及时行介入治疗，转运延迟，从就诊到球囊扩张时间 > 90 分钟。

下列情况应首选介入治疗：①有熟练 PCI 技术的导管室及心外科支持，从就诊到球囊扩张时间 < 90 分钟，从就诊到球囊扩张比就诊到开始溶栓治疗时间 < 1 小时。②高危 STEMI 患者，心源性休克，Killip Ⅲ级以上。③有溶栓禁忌证。④发病超过 3 小时。⑤ STEMI 的诊断有疑问。

（1）溶栓治疗：溶栓治疗是指通过静脉或冠脉内注入溶栓剂溶解梗死相关冠状动脉内的新鲜血栓，使梗死相关冠状动脉再通的治疗方法。早期静脉应用溶栓药物能提高 AMI 患者的生存率，在患者症状出现后 1 ～ 2 小时内开始用药，治疗效果最显著。有研究显示，在 AMI 3 小时以内溶栓，其效果与急诊介入治疗相当。而且溶栓治疗相对简单、方便易行，尤其适用于基层医院，现在仍然是一种重要的再灌注手段。

溶栓药物：溶栓药物应该称为纤溶药物更为确切，因为所有这些药物都是纤溶酶原激活药，进入体内激活纤溶酶原形成纤溶酶，使纤维蛋白降解，溶解已形成的纤维蛋白血栓，同时不同程度地降解纤维蛋白原。纤溶药物不能溶解血小板血栓，甚至会激活血小板。

纤溶药物按照纤维蛋白选择性可大致分为以下几类：

第一代纤溶药物：尿激酶、链激酶，不具有纤维蛋白选择性，对血浆中纤维蛋白原的降解作用明显，可致全身纤溶状态。

第二代纤溶药物：组织型纤溶酶原激活药（t-PA），如阿替普酶等，具有纤维蛋白选择特性，主要溶解已形成的纤维蛋白血栓，而对血浆中纤维蛋白原的降解作用较弱；乙酰化纤溶酶原－链激酶激活剂复合物是具有相对纤维蛋白选择特性的纤溶药物。

第三代纤溶药物：主要特点是半衰期延长、血浆清除减慢，有的还增加了纤维蛋白亲和力，更适合静脉推注给药，包括瑞替普酶、替奈普酶等。

（2）PCI：发病数小时内进行的紧急经皮腔内冠状动脉成形术（PTCA）及支架术已被公认为是目前最安全、最有效的恢复心肌再灌注的手段，其特点是梗死相关血管再通率高和残余狭窄小。溶栓失败未达到再灌注也可实行补救性 PCI。心肌梗死发生后，尽早恢复心肌再灌注能降低近期病死率，预防远期的心力衰竭发生。

（3）急诊 CABG：由于外科技术、术中心肌保护、低温体外循环已取得了很大的进步，急性心肌梗死患者外科再灌注治疗术近期及远期死亡率相当低，这一结果使 CABG 成为挽救急性心肌梗死患者濒死心肌的一个可能方法。

急性心肌梗死冠状动脉旁路手术再灌注治疗能挽救濒危心肌和改善生存率，然而，除非极早期进行，否则手术能达到再灌注的时间显然迟于溶栓或直接 PTCA 治疗，而且手术本身有危险性。目前的观点是旁路手术再灌注应仅限于那些冠状动脉解剖适于手术的，不适合溶栓治疗或溶栓治疗不成功和（或）直接 PTCA 不成功的，发病在 4 ~ 6 小时内的高危患者。而且，只适宜在已实施了紧急冠状动脉旁路手术再灌注这一治疗程序的某些中心进行。需行急诊 CABG 的患者应接受新鲜冰冻血浆来纠正凝血功能障碍，并在术中尽量减少输血。

（宁春艳）

第四节　冠状动脉粥样硬化性心脏病的预防

一、一级预防

一级预防指对于尚未发生冠心病的人群，采取防治性措施以预防冠心病的发生。

其目的在于降低冠心病的患病率。

冠心病的一级预防可分为三种类型：①高危者一级预防，低密度脂蛋白（LDL）水平明显增高，或 LDL 水平中等度增高并伴其他冠心病危险因素，以绝对危险性高但尚未出现冠心病表现者为目标。②中危者一级预防，以危险相对高，但近期内尚无发生冠心病危险者为对象。③终身预防，包括除了上述两类以外的其余人群。

一级预防的方法如下：

1. 降低血胆固醇水平

最近的一项应用他汀类药物降低 LDL 进行一级预防的临床试验表明，高危者的危险性明显降低，长期用药是安全的，耗费与效益比良好。研究还表明，采用降低 LDL 药物可使高危者冠心病患病率降低 1/3。

对于一个具体对象，为便于使用可先在血脂测定基础上根据血总胆固醇水平和高密度脂蛋白（HDL）水平做出初步分类，再根据 LDL 水平做进一步分类，然后根据危险因素数量结合 LDL 水平，决定采用何种治疗方法（饮食或药物）。

2. 其他预防措施

除降低胆固醇外，还要求戒烟、控制血压、增加体力活动和减轻体重。

二、二级预防

为改善冠心病患者的长期预后，除了在急性期应积极治疗外，还应加强二级预防。冠心病的二级预防，可减少动脉粥样硬化的危险因素，延缓和逆转冠状动脉病变的进展，防止斑块不稳定等所致的急性冠脉事件，从而大大降低心血管疾病的致残率、病死率。

1. 戒烟

吸烟可导致冠状动脉痉挛，降低 β 受体阻滞剂的抗缺血作用，成倍增加心肌梗死后的病死率。戒烟 1 年能降低再梗死率和病死率，3 年内存活率与从未吸烟的 ACS 患者相似。可采取多种戒烟措施，包括药物戒烟、正规的戒烟计划、催眠及节制吸烟等，以尽可能提高戒烟的成功率。治疗尼古丁依赖性最有效的辅助药物治疗方法是尼古丁替代治疗和缓释型的安非他酮治疗。

2. 调脂治疗

大规模随机临床试验表明，调脂治疗能降低冠心病患者的远期病死率和再梗死率。建议所有冠心病患者坚持低饱和脂肪酸及低胆固醇饮食〔< 7%饱和脂肪酸总热

量和 < 5.2 mmol/L（200 mg/d）胆固醇〕。他汀类药物或贝特类药物对冠心病二级预防均有效。无论最初的胆固醇水平如何，他汀类药物都能使冠心病患者获益。低水平 HDL-C 是发生冠状动脉疾病的一个独立危险因素，因此对 HDL-C < 1.04 mmol/L（40 mg/dL）者要选用能升高 HDL-C 的药物。高甘油三酯的作用尚有争议。目前比较明确的是，不论 LDL-C 和 HDL-C 水平如何，只要甘油三酯水平 > 5.7 mmol/L（500 mg/dL），最好加用烟酸或贝特类药物。此时，治疗的靶目标应使非 HDL-C < 3.38 mmol/L（130 mg/dL）。

3. 抗血小板治疗

血小板在动脉粥样硬化形成过程中，以及在冠状动脉痉挛、血栓形成等所导致的心肌缺血或心肌梗死中都起着重要作用。长期接受抗血小板治疗可降低再梗死率，降低血管性事件包括非致死性心肌梗死、非致死性脑卒中和心血管死亡的发生风险。因此，所有冠心病患者除有禁忌证者外应长期使用抗血小板制剂。

4. 抗凝治疗

心肌梗死后长期抗凝治疗的适应证仍有争议并且在不断变化。临床研究显示，低剂量华法林和低剂量阿司匹林合用并没有在降低联合终点死亡、再梗死或脑卒中方面有明显效果，而中等强度华法林加低剂量阿司匹林虽然能降低非致死性再梗死和非致死性脑卒中的发生率，但其代价是出血增加和停药率增高。因此，AMI 后无禁忌证时只推荐用阿司匹林，除非有静脉血栓、肺栓塞、左心室附壁血栓、左心功能不全和广泛节段性室壁运动异常、持续性或阵发性心房颤动，以及有脑栓塞病史才加用口服抗凝剂。

5. β 受体阻滞剂

β 受体阻滞剂是当前公认的 ACS 后二级预防的有效药物。多数临床试验结果证实，β 受体阻滞剂能降低心肌梗死后非致死性再梗死发生率、猝死发生率、心血管死亡率和总死亡率。β 受体阻滞剂能抗心肌缺血、抗高血压和降低左心室张力。因此，除了低危患者（心功能正常或接近正常、再灌注治疗成功、没有严重室性心律失常）和有禁忌证的患者，所有 ACS 患者应使用 β 受体阻滞剂治疗。对于中重度左心衰竭的患者，应当逐渐增加 β 受体阻滞剂的剂量。

6. 肾素 – 血管紧张素 – 醛固酮系统抑制剂

大规模随机临床试验已证实，ACS 患者恢复期使用 ACEI 可以预防左心室重构，改善血流动力学，减少死亡危险，明显降低心力衰竭发生率，提高长期生存率。因此，ACEI 是 ACS 患者长期治疗中抑制肾素 – 血管紧张素 – 醛固酮系统的首选药物，特别是对 LVEF ≤ 40%、有充血性心力衰竭征象者；前壁心肌梗死及节段性室壁运动异常者更应长期使用 ACEI 以改善长期预后。如因咳嗽和皮疹（但不是血管神经性水肿或肾功能不全）不能耐受 ACEI，可用血管紧张素Ⅱ受体阻滞剂来替代。

7. 雌激素治疗

理论上雌激素对血脂状态的有利作用（降低 LDL–C，升高 HDL–C）应当有益于防止冠状动脉粥样硬化。然而，联合应用雌激素和孕激素（激素治疗）可能降低单纯雌激素治疗对血脂的有利作用。此外，激素治疗可以升高超敏 C 反应蛋白（CRP）水平。因此，绝经后女性不应联合应用雌激素和孕激素治疗进行冠心病的二级预防。建议女性冠心病患者停止激素治疗。对于开始激素治疗 1 ~ 2 年并且因为其他适应证需要继续治疗的女性，应评估其心血管病危险性，权衡利弊。住院卧床患者不应继续激素治疗。

（崔同涛）

病例 冠状动脉粥样硬化性心脏病合并三支血管病变

一、基本信息

患者，女，72 岁。

主诉：反复胸闷痛 4 年，再发并加重 2 个月。

现病史：患者于 2018 年 5 月开始无明显诱因出现闷痛感，位于心前区，性质为阵发性压痛感，在稍快走或活动后可诱发加重，无向后背部放射，无头晕、头痛，无明显咳嗽、咳痰，遂至外院就诊，给予冠脉计算机体层血管成像（CTA）检查，诊断为“冠心病，三支血管病变，右冠钙化病变”。给予阿司匹林、阿托伐他汀、倍他乐克、氨氯地平抗血小板聚集、调脂及降压治疗。现患者仍有活动后胸痛发作，为求进一步治疗收入院。患者自发病以来，饮食、睡眠无异常，大小便无异常。

既往史：原发性高血压病史 8 年，最高血压 190 mmHg，不规律服用“氨氯地平、比索洛尔”控制血压，自测血压波动范围为 145 ~ 165/70 ~ 95 mmHg，否认肝炎、结核病等传染病病史及外科手术史，否认吸烟、嗜酒史。暂未发现药物或食物过敏。

二、检查

1. 体格检查

体温（T）36.8 ℃，脉搏（P）78 次 / 分，呼吸（R）20 次 / 分，血压（BP）157/80 mmHg；经皮血氧饱和度（SpO_2）99%；颈静脉未见明显充盈，气管居中，双肺呼吸音清，双肺呼吸活动度减弱，未闻及明显哮鸣音，双下肺底未闻及干、湿啰音；腹部无压痛或反跳痛，无移动性浊音；双下肢未见凹陷性水肿，未见明显静脉曲张或异常色素沉着。

2. 专科检查

心前区无隆起，心尖搏动位于左侧锁骨中线第 4 ~ 5 肋间，心尖搏动不弥散，触诊无震颤，无心包摩擦感。叩诊心界不大。心律整齐，心音低钝，A2 > P2，各瓣膜区未闻及病理性杂音。未闻及心包摩擦音或心包叩击音。

3. 辅助检查

2022 年 7 月 1 日心脏彩超：主动脉增宽，主动脉瓣退行性变伴有反流（轻度）；左心房稍大，二尖瓣反流（轻度）；左心室收缩功能轻度下降。2022 年 7 月 1 日颈部血管彩超：双侧颈动脉内中膜增厚并有双侧颈外动脉斑块声像。2022 年 7 月 2 日头部 CT：左侧小脑、左侧枕叶、左侧基底节及放射冠区多发腔隙性脑梗死。2022 年 7 月 2 日胸部 X 线检查：肺气肿，双肺多发肺大疱；心脏增大，以左心增大为主，建议结合超声检查结果。2022 年 7 月 1 日心电图：窦性心律；一度房室传导阻滞；左心室高电压，ST-T 波改变，QTc 延长。2022 年 7 月 1 日实验室检查，心脏生物标志物：D- 二聚体 705 ng/mL，N 末端脑钠肽前体（NT-proBNP）265 pg/mL，超敏肌钙蛋白 1795 pg/mL，肌红蛋白 307.1 μg/L，超敏 CRP 5.33 mg/L。血脂：总胆固醇 5.83 mmol/L，甘油三酯 3.3 mmol/L，低密度脂蛋白 3.34 mmol/L，高密度脂蛋白 1.29 mmol/L。糖化血红蛋白：6.4%。血常规：白细胞 10.96×10^9/L，中性粒细胞绝对值 7.3×10^9/L，血红蛋白 116 g/L。血肌酐 74.1 μmol/L，血尿素氮 13.8 mmol/L。

三、诊断

诊断：冠状动脉粥样硬化性心脏病，慢性冠脉供血不足，三支血管病变，冠脉钙化，心功能Ⅱ级；高血压 3 级（极高危）。

鉴别诊断：肺动脉栓塞。

四、诊疗经过

入院后给予替格瑞洛 90 mg 每天 2 次（bid）、阿司匹林 100 mg 每天 1 次（qd）、阿罗洛尔 10 mg qd、氨氯地平 10 mg qd 控制血压，瑞舒伐他汀钙片（可定）10 mg 每晚一次（qn）及海博麦布 10 mg qd 控制血脂药物治疗。评估外周血管条件，穿刺右侧桡动脉置入 6 F 薄壁鞘，行选择性冠脉造影（图 1-1）示：左主干（LM）远端钙化斑块未见明显狭窄，血管走行明显迂曲，前降支近中段钙化明显并伴有 50%弥漫性狭窄，中段可见累及较大第二对角支近段狭窄 60%；中段散在钙化伴有中度 50%狭窄，远端显影可，远端血流 TIMI 3 级；回旋支（LCX）近段可见斑块影，中段见狭窄 30%，钝缘支（OM）开口狭窄 30%，远端血流正常，右冠状动脉（RCA）血管走行明显迂曲，近中段可见明显钙化影伴有弥漫性狭窄 90%，锐缘支开口狭窄 85%，近中段血管外膜轻度钙化影，远端血流 TIMI 3 级。与患者及家属沟通后行 RCA 完全血运重建。遂送入 6 F AL0.75 指引导管，球囊辅助下送入 Runthrough 导丝至 RCA 远端，反复尝试 Sion、Sion black 及 Pilot 50 导丝均无法送入锐缘支开口，遂沿导丝送入 Mini Trek 2.0 mm × 20 mm 球囊于 RCA 中段 6 atm 持续低压扩张，Sion black 导丝头端做 1 mm 长 90° 塑形，1 cm 处同样做 45° 锐角塑形，球囊持续扩张下反复尝试送入锐缘支保护。遂依次送入乐普 2.5 mm × 10 mm 切割球囊分别切割 RCA 主干及锐缘支，送入 Mini Trek 2.75 mm × 20 mm 球囊扩张 RCA 偏心性钙化病变处，后送入 Endeavor Resolute 3.0 mm × 30 mm 支架 1 枚以 9 atm 释放，12 atm 后扩，随后衔接送入 Endeavor Resolute 3.5 mm × 16 mm 支架 1 枚以 9 atm 释放，再次送入 NC pro 3.5 mm × 15 mm 非顺应性球囊于支架内 12 ~ 16 atm 后扩，复查造影可见残余狭窄 < 10%，血流 TIMI 3 级。遂压迫止血穿刺口，复查血常规及心肌酶学和肾功能指标。手术过程见图 1-2。

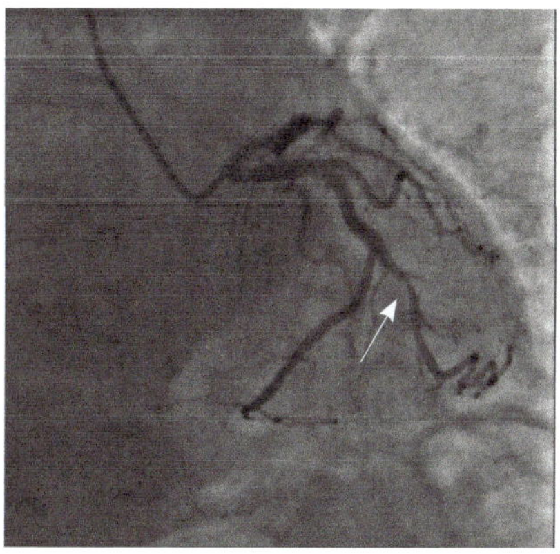

A

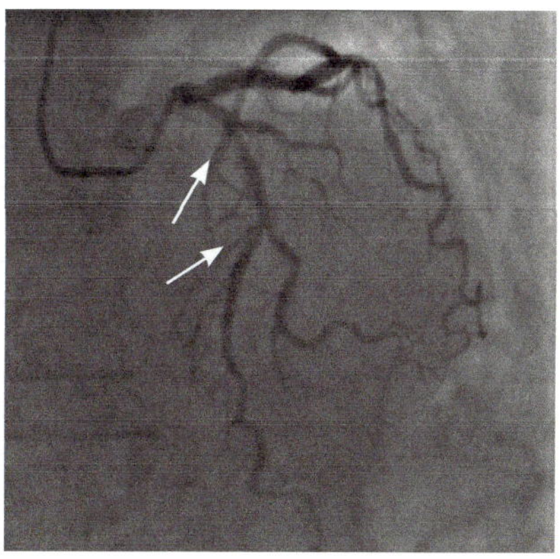

B

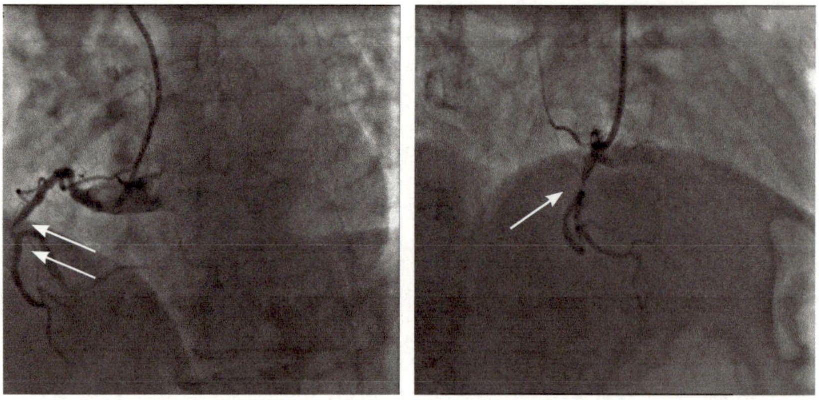

C　　　　　　　　D

A、B. 左冠状动脉；C、D. 右冠状动脉。

图 1-1　冠脉造影

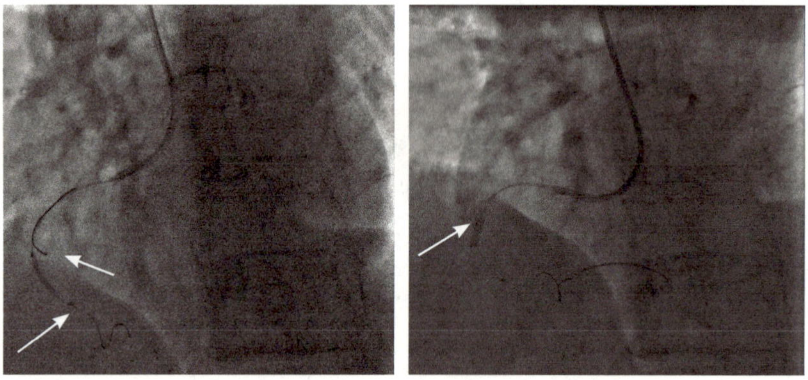

A　　　　　　　　B

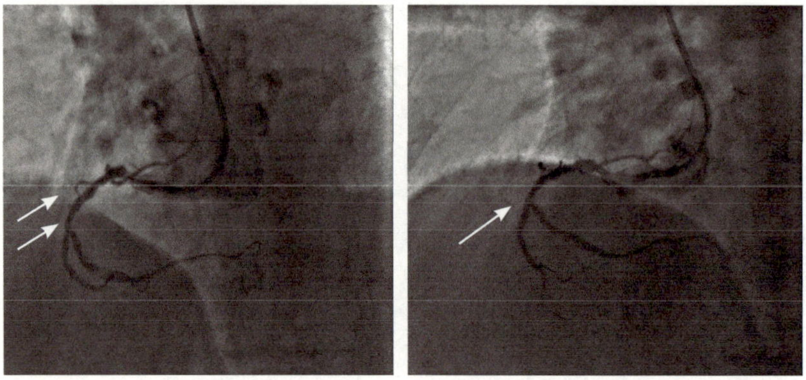

C　　　　　　　　D

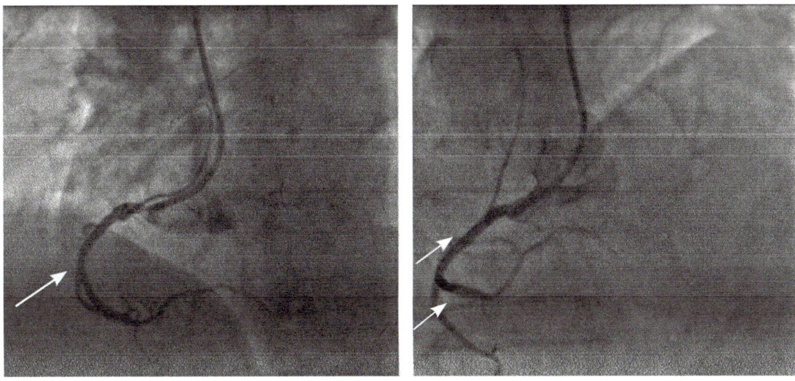

E F

A. RCA 中段球囊“辅助”通过分叉；B. 切割球囊预处理病变；C. 预处理后狭窄明显改善；D. 支架定位跨过分叉病变；E. 近段及中段支架释放；F. RCA 再血管化结果。

图 1-2 手术过程

五、出院情况

患者术后无发作性胸闷、胸痛症状，复查心电图及心肌酶学无异常升高，穿刺口无血肿，加压止血 20 小时后拆除压迫止血器。患者于术后第 2 日出院。出院带药：阿司匹林 100 mg qd、替格瑞洛 90 mg bid、阿托伐他汀片 20 mg qn、海博麦布 10 mg qd、比索洛尔 5 mg qd、沙库巴曲缬沙坦钠片（诺欣妥）200 mg qd 及氨氯地平 5 mg qd。

六、讨论

冠状动脉属动脉系统二级血管，因其近心脏，血压波动较大且血管分叉较多，在血液的持续冲刷下分叉近心侧部位多出现损伤并伴有脂质斑块沉积导致血管狭窄、心肌供血不足，进而引起“心绞痛”等缺血样症状。据文献统计，现在冠状动脉分叉病变发病率占行 PCI 的冠心病患者的 15% ~ 20%。冠状动脉分叉病变因其处理操作复杂，易发生分支丢失、围手术期心肌梗死等不良事件，且术后靶血管血运重建率较高，是冠脉介入治疗中具有挑战性的病变。

在介入治疗过程中因极易出现分支痉挛、分支血管夹层，可能造成分支血流缓慢甚至血管闭塞。在制定策略时，需兼顾主支与分支解剖的关系、主支血管病变的位置、斑块负荷程度、分支供血范围以及分支自身病变情况等，结合具体情况判定适合的支架置入技术。术中多导丝操作实现对侧支的有效保护是减少围手术期心肌梗死的可靠措施。多导丝的协同到位也是介入手术的启动性操作。对于辅助导丝到位的方法常用的有双腔微导管辅助结合“反折导丝天鹅颈”技术通过某些反转角度的分叉血管。而在介入条件不成熟的情况下可以利用球囊辅助扩张封堵分支血管开口，利用球囊对局部解剖条件的影响及改善导丝的通过性，再结合导丝根据血管条件充分塑形，利用“双弯”人为设计让导丝实现多角度调整，最终实现导丝通过分叉病变。

血运重建方面依据现有的研究结果显示，单支架术处理分叉病变有略优的临床疗效，且具有手术操作简单、X线曝光时间短、并发症发生率低、材料和费用低的优势，故现行指南及共识倾向于单支架策略。无论选择单支架还是双支架术式，其宗旨是要保证重要的分支血管不丢失，减少围手术期并发症以改善远期预后。判断血管重要性主要看其供血范围，也就是要关注血管的直径和长度。一般来说，直径越大，血管长度越长。所以，分支血管直径≥ 2.0 mm需要保护。至于影响分叉病变介入治疗策略的因素，主要看是否可定义为复杂分叉病变。文献认为分支血管≥ 2.5 mm，开口狭窄≥ 50%且病变长度≥ 10 mm，或主支支架置入后分支开口或近段存在严重的残余狭窄、明显的夹层分离或分支血流明显受到影响，需要分支支架置入。

在本病例中，患者右冠脉血管走行迂曲，分叉角度较大且伴有血管轻中度钙化，术中结合手术条件利用球囊低压扩张封堵分支发出后的主支血管内腔，利用导丝预先特殊塑形结合血管条件实现分支血管导丝保护，同时利用切割球囊对局部钙化病变进行合理预处理，最终采用单支架策略配合传统的拘禁导丝技术，实现冠脉主支血管支架置入血运重建且分支血管无受累和（或）狭窄加重。整体介入手术效果明显，术后患者症状改善，明确无发生围手术心肌梗死，随访结果良好。

本病例报道是单一病例的描述，可能不适合推广到整个患者群体，治疗方案的选择应根据每例患者的独特情况进行个性化决策以保证介入手术的效果和安全性。

（崔同涛）

病例　冠状动脉粥样硬化性心脏病合并肾上腺腺瘤

一、基本信息

患者，男，71岁。

主诉：头晕1周。

现病史：患者于2023年7月26日左右无明显诱因出现头晕伴头部胀痛，双侧耳鸣，自觉天旋地转感，休息 5 ~ 10 分钟后可略缓解；伴有恶心，无呕吐；无饮水呛咳，无大小便失禁，无腹痛、腹泻，遂至我院急诊就诊。急诊查血压 221/100 mmHg；头部 MRI 及头部 CT 未见脑出血高密度灶；心电图提示：左心室高电压，V_1 ~ V_4 ST 段压低，请结合临床。为求进一步诊治收入心血管内科。患者自发病以来，饮食、睡眠无异常，大小便无异常，体重无明显改变。

既往史：既往有高血压病史 2 年余，发现糖尿病半年余，规律服用“波立维、阿托伐他汀、阿卡波糖及二甲双胍”。自测血压波动范围为 150 ~ 170/70 ~ 95 mmHg，控制不理想；否认肝炎、结核病等传染病病史及外科手术史。暂未发现药物或食物过敏。

二、检查

1. 体格检查

T 36.8 ℃，P 68 次 / 分，R 20 次 / 分，BP 164/80 mmHg；头颅无畸形，颈静脉未见明显充盈，气管居中；双肺呼吸音清，双肺呼吸活动度减弱，未闻及明显哮鸣音，双下肺底未闻及干、湿啰音；腹部无压痛或反跳痛，无移动性浊音；双下肢皮温对称，未见凹陷性水肿，未见明显静脉曲张或异常色素沉着。

2. 专科检查

心前区无隆起，心尖搏动位于左侧锁骨中线第 5 肋间，心尖搏动不弥散，触诊无震颤，无心包摩擦感。叩诊心界不大。心律整齐，心音强，A2 > P2，各瓣膜区未闻及病理性杂音。未闻及心包摩擦音或心包叩击音。

3. 辅助检查

2023 年 7 月 16 日胸部 CT 平扫：双肺小叶增厚，左心房增大，间质肺水肿可能；双肺散在炎症，部分为慢性；两肺散在肺大疱，左上肺局部支气管扩张样改变。2023 年 7 月 24 日头部磁共振血管成像（MRA）：考虑脑动脉硬化，双侧大脑前动脉 A1 段、左侧大脑中动脉 M1 段、左侧大脑后动脉多发狭窄。2023 年 8 月 1 日头部 CT 平扫：右侧小脑半球及脑桥多发软化灶，请结合临床及 MRI 结果；左侧额窦、双侧筛窦少许炎症；MRI 弥散成像：右侧小脑半球、脑桥多发陈旧性脑梗死灶（亚急性 / 慢性期改变）。2023 年 8 月 3 日实验室检查，心脏生物标志物：D- 二聚体 575 ng/mL，NT-proBNP 205 pg/mL，超敏肌钙蛋白 13.8 pg/mL，CK-MB 33 U/L，超敏 CRP 1.33 mg/L，腺苷二磷酸（ADP）诱导血小板聚集率 28.5%，花生四烯酸诱导血小板聚集率 9.4%。血气分析（-）。血压相关激素水平：血管紧张素（立位）98.9 pg/mL（-），肾素（立位）< 0.5 pg/mL（+），醛固酮（立位）517.4 pg/mL（+）；肾素（卧位）< 0.5 pg/mL

（+），醛固酮（卧位）231.4 pg/mL（+）。血脂：总胆固醇 5.83 mmol/L，甘油三酯 3.2 mmol/L，低密度脂蛋白 3.54 mmol/L，高密度脂蛋白 1.19 mmol/L，糖化血红蛋白 8.1%。血常规：白细胞 7.39×10^9/L，中性粒细胞比例 71.2%，血红蛋白 129 g/L，血小板 341×10^9/L。2023 年 8 月 3 日胸部 X 线：心影不大，主动脉硬化，少量胸腔积液。2023 年 8 月 3 日颈动脉彩超：双侧颈动脉内中膜增厚并有左颈外动脉斑块声像。2023 年 8 月 3 日腹部彩超：符合脂肪肝声像；胆囊未见结石，胆总管上段未见明显扩张；脾脏、胰腺不大，血流未见异常。2023 年 8 月 3 日心脏彩超：左心房增大，主动脉反流（轻中度），二尖瓣反流（轻度）。2023 年 8 月 3 日泌尿系统彩超：双肾大小正常，未见结石及积液，双肾动脉阻力指数增高；膀胱未见结石，双侧输尿管上段未见扩张。2023 年 8 月 3 日下肢动静脉彩超：双侧下肢动脉未见明显异常，双侧下肢静脉未见异常。2023 年 8 月 6 日动态心电图：窦性心律，偶发交界性期前收缩，个别呈短阵心动过速；偶发室性期前收缩；发作性 ST 段压低。2023 年 8 月 7 日肾上腺 CT 强化：左侧肾上腺 10 mm 结节性增生样改变，请结合临床鉴别腺瘤；双侧胸腔少量积液。

三、诊断

初步诊断：高血压急症，高血压 3 级（极高危）；原发性醛固酮增多症？ 2 型糖尿病；脑梗死后遗症；大脑后动脉闭塞和狭窄。

鉴别诊断：急性脑出血。患者老年男性，既往有高血压及脑梗死病史，无明显诱因出现头晕伴有恶心及耳鸣。结合患者颈动脉彩超及冠脉、头部 MRA 检查结果可诊断及排除脑出血。

最终诊断：冠状动脉粥样硬化性心脏病，慢性冠脉供血不足，LAD、LCX 血管病变，冠脉钙化，心功能Ⅱ级；原发性醛固酮增多症，左侧肾上腺高功能腺瘤；继发性高血压 3 级（极高危）；心律失常，偶发交界性期前收缩；2 型糖尿病；脑梗死后遗症；颅内动脉多发狭窄及闭塞。

四、诊疗经过

入院后给予替格瑞洛 90 mg bid、阿司匹林 100 mg qd、氨氯地平 10 mg qd 控制血压，可定片 10 mg qn 联合海博麦布 10 mg qd 控制血脂。评估外周血管条件，完善双侧肾上腺静脉采血、远端肾静脉采血及冠脉造影（图 1-3、图 1-4、图 1-5），必要时行 PCI。上午 8 时左右常规消毒、铺巾，患者平卧位，分别穿刺右侧股静脉和右侧肘正中静脉，分别送入 TIG 导管和 SIM 导管，分别送至肾静脉开口处，造影验证后缓慢采血并分装紫色抗凝管内，分别测定双侧肾上腺分泌物浓度，包括肾素、醛固酮及血管紧张素水平。同时测定下腔静脉及肾静脉远段血样做对照。随后穿刺右侧桡动脉置入 6 F 薄壁鞘，行选择性冠脉造影示：LM 中远段轻度钙化斑块，前降支近段可见少量钙化弥漫性狭窄 95% 至完全闭塞，血流 TIMI 0 ~ 1 级，未见明显侧支形成，对角支细小伴有粥样硬化，未见明显狭窄。LCX 近段可见斑块影，中段见中度狭窄，OM 远段 70% 狭窄，RCA 不规则内膜增生，血流正常 TIMI 3 级。

经沟通后行 LAD 及 LCX 完全血运重建。遂送入 XB3.0 指引导管，Finecross 微导管辅助下送入 Filder XT-A 导丝通过前降支狭窄段，送入 Mini Treak 2.0 mm × 15 mm 及 Mini Treak 2.5 mm × 20 mm 球囊尝试预扩张，前向阻力明显且血管失用性萎缩明显，遂于 LAD 近段病变处送入 B Bruan 2.5 mm × 30 mm 药物球囊，LCX 更换 Runthrough 工作导丝，沿导丝送入 Xience 2.25 mm × 18 mm 药物洗脱支架。再次送入 NC Apollo 2.5 mm × 12 mm 以 16 atm 后扩张支架内，再次造影见残余狭窄 < 15%，血流 TIMI 3 级。手术过程见图 1-6。遂压迫止血穿刺口，复查血常规及心肌酶学和肾功能指标。

肾上腺（左）静脉血清指标：肾素 < 0.5 pg/mL（+），醛固酮 997.7 pg/mL（+），血管紧张素 84.7 pg/mL（-），皮质醇 14.3 μg/dL（-）。

肾上腺（右）静脉血清指标：肾素 < 0.5 pg/mL（+），醛固酮 784.4 pg/mL（+），血管紧张素 101.9 pg/mL（-），皮质醇 38.4 μg/dL（-）。

远端肾静脉血清指标：肾素 < 0.5 pg/mL（+），醛固酮 257.4 pg/mL，血管紧张素 88.2 pg/mL（-），皮质醇 10.1 μg/dL（-）。

下腔静脉血清指标：肾素 < 0.5 pg/mL（+），醛固酮 402.3 pg/mL（+），血管紧张素 91.8 pg/mL（-），皮质醇 13.3 μg/dL（-）。

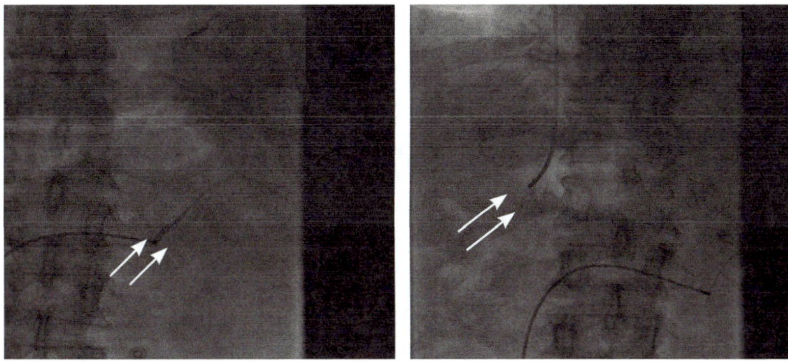

左侧　　　　右侧

图 1-3　肾上腺静脉采血

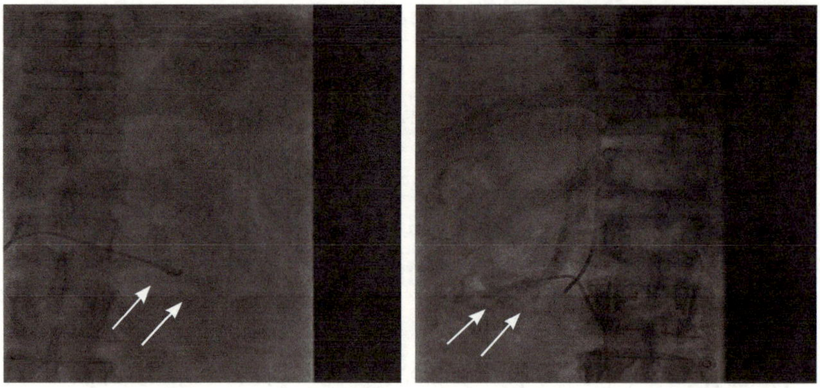

左侧　　右侧

图 1-4　远端肾静脉采血

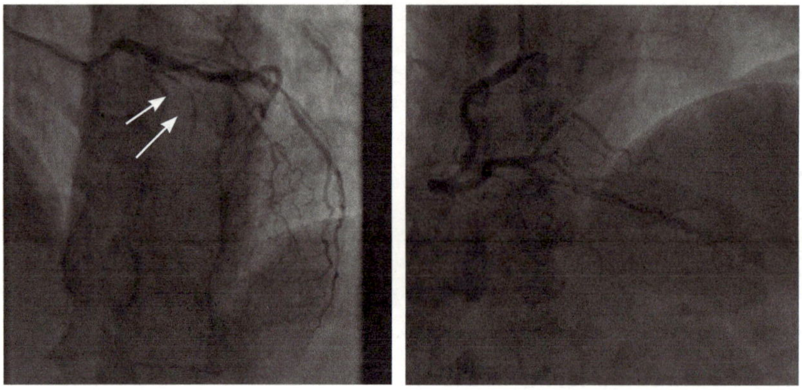

左侧　　右侧

图 1-5　冠脉造影

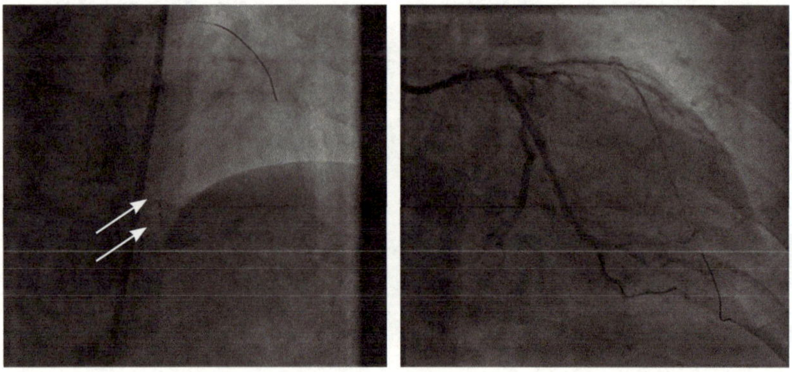

A　　B

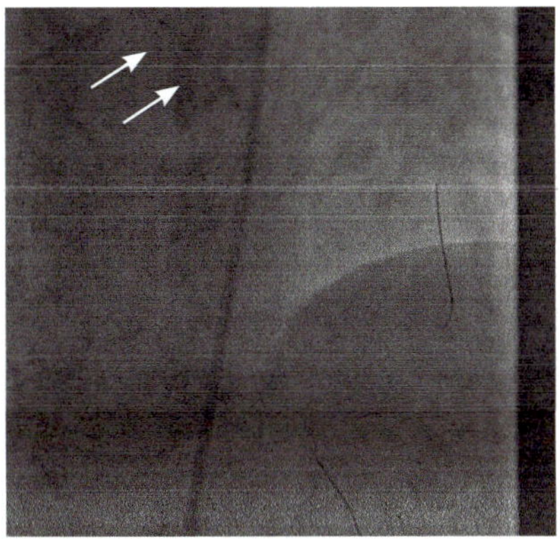

C

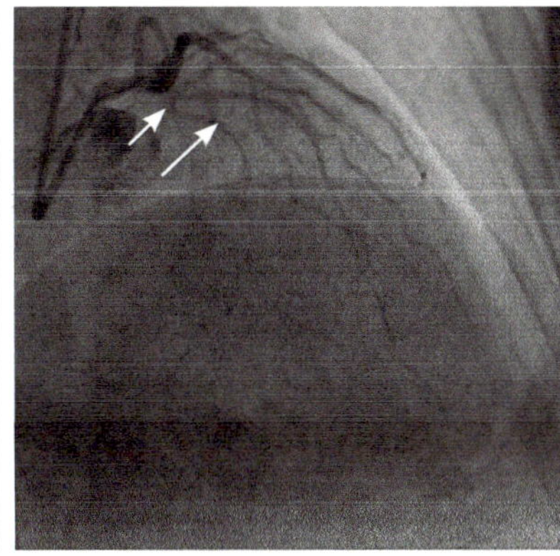

D

A. 微导管通过闭塞血管段；B. 回旋支支架"血管"化；C. 前降支药物球囊扩张；D. 冠脉血运重建后造影。

图 1-6　手术过程

五、出院情况

患者术后无头晕症状发作，院内检测血压波动为 120 ~ 150 mmHg；复查心肌酶学无升高，心电图无异常改变，肘静脉及腹股沟穿刺区域无血肿或渗血，加压包扎止血 24 小时后拆除弹力绷带。患者于术后第 3 日出院。出院带药：阿司匹林 100 mg qd、硫酸氢氯吡格雷（波立维）75 mg qd、依那普利叶酸片 10 mg qd、特拉唑嗪 4 mg qn、螺内酯 40 mg 每天 3 次（tid）、二甲双胍 0.5 g tid、泮托拉唑 40 mg qd、阿卡波糖片 50 mg tid、美托洛尔缓释片 47.5 mg qd、可定片 10 mg qn、诺欣妥 200 mg bid 及氨氯地平 5 mg qd，通过药物治疗控制血压及血糖、血脂水平；螺内酯拮抗醛固酮的生物作用。

六、讨论

肾上腺腺瘤是一种相对较少见的肾上腺肿瘤，通常为良性。肾上腺腺瘤可能导致一系列临床问题，包括高血压和皮质醇增多症。

肾上腺腺瘤如果是有功能的腺瘤，通常会引起患者相应的临床表现，常见肾上腺高功能腺瘤引起糖皮质激素分泌增加导致肥胖、皮质醇增多症、腹部紫纹、脸部饱满，通常描述为满月脸、水牛背。患者还可以伴有骨质疏松、轻中度的高血压等心血管表现，以及血糖升高。对于有症状的高功能腺瘤，应及早采取手术治疗。

肾上腺高功能腺瘤是一种肾上腺的良性肿瘤，它会引起肾上腺激素的异常分泌，从而引发一系列症状。这种肿瘤通常会引起皮质醇症或者醛固酮症等内分泌疾病。若怀疑患有肾上腺高功能腺瘤，通常需要进行影像学检查和血液检查来确诊。

原发性醛固酮增多症是由于人体醛固酮分泌增加而引起肾素分泌受抑制的综合征，临床上以高血压和低钾血症为特征。引起本症的肾上腺绝大多数有小的良性腺瘤，位于肾上腺的最外层。肾上腺癌极少见，约占低肾素醛固酮症的 1%。目前，根据全球研究数据估计，原发性醛固酮增多症在高血压中占 0.65% ~ 2%。

原发性醛固酮增多症的临床表现如下：

（1）高血压：主要由血浆容量增加和钠离子增加造成的血管阻力增强，是本病最主要或最早出现的症状。血压增高为中等或稍重水平。在儿童可出现恶性型高血压，最高压为 259/154 mmHg。一般降压药难以奏效。也有血压正常型原发性醛固酮增多症，其机制不明。因高血压、高钠血症常造成头晕、头痛、疲乏、视物模糊、心烦、口渴等症状。

（2）低钾血症：低钾血症引起的肌无力和肌麻痹，使患者感到头重脚轻、四肢无力，以下肢更明显，重者呈现周期性麻痹。低钾血症导致心律失常、脑部缺氧，以及肾功能障碍所致的多尿、夜尿增多；影响胰腺时，空腹血糖增高。

（3）水、电解质平衡失调：造成碱中毒，最终使钙、镁离子丢失，出现肢端麻木、四肢疼痛痉挛等。

本例患者合并有冠心病，主要是冠状动脉脂肪沉积引起的血管狭窄或阻塞，导致心肌缺血、损伤。肾上腺腺瘤合并冠心病的情况较为罕见。

本病例报道是单一病例的描述，可能不适合推广到整个患者群体，治疗方案的选择应根据每例患者的独特情况进行个性化决策。

（崔同涛）

病例　冠状动脉粥样硬化性心脏病合并急性前壁心肌梗死

一、基本信息

患者，男，59 岁。

主诉：间断胸痛 1 周，再发加重 3 小时。

现病史：患者近 1 周来反复发作胸痛，烧灼感样疼痛位于心前区剑突下，活动后易发作，每次发作持续几分钟可自行好转，疼痛无明显向肩背部放射，无头昏、黑朦、晕厥、发热、咳嗽、咳痰、反酸、胃灼热、嗳气、腹痛、腹泻等，可平卧，无夜间阵发性呼吸困难。患者未重视，未进行检查及治疗。今日 12 时许患者胸痛症状突然加重，持续不缓解，伴大汗、恶心、呕吐，呕吐物为胃内容物，无呕血、黑便、黑矇、晕厥等，立即拨打“120”后由“120”送至我院急诊。行心电图检查提示前壁心肌梗死；心脏彩超提示主动脉瓣钙化，节段性室壁运动异常，三尖瓣可见少许反流。诊断为冠心病，急性前壁 ST 段抬高心肌梗死。后与患者及家属沟通后，患者及家属签字同意行急诊冠脉造影及介入治疗，在心内科导管室给予拜阿司匹林片 300 mg、替格瑞洛片 180 mg 口服后急诊行冠状动脉造影，提示左前降支闭塞，于前降支置入支架，术中患者恶心、呕吐 3 次，呕吐物为胃内容物。为求进一步诊治，以“冠心病，急性前壁 ST 段抬高心肌梗死”收入院。发病以来，患者精神欠佳，未进食，睡眠欠佳，大便正常，小便正常，体力下降，体重无明显改变。

既往史：既往有高血压病史，服用的具体药物不详。有慢性胃炎、肾结石及腰椎间盘突出症病史。否认糖尿病及脑血管疾病。否认药物、食物过敏史。

个人史：无吸烟、饮酒史。

二、检查

1. 体格检查

T 36.6 ℃，P 90 次 / 分，R 18 次 / 分，BP 160/70 mmHg；神志清楚；全身皮肤色泽正常，全身无浅表淋巴结肿大；双肺呼吸音稍粗，可闻及少许湿啰音；心律齐，无杂音；腹平软，无压痛，无反跳痛；肝肋下未触及，脾肋下未触及；肠鸣音正常；四肢活动自如，四肢肌力及肌张力正常；生理反射存在，病理反射未引出。

2. 辅助检查

2024 年 11 月 18 日心电图检查：前壁心肌梗死（图 1–7）；心脏彩超：主动脉瓣钙化，节段性室壁运动异常，三尖瓣可见少许反流。

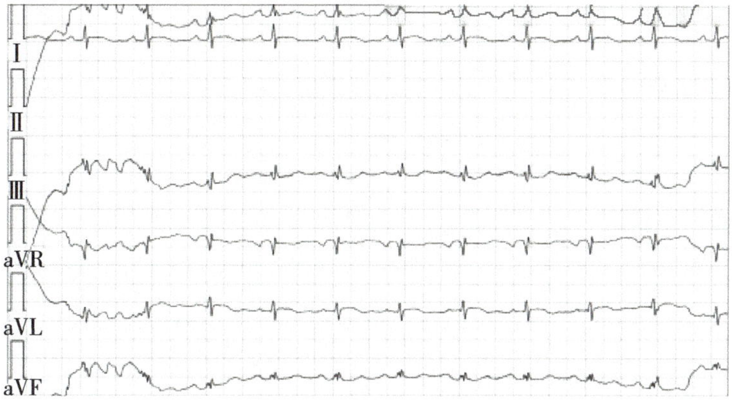

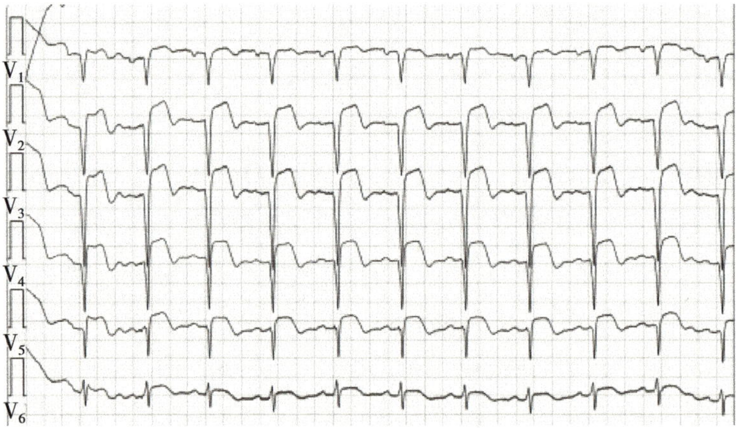

图 1-7　术前心电图

三、诊断

诊断：冠状动脉粥样硬化性心脏病，急性前壁心肌梗死，急性左心衰竭，心功能Ⅱ级（Killip 分级）；高血压 3 级（很高危）；慢性胃炎；肾结石；腰椎间盘突出症。

鉴别诊断：①主动脉夹层，呈剧烈撕裂样疼痛，常放射到背、肋、腹、腰和下肢，两上肢的血压和脉搏可有明显差别，可有主动脉瓣关闭不全的表现，偶有意识模糊和偏瘫等神经系统受损症状，但无血清心肌坏死标志物升高等可资鉴别。二维超声心动图、X 线或 MRI 有助于诊断。②急性肺动脉栓塞，可发生胸痛、咯血、呼吸困难和休克，但有右心负荷急剧增加的表现，如发绀、肺动脉瓣区第二心音亢进、颈静脉充盈、肝大、下肢水肿等。心电图示Ⅰ导联 S 波加深，Ⅲ导联 Q 波显著、T 波倒置，胸导联过渡区左移，右胸导联 T 波倒置，可资鉴别。③急性心包炎，尤其是急性非特异性心包炎可有较剧烈而持久的心前区疼痛。但心包炎的疼痛与发热同时出现，呼吸和咳嗽时加重，早期即有心包摩擦音；全身症状一般不如心肌梗死严重；心电图除 aVR 外，其余导联均有 ST 段弓背向下的抬高、T 波倒置，无异常 Q 波出现。

四、诊疗经过

患者为急诊病例，我院急诊科医师完善心电图、心肌酶谱及心脏超声后考虑急性心肌梗死，立即开通绿色通道，急诊造影示：右冠优势，左主干未见狭窄，前降支近段闭塞，回旋支多发粥样硬化斑块合并中远段 20% ~ 30%狭窄。右冠多发粥样硬化斑块，近段 30% ~ 40%狭窄，后降支 95%狭窄。经侧管追加肝素 5000 U，送导丝至前降支、对角支远端后，用球囊于前降支狭窄处经球囊预扩张后置入火鸟 3.0 mm × 23 mm 支架，高压球囊后扩张，造影无残余狭窄，血流 TIMI 3 级。术后患者返回病房，予以抗血小板聚集、调脂、利尿、改善心功能、抑酸护胃、扩管改善循环及对症处理。

五、出院情况

患者生命体征平稳，未诉胸痛。体格检查：T 36.6 ℃，P 63 次 / 分，R 20 次/分，BP 132/77 mmHg；神志清楚，查体合作，自动体位；全身皮肤色泽正常，无皮疹，无皮下出血，无皮下水肿，全身无浅表淋巴结肿大；双肺呼吸音清晰，无啰音；心律齐，无杂音；腹平软，无压痛，无反跳痛；肝肋下未触及，脾肋下未触及；肠鸣音正常；四肢活动自如，四肢肌力及肌张力正常；生理反射存在，病理反射未引出。

六、讨论

患者既往有冠心病高危因素，此次以胸痛起病，完善相关检查后考虑急性心肌梗死，考虑在急诊 PCI 时间窗内，与患者及家属沟通病情并征得患者及家属同意后，急诊行冠脉造影，提示前降支病变，予以球囊扩张和支架置入，术后继续予以抗血小板、调脂、改善心功能、维持脏器功能治疗。术后患者无并发症，预后良好。

（郑霞霞）

病例　急性非 ST 段抬高心肌梗死 1

一、基本信息

患者，男，81 岁。

主诉：阵发性胸痛 3 年，加重 1 天。

现病史：患者于 3 年前无明显诱因出现胸痛，呈闷痛，位于心前区，范围约手拳大小，持续 5 ~ 15 分钟，无明显放射，无大汗，无恶心及呕吐，活动后加重，休息后缓解，未系统诊治。入院前 1 天无明显诱因上述症状加重，性质同前，疼痛较前剧烈，持续不缓解，无大汗，无恶心、呕吐，故急诊来我院，急诊以“冠心病、急性非 ST 段抬高心肌梗死”收入院。本次病程中，无发热，无咳嗽、咳痰，无反酸、嗳气，偶有腹胀、腹痛，无夜间憋醒，无晕厥及黑矇，无肢体活动不灵，饮食尚可，睡眠较差，二便如常，近期体重无明显变化。

二、检查

1. 体格检查

T 36.5 ℃，P 66 次 / 分，R 20 次 / 分，BP 150/90 mmHg；呼吸平稳，口唇发绀；双肺呼吸音粗，双肺底未闻及干、湿啰音；心尖部第一心音减弱，节律规整，各瓣膜听诊区未闻及明显杂音、额外心音，未闻及心包摩擦音；双下肢无水肿。

2. 辅助检查

心电图：窦性心律，电轴不偏，Ⅱ、Ⅲ、aVF、V_4 ~ V_6 导联 ST 段下移 0.05 ~ 0.1 mV，ST–T 改变。

三、诊断

诊断：冠状动脉粥样硬化性心脏病，急性非 ST 段抬高心肌梗死，泵功能Ⅰ级。

鉴别诊断：①主动脉夹层。患者有高血压病史，无胸部撕裂样疼痛，无腰背痛，无血压明显升高，不考虑该疾病，必要时行主动脉 CTA 排除。②肺动脉栓塞。患者无呼吸困难、咯血，无制动史，D– 二聚体无明显升高，不考虑该疾病，必要时行肺动脉 CTA 排除。③急性心包炎。患者无发热，无心包摩擦音，胸痛与呼吸和体位无关，心电图不符合，行冠脉造影即可明确诊断。

四、诊疗经过

入院后给予一级护理，低盐低脂饮食，心电监护，吸氧，抗凝，降脂，稳定斑块，改善循环，营养心肌。行冠脉造影检查提示：LM 正常，LAD 近段无明显狭窄，中段 30% ~ 40% 狭窄，LCX 中远段 85% ~ 90% 狭窄，OM 开口 60% ~ 70% 狭窄，RCA 无明显狭窄，后降支（PDA）开口 85% ~ 90% 狭窄。LCX 为罪犯血管，于 LCX 狭窄处放置一枚药物支架。经以上治疗，患者病情明显好转。

五、出院情况

患者无胸痛，无气短，饮食及睡眠尚可，二便如常。查体：P 62 次 / 分，R 18 次/分，BP 130/90 mmHg；呼吸平稳，口唇无发绀；双肺呼吸音粗，双肺底未闻及干、湿啰音；心尖部第一心音减弱，节律规整，各瓣膜听诊区未闻及明显杂音、额外心音，未闻及心包摩擦音；双下肢无水肿。

六、讨论

患者老年男性，因急性胸痛就诊，行心电图及心肌坏死标志物检查提示急性非 ST 段抬高心肌梗死。完善冠脉造影检查提示 LCX 重度狭窄，放置一枚支架后，病情好转出院。考虑急性非 ST 段抬高心肌梗死，经常是回旋支病变所致。

（宁春艳）

病例　急性非 ST 段抬高心肌梗死 2

一、基本信息

患者，男，61 岁。

主诉：活动后胸痛 10 天。

现病史：患者于 10 天前活动后出现胸痛，呈压榨样疼痛，位于心前区，面积约手掌大小，向后背部放射，持续 1 ～ 3 分钟，休息后可缓解，未经系统诊治，于家中口服“冠心丸、丹参片”治疗，症状未消失，活动后上述症状发作频繁，就诊于外院门诊，建议住院治疗，为求进一步系统诊治就诊于我院门诊，门诊以“冠心病、不稳定型心绞痛”收入院。病程中，无发热，无咳嗽、咳痰，无反酸、嗳气，无腹胀、腹痛，无夜间憋醒，无晕厥及黑朦，无肢体活动不灵，饮食及睡眠尚可，二便如常，近期体重无明显变化。

二、检查

1. 体格检查

T 36.4 ℃，P 78 次 / 分，R 18 次 / 分，BP 190/120 mmHg；呼吸平稳，口唇无发绀；双肺呼吸音粗，双肺底未闻及干、湿啰音；心尖部第一心音低钝，节律规整，各瓣膜听诊区未闻及明显杂音、额外心音，未闻及心包摩擦音；双下肢无水肿。

2. 辅助检查

心电图：窦性心律，电轴左偏，Ⅰ、aVL、V_2 ～ V_6 导联 ST 段下移 0.05 ～ 0.1 mV，T 波高尖。

三、诊断

初步诊断：冠心病，不稳定型心绞痛，心功能Ⅱ级。

鉴别诊断：①主动脉夹层。患者有高血压病史，无胸部撕裂样疼痛，无腰背痛，不考虑该疾病，必要时行主动脉 CTA 排除。②肺动脉栓塞。患者无呼吸困难、咯血，无制动史，D- 二聚体无明显升高，不考虑该疾病，必要时行肺动脉 CTA 排除。③急性心包炎。患者无发热，无心包摩擦音，胸痛与呼吸和体位无关，心电图不符合，行冠脉造影即可明确诊断。

最终诊断：冠心病，急性非 ST 段抬高心肌梗死。

四、诊疗经过

入院后给予二级护理，低盐低脂饮食，抗凝，降脂，稳定斑块，改善循环，营养心肌。行冠脉造影检查提示：LM 正常，LCX 中段 40% ~ 50%狭窄，OM 开口 80% ~ 90%狭窄，RCA 近中段 100%狭窄伴血栓。RCA 为罪犯血管，行 PTCA 及冠脉内溶栓治疗。经以上治疗，患者病情明显好转。

五、出院情况

患者胸痛好转，无气短，饮食及睡眠尚可，二便如常。查体：P 70 次 / 分，R 19 次 / 分，BP 140/90 mmHg；呼吸平稳，口唇发绀；双肺呼吸音粗，双肺底未闻及干、湿啰音；心尖部第一心音低钝，节律规整，各瓣膜听诊区未闻及明显杂音、额外心音，未闻及心包摩擦音；双下肢无水肿。

六、讨论

患者因胸痛就诊。完善冠脉造影检查提示 RCA 闭塞，行 PTCA 及冠脉内溶栓，病情好转，因血栓负荷重，择期行 PCI。考虑为急性非 ST 段抬高心肌梗死，病变血管不能完全确定。

（宁春艳）

病例　急性非 ST 段抬高心肌梗死 3

一、基本信息

患者，男，55 岁。

主诉：间断胸痛 23 小时。

现病史：患者于 23 小时前无任何诱因自觉胸痛，胸痛剧烈，位于心前区，无放射，间断发作，每次发作持续 10 ~ 30 分钟不等。患者急到我院，行心电图检查提示Ⅲ、aVF 导联 T 波倒置，V_2 ~ V_3 导联 T 波双向，V_4 ~ V_6 导联 T 波倒置，立即给予“阿司匹林 300 mg、替格瑞洛 180 mg”嚼服，同时急查胸痛五项，与患者及家属沟通，建议患者急诊行“冠脉造影和冠脉介入治疗”。近期以来，患者无发热，无咳嗽及咳痰，无头晕及头痛，无恶心及呕吐，无腹痛及腹泻，无晕厥及意识障碍，无肢体活动不灵。

二、检查

1. 体格检查

T 36.5 ℃，P 46 次 / 分，R 20 次 / 分，BP 120/70 mmHg；呼吸平稳，口唇无发绀；双肺呼吸音清，双肺底未闻及干、湿啰音；心尖部第一心音低钝，节律规整，各瓣膜听诊区未闻及明显杂音、额外心音，未闻及心包摩擦音；双下肢无水肿。

2. 辅助检查

心电图：窦性心动过缓，电轴左偏，Ⅲ、aVF 导联 T 波倒置，V_2 ~ V_3 导联 T 波双向，V_4 ~ V_6 导联 T 波倒置。

三、诊断

诊断：冠心病，急性非 ST 段抬高心肌梗死，泵功能Ⅰ级。

鉴别诊断：①主动脉夹层。患者无胸部撕裂样疼痛，无腰背痛，不考虑该疾病，必要时行主动脉 CTA 排除。②肺动脉栓塞。患者无呼吸困难、咯血，无制动史，D-二聚体无明显升高，不考虑该疾病，必要时行肺动脉 CTA 排除。③急性心包炎。患者无发热，无心包摩擦音，胸痛与呼吸和体位无关，心电图不符合，行冠脉造影即可明确诊断。

四、诊疗经过

入院后给予一级护理，低盐低脂饮食，抗凝，降脂，稳定斑块，改善循环，营养心肌。行冠脉造影检查提示：左优势型，LM 正常，LAD 近段 30%狭窄，LAD 中远段 30%狭窄，LCX 远段 100%闭塞伴血栓形成，RCA 远段 50%狭窄。LCX 为罪犯血管，行 PTCA、血栓抽吸术及 PCI。经以上治疗，患者病情好转。

五、出院情况

患者胸痛好转，无气短，饮食及睡眠尚可，二便如常。查体：P 52 次 / 分，R 18 次 / 分，BP 130/80 mmHg；呼吸平稳，口唇无发绀；双肺呼吸音粗，双肺底未闻及干、湿啰音；心尖部第一心音低钝，节律规整，各瓣膜听诊区未闻及明显杂音、额外心音，未闻及心包摩擦音；双下肢无水肿。

六、讨论

患者因胸痛就诊。完善冠脉造影检查提示 LCX 闭塞，行 PTCA、血栓抽吸术及 PCI，病情好转。考虑为急性非 ST 段抬高心肌梗死，病变血管常常为 LCX。

（宁春艳）

病例　急性 ST 段抬高心肌梗死

一、基本信息

患者，女，91 岁。

现病史：2022 年 3 月 17 日 10 点突发胸闷，位于心前区，放射至背部，伴出汗，持续不缓解，遂呼叫“120”，于 12：42 就诊。

既往史：否认高血压、糖尿病等病史。

二、检查

1. 体格检查

T 36.5 ℃，P 78 次 / 分，R 20 次 / 分，BP 130/70 mmHg，体重 45 kg（自诉）；神清；双肺呼吸音清，未闻及明显干、湿啰音；心律齐，心脏各瓣膜听诊区未闻及明显病理性杂音（图 1–8）。

2. 辅助检查

心电图提示 V_1 ~ V_5 导联 ST 段抬高 0.05 ~ 0.3 mV（图 1–9），cTnI 1.97 ng/mL，CK–MB 25.67 U/L，肌红蛋白（Mb）229 ng/mL。

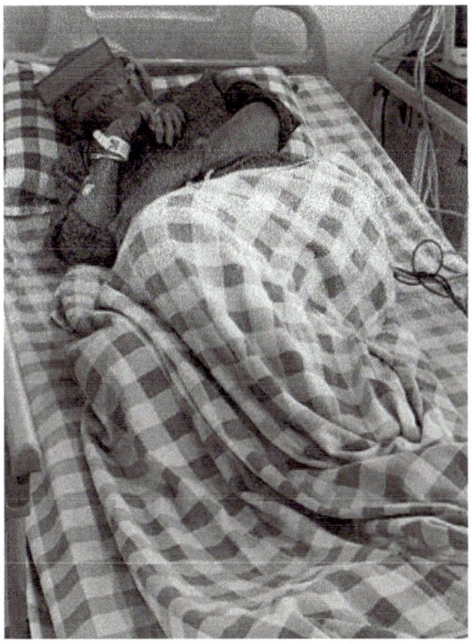

图 1–8　91 岁的患者

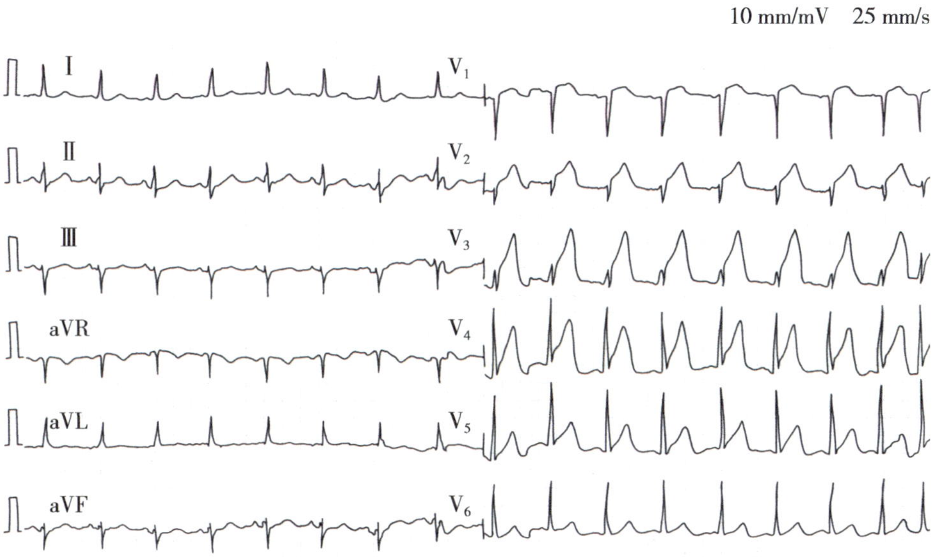

图 1–9　溶栓前心电图

三、诊断

诊断：急性 ST 段抬高心肌梗死。

四、诊疗经过

立即予以阿司匹林 300 mg、氯吡格雷 300 mg 嚼服，肝素 1000 U 静脉推注，硝酸甘油 5 mg 舌下含服。患者高龄，低体重，病情危重，考虑患者无基础疾病，并且家属要求积极治疗，与家属反复沟通相关风险后决定使用半量普佑克方案溶栓。

3 月 17 日 13：10 开始溶栓，予以普佑克 10 mg 加入 10 mL 氯化钠注射液中静脉推注，随后将 15 mg 普佑克加入 50 mL 氯化钠注射液中静脉滴注，13：40 结束溶栓。静脉滴注普佑克 10 分钟后心电监护提示患者偶发室性期前收缩，胸闷痛程度加剧，予以哌替啶 5 mg 肌内注射，溶栓后半小时胸闷痛症状较前稍缓解，溶栓后 2 小时患者胸闷痛较前明显缓解。

16：20 复查心电图前壁导联 ST 段较前明显回落，T 波双向、倒置（图 1–10）。患者溶栓前、溶栓后 2 小时、溶栓后 8 小时、溶栓后 16 小时、溶栓后 24 小时的 cTnI、CK–MB、Mb 见表 1–1，心肌酶酶峰出现在 16 小时。患者各时间节点见图 1–11。

3 月 18 日，胸闷痛 24 小时、溶栓后 20 小时行冠脉造影提示前降支开口 95% 狭窄，前向血流 TIMI 3 级，对角支开口近段长病变，最重狭窄 90%，右冠近中段狭窄 40%，远段狭窄 70%，此次罪犯血管为前降支，患者血流 TIMI 3 级，提示溶栓成功（图 1–12）。患者高龄，且目前生命体征基本平稳，血流 TIMI 3 级，中性粒细胞与淋巴细胞的比值（neutrophil–to–lymphocyte ratio，NLR）小于 6.17，提示微循环尚可。综合上述因素，经过多名术者讨论未行 PCI。术后返回病房后继续予以口服阿司匹林 100 mg qd，氯吡格雷 75 mg qd，瑞舒伐他汀 10 mg qn，比索洛尔 2.5 mg qd，缬沙坦 40 mg qd；低分子肝素 2500 U 皮下注射，每 12 小时一次。

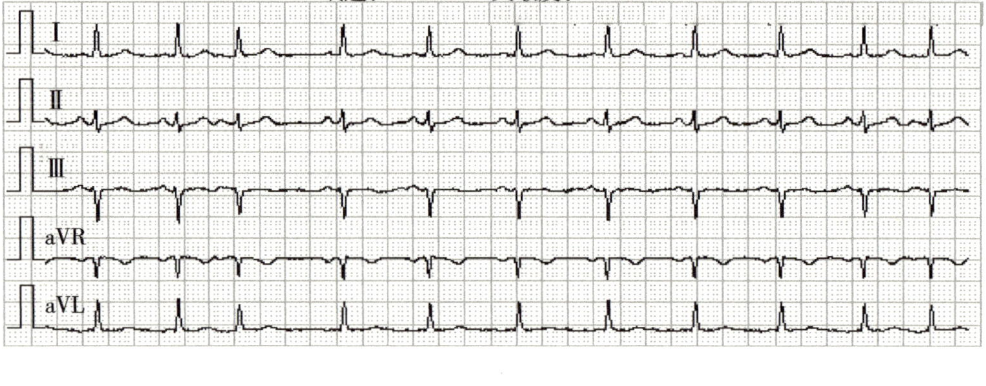

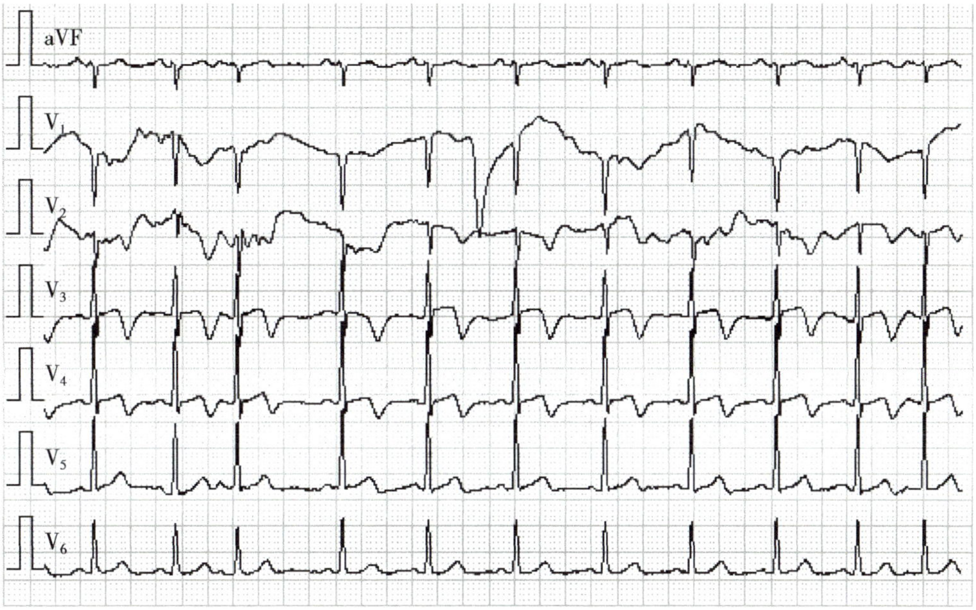

图 1-10　溶栓后 2 小时左右心电图

表 1-1　胸闷后不同时间点血清心肌标志物数值

时间	cTnI（ng/mL）	CK-MB（U/L）	Mb（ng/mL）
溶栓前	1.97	25.67	229.00
溶栓后 2 小时	5.25	60.53	294.45
溶栓后 8 小时	11.28	120.85	506.23
溶栓后 16 小时	20.35	203.62	866.50
溶栓后 24 小时	16.83	153.45	556.86

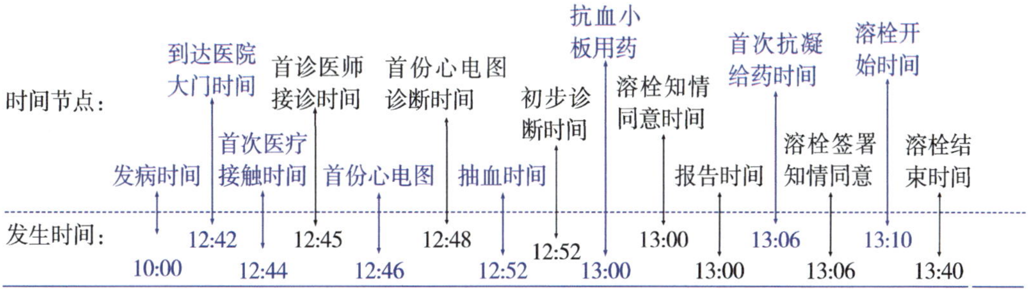

图 1-11　患者的各时间节点轴

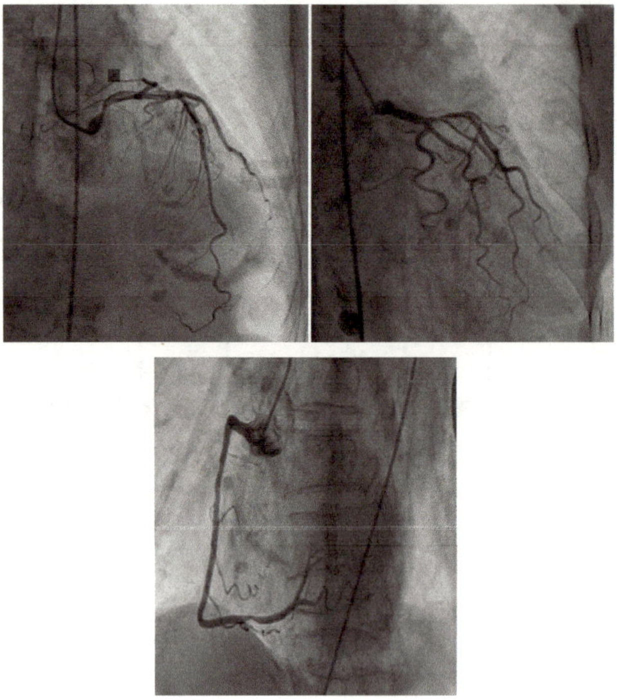

图 1-12　冠脉造影

五、讨论

急性 STEMI 是冠心病中的严重类型，是世界范围内致死和致残的重要疾病之一。随着我国近几年胸痛中心在全国范围内的建设，急性心肌梗死的救治率明显提高，但是根据《〈中国心血管健康与疾病报告 2020〉概要》的统计，从 2002 年到 2018 年急性心肌梗死死亡率总体仍呈上升态势，农村的死亡率大于城市，2018 年急性心肌梗死的死亡率城市为 62.33/10 万，农村为 78.47/10 万。目前中国冠脉介入技术正在发展阶段，大部分的县级医院仍不能开展，基层医院对于急性心肌梗死的救治手段还是以溶栓为主。发病 3 小时内的 STEMI 直接溶栓与 PCI 的效果相同，《急性 ST 段抬高型心肌梗死诊断和治疗指南（2019）》（以下简称《指南》）指出立即溶栓策略比延迟 PCI 能使患者获益更大。欧洲数据也显示，65% 的转移患者延迟超过 120 分钟，相对应的这类患者的死亡率也增加，因此《指南》建议，当首次医疗接触到 PCI 的时间预计大于 120 分钟时，建议先进行溶栓治疗。

2020 年我国 STEMI 患者的院内死亡率为 5%、溶栓率为 35.3%，美国 2014 年的溶栓率为 54%，我国的溶栓率远低于发达国家。为什么我们的溶栓率比发达国家低那么多？一方面是我们的医疗资源有差距，另一方面是我们的溶栓意识不强，溶栓禁忌证较多，且常规溶栓药物不良反应多，临床医师特别是基层医师对于溶栓经验不足，谈溶栓色变。溶栓治疗的主要风险是出血，尤其是颅内出血，发生率为 0.9% ~ 1.0%。高龄、低体重、女性、既往有脑血管疾病史、入院时血压高是溶栓颅内出血的主要危险因素。《指南》中把年龄 > 75 岁作为溶栓的相对禁忌证，因而在 STEMI 患者中 80 岁以上人群的溶栓率尤其低。但是目前我国人口老龄化程度越来越高，其中农村尤为严重，伴随着的是高龄的 STEMI 患者逐渐增加。据统计，60 岁以上人群冠心病的患病率为 27.8‰。基层医院治疗方法有限，所以及时正确的溶栓治疗对于老年 STEMI 患者的救治显得尤为重要。目前临床上应用的溶栓药有 3 代，第一代是以非选择性的尿激酶和链激酶为代表的药物，溶栓作用强但出血风险高；第二代是阿替普酶、重组人尿激酶原，具有较高的选择性，其半衰期短；第三代是瑞替普酶、替奈普酶，具有较高选择性，半衰期较第二代长，但价格贵。基层医院以第二代溶栓药应用为主。普佑克即重组人尿激酶原，是第二代溶栓药，其 90 分钟内的再通率为 78.5%，和阿替普酶差不多，血流 TIMI 3 级血流比例为 68%，是第二代药物中血流 TIMI 3 级比例最高的药物，其再通率高，脑出血发生率低。在与阿替普酶和瑞替普酶的临床对比试验中，重组尿激酶原表现出了不劣于阿替普酶和瑞替普酶的血管再通率和低出血风险。对于 PCI 中冠脉内溶栓治疗，小样本临床试验结果表明，普佑克及替奈普酶可改善 STEMI 患者微循环血流灌注，而阿替普酶并不能减少微循环的阻塞。Zhao 等发表了普佑克的Ⅳ期临床试验结果，该试验共纳入患者 1851 例，成功血管再通 1580 例（85.4%），死亡 83 例（4.48%），主要不良反应为皮下及黏膜出血，颅内出血的发生率仅为 0.32%。该结果表明了普佑克治疗 STEMI 的有效性、安全性。目前随着溶栓药物的不断升级，临床上对 STEMI 溶栓经验的不断增加，对其不良反应和禁忌证有了更深刻和更全面的认识，以及各种三甲医院与基层医院网络联系的建立，溶栓的应用更加广泛。

上述国内外研究均证明了普佑克的有效性和安全性，目前在基层医院被广泛应用。该例患者 91 岁，45 kg，为高龄、低体重女性，均为溶栓的相对禁忌证，与患者家属沟通相关风险后使用半量普佑克溶栓后 2 小时胸闷痛较前缓解，心肌酶酶峰提前，心电图前壁导联 ST 段明显回落，T 波双向、倒置，后续转入上级医院冠脉造影提示罪犯血管为前降支，血流 TIMI 3 级，证实溶栓成功。该例患者不管是年龄还是低体重，溶栓风险均极高，但临床实际操作中并没有出现我们所担心的颅内出血、消化道出血等危险情况，这主要是因为选择了高选择性溶栓药物，且根据患者情况选择半量药物溶栓，既达到了治疗效果又没有出现相关的并发症，及时开通患者前降支，改善血流，挽救濒死心肌细胞，为挽救患者生命做出了重要的贡献。该病例为罕见的个案，通过个案给我们的提示是在基层医院，治疗手段有限的情况下，对于高龄、低体重、基础疾病相对较多的STEMI患者的治疗可以做出更多的溶栓尝试，例如选择不同的溶栓药物及不同的溶栓剂量，从而达到治疗效果。目前越来越多的临床证据表明，院前半量溶栓或小剂量溶栓后再行PCI比直接PCI患者的预后更佳，但是目前《指南》尚未做出明确指导。不管该项治疗多么成熟，在进行治疗前还是应该和患者及家属沟通好相关风险，这是诊疗常规操作。

（张忆雪）

病例　冠状动脉粥样硬化性心脏病合并亚急性心肌梗死

一、基本信息

患者，男，44岁，于2019年2月3日入院。

主诉：反复胸闷痛2天，再发加重2小时。

现病史：患者2天前无明显诱因突发胸闷痛，位于心前区，呈压榨样，持续3～5秒后自行缓解，无心悸、气促等症状，未予特殊重视。2月3日12：30胸闷痛再发，部位、性质同前，症状较前加重，无放射痛，伴出冷汗、头晕，持续不缓解，送至外院就诊，查心电图提示急性下壁心肌梗死。14：14予以阿司匹林、氯吡格雷各300 mg口服，患者出现心室颤动，予以电除颤后恢复窦性心律，与家属告知病情，建议转上级医院进一步诊治。患者由“120”送至我院，复查心电图提示急性下壁、右心室心肌梗死，与家属沟通后同意行急诊再灌注手术，以“急性下壁、右心室心肌梗死”收入我科。

既往史：有高血压病史1年，最高血压150/90 mmHg，未规律服用降压药，有腔隙性脑梗死病史，有胃息肉病史，曾在胃镜下行息肉切除术，有慢性胃炎病史，否认糖尿病、高脂血症，否认肝炎等传染病病史。

个人史：嗜烟20余年，平均每天20支，无嗜酒，性情一般。

二、检查

1. 体格检查

P 109次/分，BP 139/99 mmHg；神清，精神稍疲倦，查体合作，颈静脉无充盈；双肺呼吸音清，未闻及明显干、湿啰音；心界叩诊无扩大，心律齐，各瓣膜听诊区未闻及明显病理性杂音；腹软，肝脾肋下未触及，全腹无压痛及反跳痛，移动性浊音阴性；双下肢无水肿。

2. 辅助检查

心电图 1：心房颤动，急性下壁心肌梗死（图 1–13）。心电图 2：心房颤动，急性下壁、右心室心肌梗死（图 1–14）。超声心动图：二尖瓣、三尖瓣少量反流，左心功能未见明显异常（图 1–15）。实验室检查：肌酸激酶 1407 U/L，肌酸酶同工酶 70.4 U/L，超敏 C 反应蛋白 16 mg/L，氯 108 mmol/L，钙 2.16 mmol/L，钠 144 mmol/L，尿酸 313 μmol/L，肌酐 85 μmol/L，尿素 3.72 mmol/L，谷丙转氨酶 64 U/L，谷草转氨酶 118 U/L，谷氨酰转肽酶 65 U/L，乳酸脱氢酶 250 U/L，总胆固醇 5.09 mmol/L，低密度脂蛋白 3.08 mmol/L，高密度脂蛋白 1.52 mmol/L，总蛋白 57 g/L，白蛋白 36.29 g/L，葡萄糖 6.22 mmol/L。

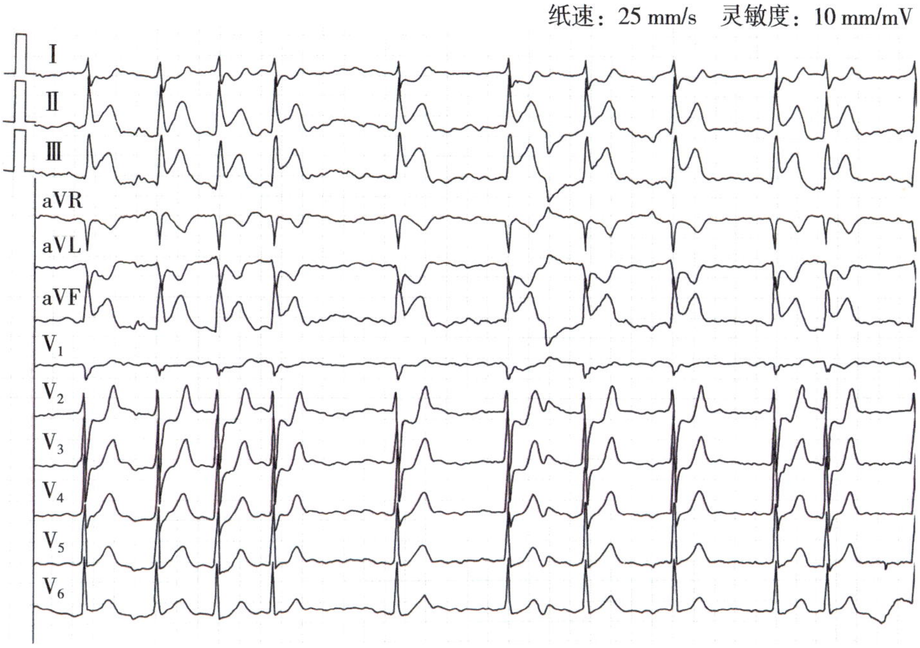

图 1–13　心电图 1

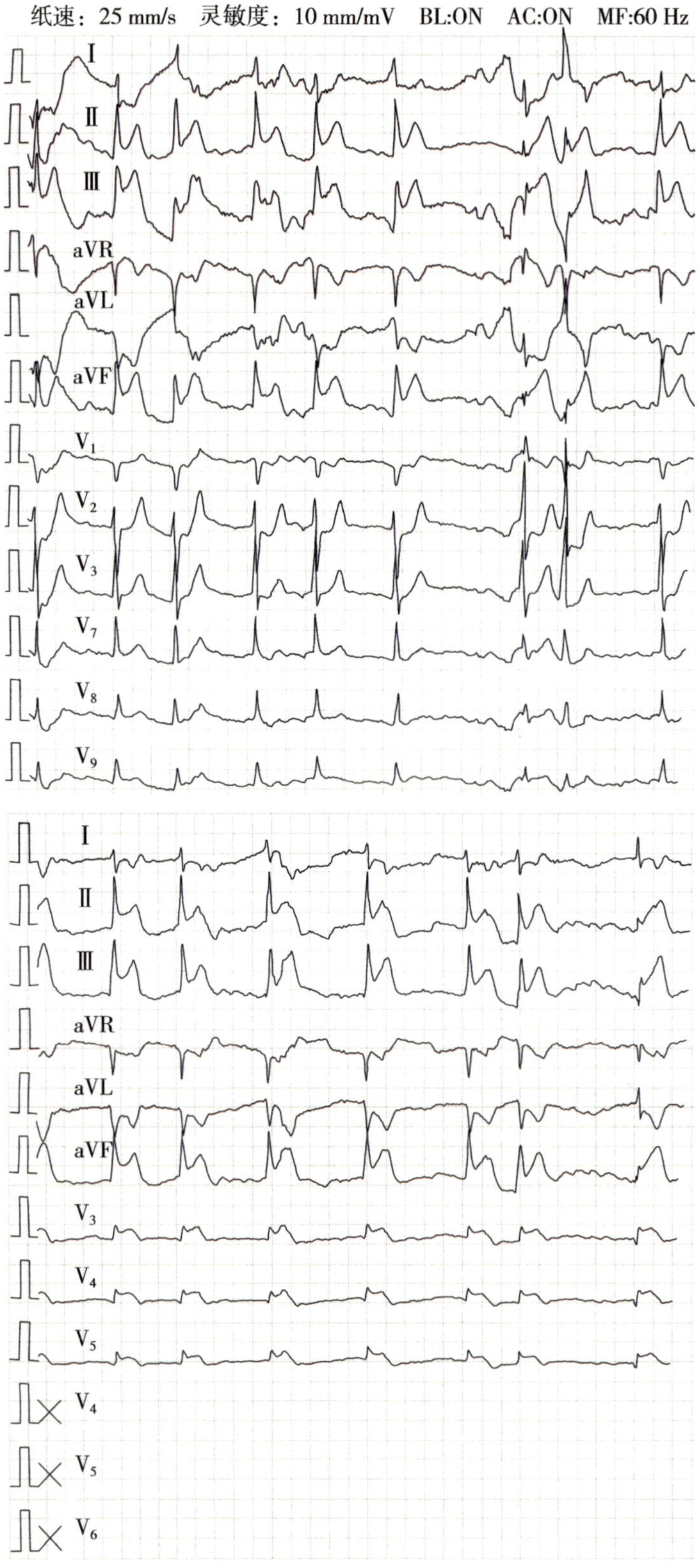
纸速：25 mm/s 灵敏度：10 mm/mV BL:ON AC:ON MF:60 Hz
I
II
III
aVR
aVL
aVF
V1
V2
V3
V7
V8
V9
I
II
III
aVR
aVL
aVF
V3
V4
V5
V4
V5
V6

图 1-14 心电图 2

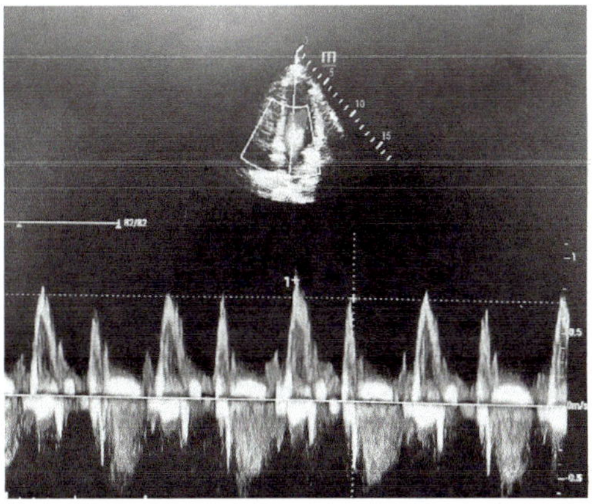

图 1-15　超声心动图

三、诊断

初步诊断：冠状动脉粥样硬化性心脏病，急性下壁、右心室心肌梗死，心功能Ⅰ级（Killip 分级）；高血压 2 级（极高危）。

鉴别诊断：肺栓塞、主动脉夹层。

最终诊断：冠状动脉粥样硬化性心脏病，亚急性下壁、右心室心肌梗死，PCI 术后，心功能Ⅰ级；高血压 2 级（极高危）；焦虑状态。

四、诊疗经过

患者入院后行急诊冠脉造影提示近段 50%狭窄，中远段 99%狭窄，置入 1 枚支架（图 1-16），术后安返病房。糖化血红蛋白 5.8%，凝血常规、高血压五项、乙肝两对半、传染病三项均大致正常。2 月 3 日血常规示：白细胞 17.64×10^9/L，红细胞 5.54×10^{12}/L，血红蛋白 161 g/L，血小板 398×10^9/L，中性粒细胞百分比 82.1%，中性粒细胞计数 14.47×10^9/L。复查血常规均大致正常。尿常规、粪常规均大致正常。治疗上予以口服阿司匹林 100 mg qd、氯吡格雷 75 mg qd 抗血小板聚集，阿托伐他汀 40 mg qn 调脂稳定斑块，美托洛尔 25 mg bid、坎地沙坦 4 mg qd 控制血压、抗心肌重塑，曲美他嗪 20 mg tid 改善心肌代谢，雷贝拉唑 20 mg qd 抑酸护胃、对症支持治疗。复查心电图：窦性心律，Ⅱ、Ⅲ、aVF 导联 T 波倒置（图 1-17）。

患者于 2 月 8 日出院。

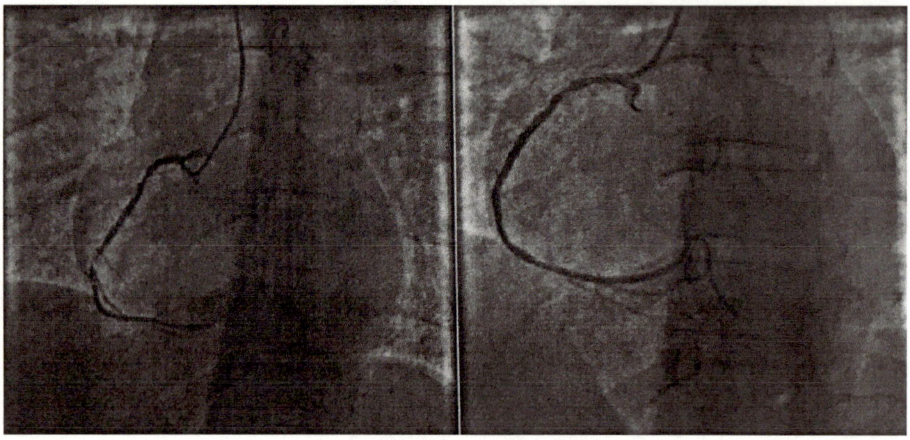

图 1-16　急诊冠脉造影和 PCI

2019 年 6 月 4 日因胸闷痛再发 4 天入院，患者自诉出院后规律服药，反复出现胸闷痛，部位、性质同前，症状较前轻，发作与劳累无关，发作时间无明显规律，近 4 天发作较前频繁，于当地医院复查心电图无动态改变，肌钙蛋白正常，予以相关治疗后无明显改善，建议转上级医院，遂至我院。既往史同前，查体无特殊阳性体征，入院后反复查心电图无动态改变（图 1–18），冠脉 CTA 提示支架内通畅，动态心电图未见恶性心律失常（图 1–19）。超声心动图：左心室壁运动异常所见，请结合临床；二尖瓣、三尖瓣少量反流；左心功能未见异常（图 1–20）。行汉密尔顿焦虑量表评分为 17 分（图 1–21）。血管超声：双侧颈动脉内中膜增厚并有左侧斑块形成，左侧椎动脉斑块形成，双侧椎动脉管径不对称，右侧椎动脉管径细小（图 1–22）。

治疗经过：6 月 20 日口服阿司匹林 100 mg qd、氯吡格雷 75 mg qd、阿托伐他汀 20 mg qd、美托洛尔 25 mg bid、坎地沙坦 4 mg qd、雷贝拉唑 20 mg bid。6 月 22 日加用氟哌噻吨美利曲辛片 1 片 qd、尼可地尔 5 mg tid，患者胸闷痛较前明显好转。

纸速：25 mm/s 灵敏度：10 mm/mV BL:ON AC:ON MF:60 Hz

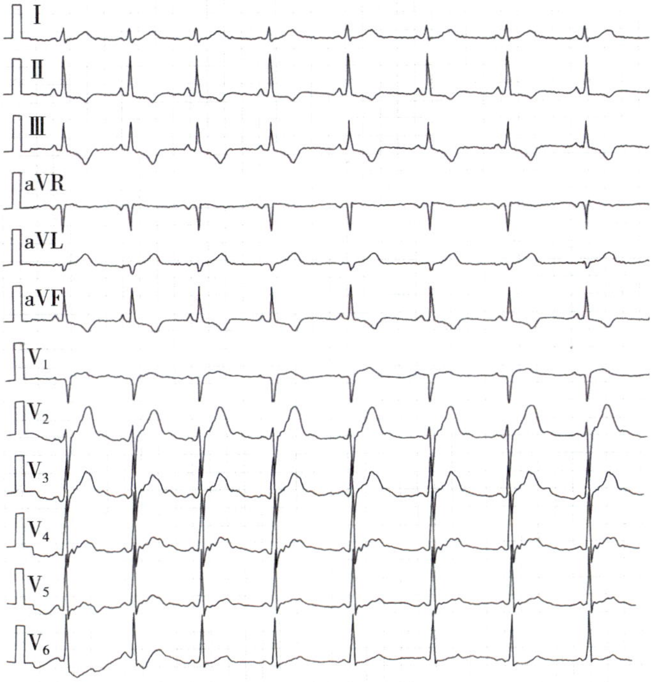

图 1-17 复查心电图

纸速：25 mm/s 灵敏度：10 mm/mV BL:ON AC:ON MF:60 Hz

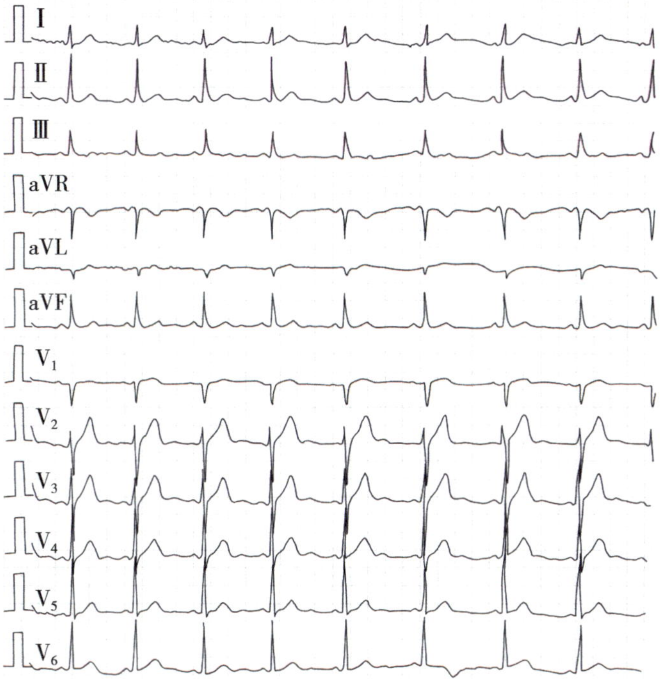

10：30

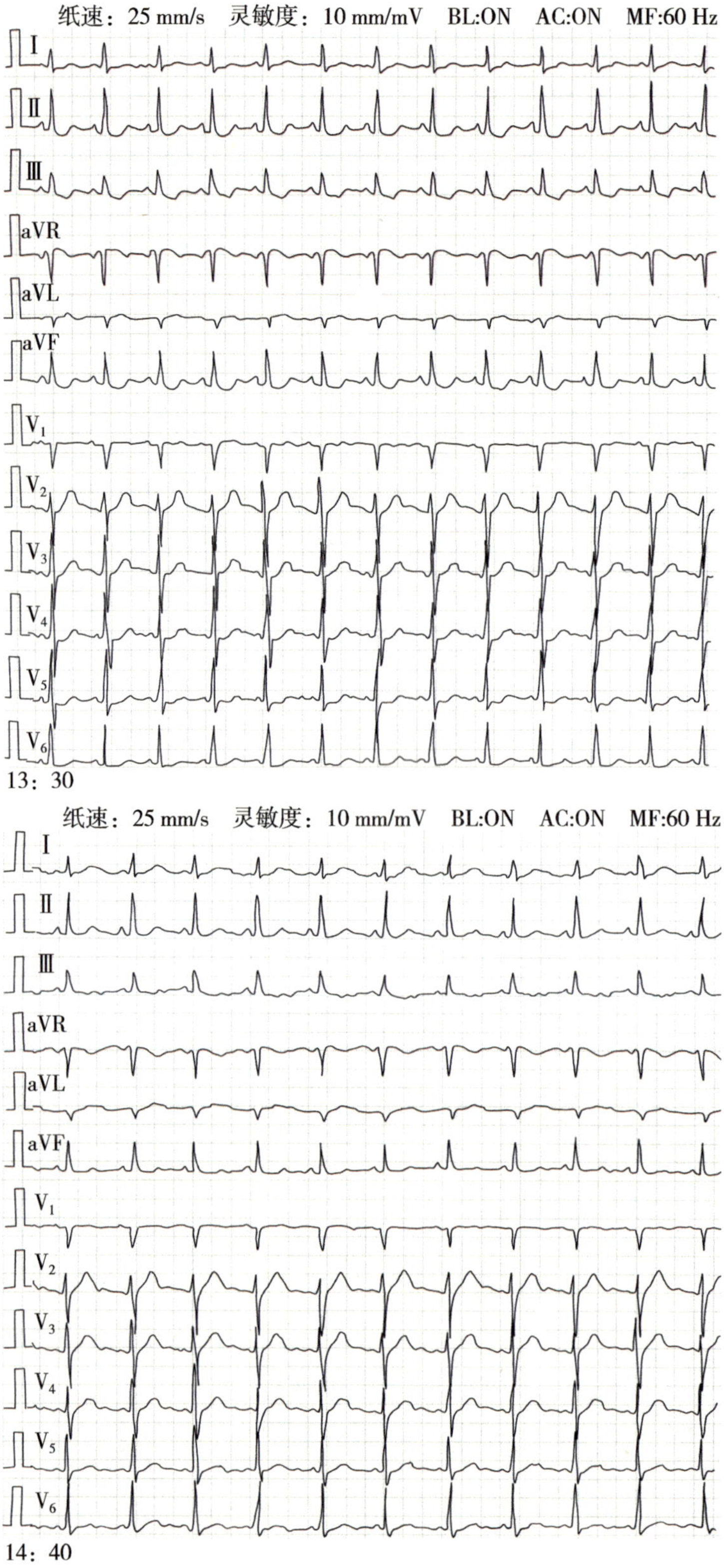

图 1-18　2019 年 6 月 4 日三次心电图

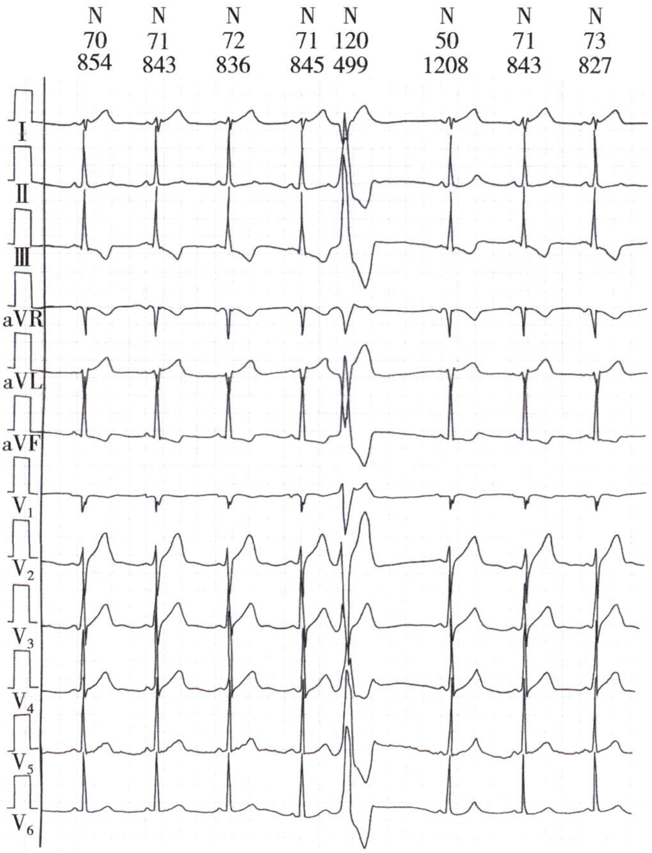

图 1-19　动态心电图

注：窦性心律；偶发性室性期前收缩；偶发性房性期前收缩，部分成对；全程监测 ST-T 未见异常。

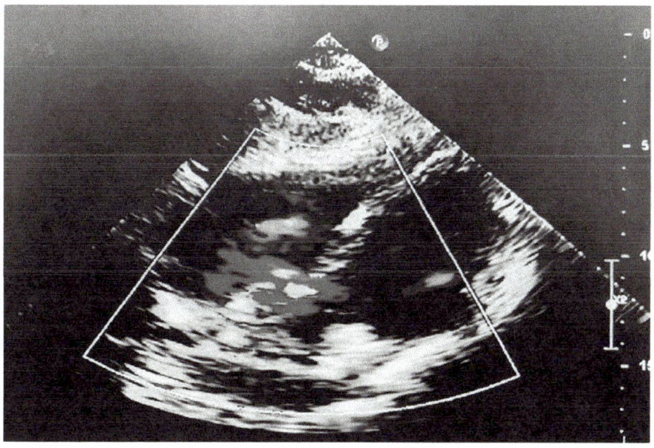

图 1-20　超声心动图

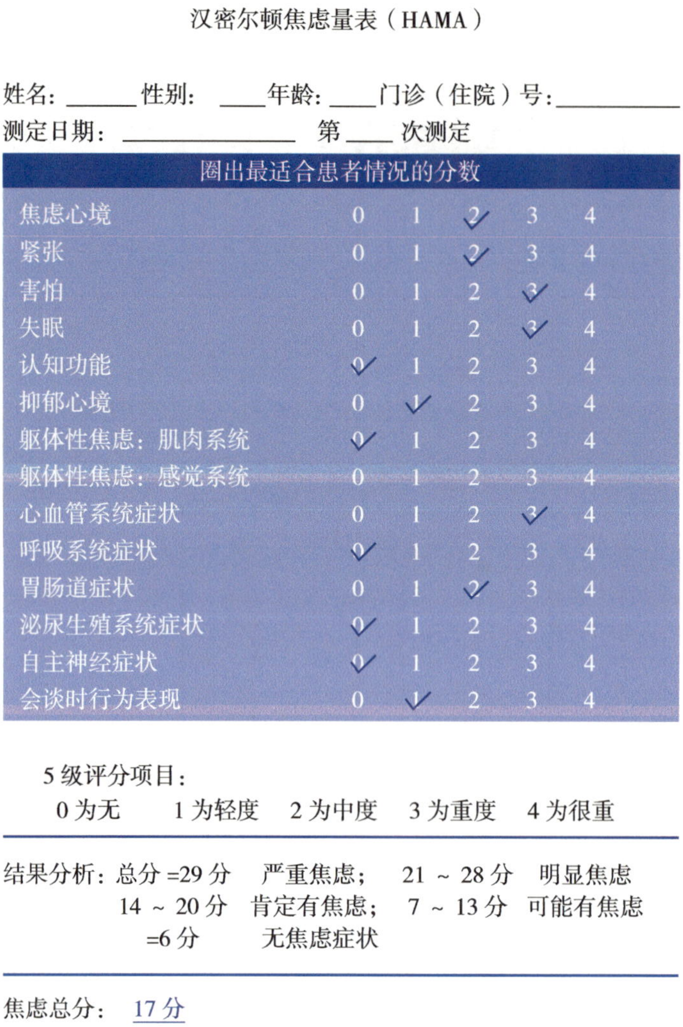
汉密尔顿焦虑量表（HAMA）

姓名：______性别：____年龄：____门诊（住院）号：__________

测定日期：______________ 第____次测定

圈出最适合患者情况的分数					
焦虑心境	0	1	2✓	3	4
紧张	0	1	2✓	3	4
害怕	0	1	2	3✓	4
失眠	0	1	2	3✓	4
认知功能	0✓	1	2	3	4
抑郁心境	0	1✓	2	3	4
躯体性焦虑：肌肉系统	0✓	1	2	3	4
躯体性焦虑：感觉系统	0	1	2	3	4
心血管系统症状	0	1	2	3✓	4
呼吸系统症状	0✓	1	2	3	4
胃肠道症状	0	1	2✓	3	4
泌尿生殖系统症状	0✓	1	2	3	4
自主神经症状	0✓	1	2	3	4
会谈时行为表现	0	1✓	2	3	4

5 级评分项目：

0 为无　1 为轻度　2 为中度　3 为重度　4 为很重

结果分析：总分 =29 分　严重焦虑；　21 ~ 28 分　明显焦虑

14 ~ 20 分　肯定有焦虑；　7 ~ 13 分　可能有焦虑

=6 分　无焦虑症状

焦虑总分：17 分

图 1-21　汉密尔顿焦虑量表

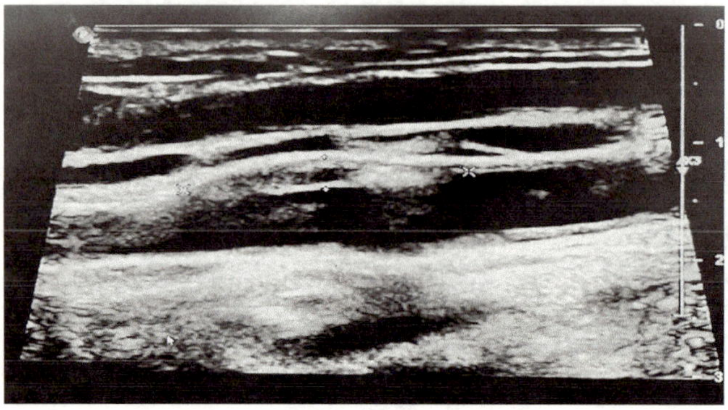

图 1-22　血管超声

五、讨论

双心医学（psycho-cardiology）又称心理－心脏病学或精神－心脏病学，是研究和处理与心脏病相关的情绪、社会环境及行为问题的科学。双心医学的目的是将精神心理因素作为心脏病整体防治体系的组成部分，立足于心血管疾病的学科体系，对心血管疾病受到来自精神心理因素的干扰或表现为类似心脏症状的单纯精神心理问题进行必要、恰当的识别和干预。

1980 年美国心身医学研究所将心身疾病定义为“由环境心理应激引起和加重躯体病变的疾病”。其中明确原发性高血压、冠心病、冠状动脉痉挛、神经源性心绞痛、阵发性心动过速、原发性心动过缓、功能性期前收缩和心脏神经症等心血管疾病与精神心理因素相关，即目前所指的双心医学疾病范畴。

Roest 等收集 1980—2009 年关于焦虑与冠心病的 20 篇文献，包含 249 846 名患者，平均随访 11.2 年，Meta 分析发现焦虑独立于其他冠心病危险因素（冠心病发病和心源性死亡）的相对危险度分别为 1.26〔95% 置信区间（CI）：1.15 ~ 1.38〕和 1.48（95% CI：1.14 ~ 1.92），提示焦虑是冠心病发病和死亡的重要危险因素。

焦虑和抑郁导致心血管疾病的机制是多方面的，涉及心理、生物及行为学机制（图 1-23）。以下是一些关键的因素：

（1）生活方式因素：焦虑和抑郁患者往往有不健康的生活方式，如吸烟、饮酒、缺乏锻炼，这些行为都是心血管疾病的危险因素。

（2）自主神经功能失调：焦虑和抑郁患者中交感神经兴奋较为常见，这可能通过影响心血管系统导致心脏健康问题。

（3）下丘脑－垂体－肾上腺（HPA）轴功能紊乱：慢性应激可导致炎症，并通过 HPA 轴影响皮质醇水平，进而导致边缘系统发生持久变化，诱发抑郁。

（4）内皮功能异常：内皮功能紊乱与炎症直接相关，并与抑郁、焦虑、心血管疾病均存在关联。

（5）炎症反应：焦虑和抑郁状态与炎症标志物增加有关，如 CRP、TNF-α、白细胞介素 -6（IL-6）等，这些炎症通路与动脉粥样硬化的发展有关。

（6）血小板活化和氧化应激：在动脉粥样硬化和冠状动脉疾病患者中观察到活性氧（ROS）异常升高，重度抑郁症期间发生的氧化应激增加会激活血小板，进一步加剧心血管损伤。

（7）心理干预与药物治疗：不良的心理因素如焦虑、抑郁通过影响动脉粥样硬化的慢性炎症反应、激活肾素－血管紧张素系统（RAS）、HPA 轴失衡促进动脉粥样硬化的进展及动脉粥样硬化性心血管疾病的发生。通过心理干预结合药物治疗可达到有效的预防和治疗目的。

这些因素共同作用，可能增加心血管疾病的风险，并影响其预后。因此，对于心血管疾病患者，早期进行抑郁症和焦虑症的筛查和管理非常重要。

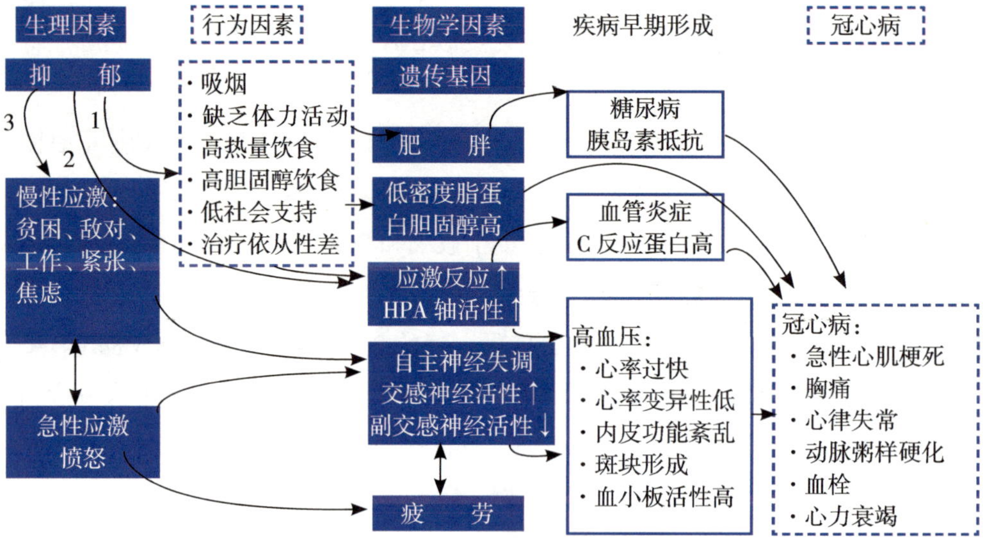

图 1-23　精神心理障碍引起的心血管疾病机制

（张忆雪）

病例　严重过敏反应导致的急性冠脉综合征

一、基本信息

患者，男，44 岁，于 2021 年 2 月 24 日入院。

主诉：左侧肢体无力伴言语不利 30 分钟。

既往史：既往有高血压病史 10 余年，长期服用硝苯地平控释片 30 mg qd 控制血压，未规律监测血压；糖尿病病史 10 余年，未服药未监测。

二、检查

心电图示Ⅱ、Ⅲ、aVF 可见病理性 Q 波，V_1 ~ V_3 导联 R 波增长不良，提示患者有冠心病病史（图 1-24）。

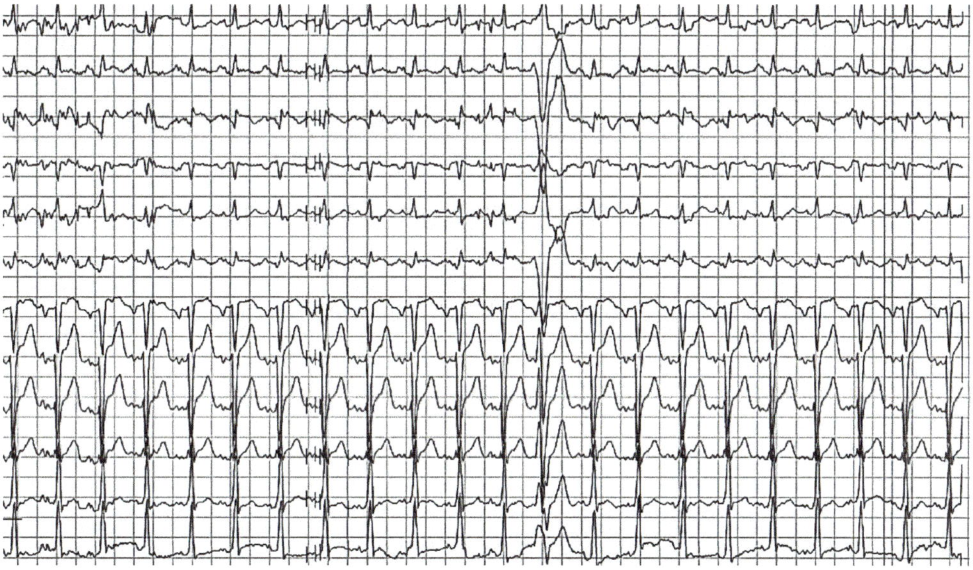

图 1-24　2 月 24 日入院后心电图

三、诊断

诊断：严重过敏反应导致的急性冠脉综合征。

四、诊疗经过

入院后急诊予阿替普酶 72 mg 溶栓，长期口服阿司匹林 100 mg qd、氯吡格雷 75 mg qd、瑞舒伐他汀 10 mg qn。3 月 10 日静脉滴注单唾液神经节苷脂约 5 分钟后患者突发全身红色皮疹、呼吸急促、胸闷、出冷汗、呼吸困难、四肢及口唇发绀、烦躁不安，血压测不出，血氧饱和度 86%，心电监护提示心率 126 次 / 分，立即予以静脉推注肾上腺素 1 mg、地塞米松 10 mg，面罩吸氧，转入监护病房治疗，补液，去甲肾上腺素 18 mg 微量泵入升压。经过上述处理后患者气促、胸闷症状稍好转，全身皮肤红疹较前有所减少，复测血压 82/60 mmHg，血氧饱和度 92%（面罩吸氧 10 L/min），查心电图：V_1 ~ V_5 导联 ST 段抬高 0.1 ~ 0.4 mV，提示急性广泛前壁心肌梗死（图 1–25）。胸闷 4 小时复查心电图：V_2 ~ V_5 导联 T 波双向，提示前壁血管再通（图 1–26）。胸闷 24 小时复查心电图：前壁导联 ST 段恢复到基线，提示患者之前心电图表现可能为冠脉痉挛导致（图 1–27）。患者发病后肌钙蛋白 I 逐渐升高，具体数值见图 1–28。血气分析中乳酸 5.09 mmol/L，脑钠肽 1958 pg/mL，D– 二聚体 11.07 mg/L。

患者有胸闷症状，心电图有动态改变，肌钙蛋白增高，考虑急性广泛前壁心肌梗死转入心血管内科。由于患者目前胸闷症状明显缓解，生命体征平稳，且处于脑梗急性期，未行急诊冠脉造影，予以口服阿司匹林 100 mg qd、氯吡格雷 75 mg qd、瑞舒伐他汀 10 mg qn，灭菌注射用水 1 mL 与低分子肝素 2500 U 皮下注射（半量），美托洛尔缓释片 47.5 mg qd。于 3 月 13 日择期行冠脉造影提示冠脉三支病变（图 1–29）。患者急性脑梗死，左侧大脑中动脉及右侧大脑中动脉 M1 段均重度狭窄，冠脉病变为基础血管慢性病变，无急性闭塞情况，未予以 PCI，建议择期行冠状动脉搭桥术。返回病房后继续服用阿司匹林、氯吡格雷、瑞舒伐他汀等药物，后转入康复医学科康复治疗，好转后出院。

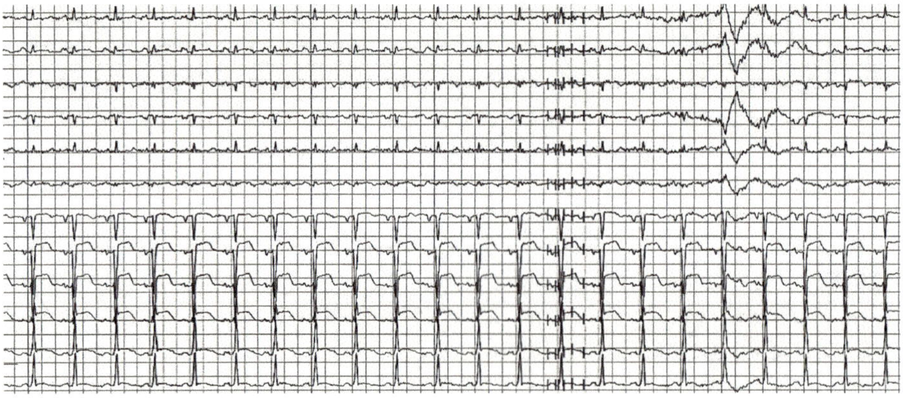

图 1–25　3 月 10 日胸闷发病时心电图

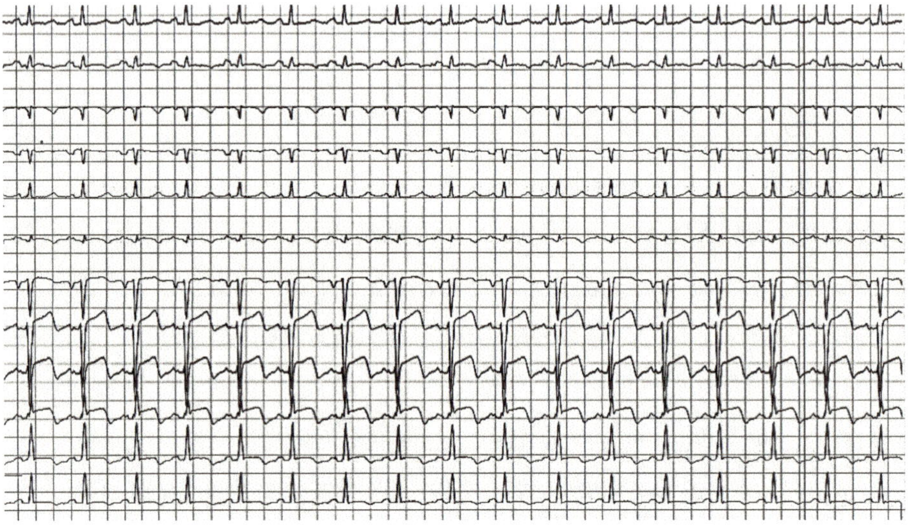

图 1–26　3 月 10 日胸闷 4 小时复查心电图

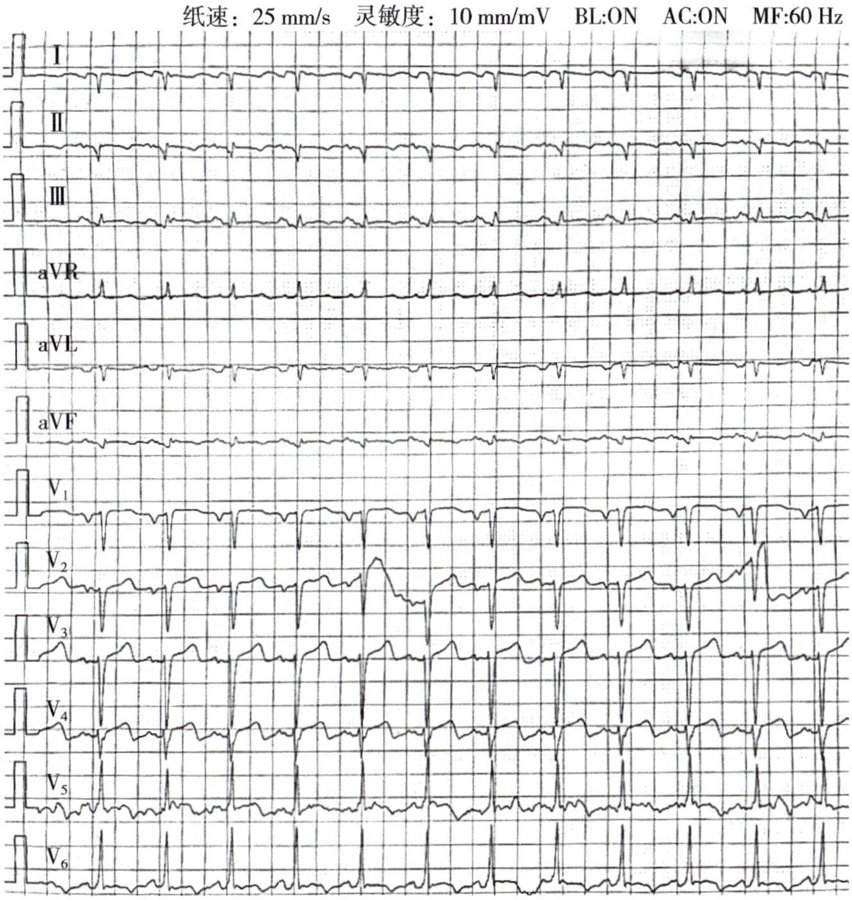

图 1-27　3 月 11 日胸闷 24 小时复查心电图

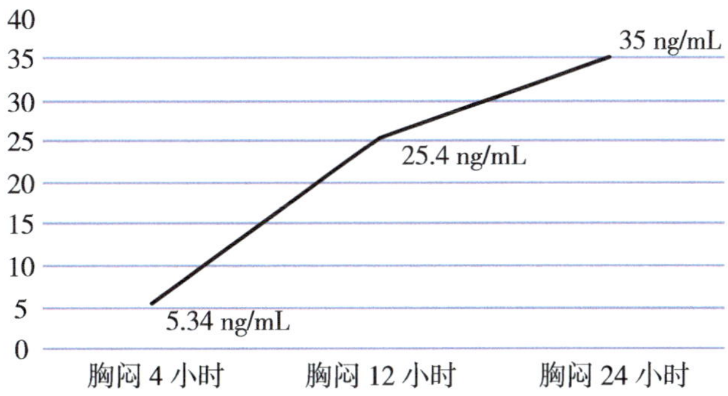

图 1-28　不同时间点肌钙蛋白 I 的变化趋势

注：随着胸闷时间的延长 cTnI 不断上升，符合心肌梗死肌钙蛋白的变化趋势。

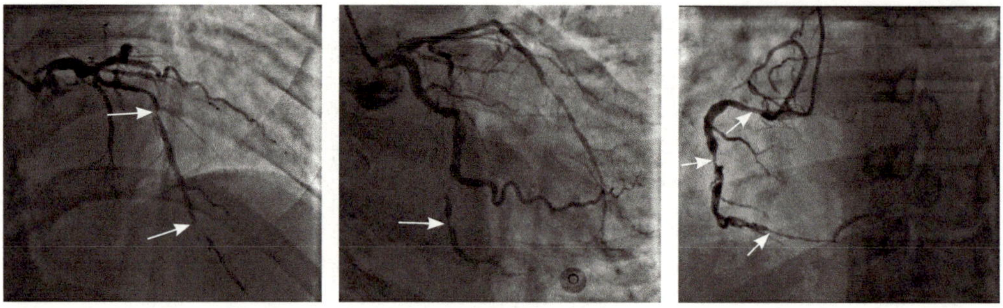

A B C

A. 前降支近段 90% 狭窄，远段 70% 狭窄；B. 回旋支远段 90% 狭窄；C. 右冠近段 50% 狭窄，中段 80% 狭窄，远段 90% 狭窄。

图 1-29 冠脉造影

五、出院情况

出院后 3 个月随访，患者一般情况尚可，继续药物保守治疗。

六、讨论

严重过敏反应导致的急性冠脉综合征又称 Kounis 综合征，包括过敏性心绞痛和过敏性心肌梗死。Kounis 和 Zavras 在 1991 年最早发现了“过敏性心绞痛”的流行病学、病理生理学及临床表现特征，并第一次将其命名为 Kounis 综合征。该病主要分为 3 型：1 型为正常冠脉型（约占 72.6%），无冠心病高危因素，大部分为冠脉痉挛导致，以下壁心肌梗死图形为主，该类型的治疗以抗过敏为主，避免接触过敏原；2 型为冠状动脉粥样硬化型（约占 22.3%），有冠心病高危因素，本身存在冠脉硬化，在过敏反应下引起冠脉痉挛或本身的斑块破裂导致急性心肌梗死，该类型的治疗需将抗过敏及抗血小板治疗同时进行；3 型是冠脉支架内血栓型，患者有冠心病支架置入术后病史，急性过敏反应导致支架内血栓形成，该类型占比最少（约 5.1%），但死亡率极高，需要抗过敏的同时及时再次行冠脉造影对血栓进行处理，同时强化抗血小板聚集和抗栓治疗。Kounis 综合征 68% 发生在 40 ~ 70 岁年龄段。研究表明 Kounis 综合征的发病率为（0.79 ~ 0.96）/10 000，病死率为 0.000 1%，有 0.3% 疑似急性冠脉综合征患者确诊为 Kounis 综合征。

Kounis 综合征在临床上其实并不少见，据不完全统计，至 2011 年，国外已报道了约 300 例。我国也相继有不少报道，2015 年曾汇庆等就“我国内地过敏反应相关的急性冠脉综合征”的病例发表了一篇 Meta 分析，搜索到 53 篇文献共 63 例病例，其中有 36

名男性，占 57.1%，变应原包括抗生素、某些中成药、食物、蜂蜇伤、疫苗、染发剂、花粉、黄体酮等。其发病机制目前不详，大部分的观点认为过敏后导致肥大细胞和嗜酸性粒细胞激活，释放组胺、白三烯、前列腺素 D_2、类胰肽酶、血小板活化因子等，多种炎症因子的释放可以诱发冠脉痉挛、斑块破裂或血栓形成。严重的过敏反应会导致休克，休克时动脉血压降低使冠脉血流减少，交感神经兴奋导致儿茶酚胺释放增加，从而引起心率增快、心肌耗氧量增加、有效循环血容量减少、血液黏稠度增加、促进血栓形成，炎症和休克均可引起冠脉急性缺血，导致心绞痛的发生。Kounis 综合征是过敏导致的急性冠脉综合征，临床上很容易误诊、漏诊，过敏是诱因，也是触发冠脉缺血的启动因子，我们要及时识别，及时去除过敏原，更好地治疗急性冠脉综合征。

该例患者是急性脑梗死溶栓术后，有高血压、糖尿病病史，注射神经节苷脂后突发胸闷、气促，血压、血氧饱和度低，心电图提示急性广泛前壁心肌梗死图形，心肌标志物也进行性升高，但在行冠脉造影前心电图就自行恢复到发病前状态，行冠脉造影也证实冠脉三支病变，且无急性闭塞情况。结合患者有冠心病高危因素，冠脉造影提示冠脉本身存在病变，所以该患者属于 Kounis 综合征 2 型，予以抗过敏治疗的同时予以抗血小板聚集和调脂稳定斑块等治疗，由于患者冠脉三支病变，建议行冠状动脉搭桥术，未行 PCI。神经节苷脂是神经内科常用的营养神经的药物，常于急性脑梗死后使用，该药使用过程中少数患者会出现过敏反应，常见皮疹，极罕见的可能出现吉兰－巴雷综合征症状，首先表现为肌无力、行动困难、感觉障碍、脑神经麻痹等，但出现过敏性休克的极少见，出现过敏导致的急性冠脉综合征的就更未见报道了。该病例给临床医师特别是神经内科医师一些借鉴，需要及时识别，正确用药。同时，脑梗死、糖尿病患者属于冠心病高危人群，即使在使用强效的抗血小板聚集药物时也可能发生急性心肌梗死，在临床中需要高度注意。

（张忆雪）

第二章　高血压

第一节　高血压危象

一、概述

高血压危象是指以血压突然和显著升高（通常大于 210/130 mmHg），伴有症状或有心、脑、肾等靶器官急性损害为特点的高血压。根据降压治疗的紧迫程度，高血压危象又可分为高血压急症和高血压亚急症。高血压急症是指血压突然显著升高同时伴有急性或进行性靶器官损害，需要紧急治疗。高血压亚急症是指仅有血压突然显著升高，但无急性靶器官损害。需强调的是，高血压急症与高血压亚急症的区别在于有无急性靶器官损害而不是单纯血压升高水平上的差别。

高血压急症与高血压亚急症的常见类型如下：

1. 高血压急症

（1）高血压脑病。

（2）急进性 / 恶性高血压有心、脑、肾、眼底损害。

（3）严重高血压出现急性并发症。①脑血管病：脑内出血、蛛网膜下隙出血、急性粥样硬化性血栓性脑梗死；②快速进行性肾衰竭；③心脏病：急性左心衰竭伴肺水肿、急性心肌梗死、不稳定型心绞痛、急性主动脉夹层；④子痫或妊娠期严重高血压；⑤儿茶酚胺过高分泌状态：嗜铬细胞瘤危象、食物或药物（酪胺）与单胺氧化酶抑制剂相互作用、少数严重撤药综合征（如可乐定等撤药后）；⑥冠状动脉搭桥术后高血压；⑦头部损伤。

2. 高血压亚急症

（1）急进性 / 恶性高血压未出现急性并发症。

（2）先兆子痫。

（3）急性全身性血管炎合并严重高血压。

（4）与外科有关的高血压：①需即刻手术的严重高血压；②严重围手术期高血压；③肾移植后严重高血压。

（5）高血压伴严重鼻出血。

（6）撤药诱发高血压。

（7）药物诱发高血压：①过量拟交感神经药；② α 受体激动剂和非选择性 β 受体阻滞剂相互作用。

（8）慢性脊髓损伤伴发作性严重高血压。

二、病因

高血压危象可由原发性或继发性原因导致（表 2–1）。

表 2–1　高血压危象的继发性原因

原因	疾病
肾实质性	慢性肾盂肾炎 原发性肾小球肾炎 间质性肾疾病
系统性疾病的肾损伤	系统性红斑狼疮 系统性硬化症
肾血管性	血管炎 动脉粥样硬化 纤维肌肉结构不良 结节性多动脉炎
内分泌性	嗜铬细胞瘤 原发性醛固酮增多症 Cushing 综合征
药物	可卡因 苯丙胺 环孢素 停用可乐定 苯环利定

续表

原因	疾病
中枢神经系统障碍	脑血管意外 颅脑损伤

三、发病机制

高血压危象时血压极重度升高的直接原因是动脉血管强烈收缩。其发病机制归纳如下：①情绪过分激动，血管反应性增加，循环或局部血管收缩素（血管紧张素Ⅱ或去甲肾上腺素）增多；②胆碱能张力降低，循环或局部血管舒张因子（前列腺素或缓激肽）减少；③钠潴留或容量负荷过重。

上述各种因素作用于肾脏产生“压力性利尿”和由此诱发的低血容量进一步刺激血管收缩素释放，形成恶性循环，导致强烈的外周阻力血管收缩，促使血压进一步迅速升高，血管内皮损伤和纤维蛋白样坏死相继出现，由此诱发血小板和纤维蛋白沉积，使血管失去自我调节功能。血管的损害势必引起周围器官和组织缺血、水肿、出血和梗死。心、脑、肾是最易受累的靶器官。

四、病理

病理改变以小动脉纤维样坏死和增生的动脉内膜炎为特征。后者是弥漫性的，但在肾小动脉最明显。整个小动脉壁坏死，继以肿胀、结构破坏和局灶性小串珠样扩张伴间断的收缩。纤维素样坏死的阻力血管自主调节血流的能力下降。在恶性期，降低血压可在 3 ~ 4 天内使小动脉病灶痊愈、纤维沉着消退，这是由于中层的平滑肌细胞和内膜的巨噬细胞可运走淤积物。叶间肾动脉的内膜增生是受损内皮的血栓机化所致，这可导致肾衰竭和高血压快速进展。

五、临床表现

高血压危象中的高血压急症表现出相应靶器官损害的临床特点，具体见表 2–2。高血压危象中的高血压亚急症表现为不伴有新近发生的或进行性严重靶器官损害，或极重度高血压伴有轻微头痛、鼻出血、非典型头痛和肉眼血尿等。

表 2-2 高血压急症患者的临床表现

检查项目	结果
血压	通常 > 210/130 mmHg
眼底检查	出血、渗出、视盘水肿
神经系统检查	头痛、视觉丧失、精神错乱、嗜睡、局灶性感觉缺失、昏迷
心脏检查	心尖搏动增强、心脏增大、心力衰竭
肾脏改变	氮质血症、蛋白尿、少尿
胃肠症状	恶心、呕吐

六、治疗

（一）治疗原则

高血压急症患者应立即住院，持续监测血压，经静脉给予降压药物。初始阶段的降压目标不是使血压正常，而是渐进地将血压调控至不太高的水平，最大限度地防止或减轻靶器官损害。在正常情况下，尽管血压经常波动，但心、脑、肾的动脉血流能够保持相对恒定。严重高血压时，这种自动调节作用仍然存在，但调节范围上移，以便耐受较高水平的血压。对正常血压者和无并发症的高血压患者的脑血流的研究显示，脑血流自动调节的下限大约比休息时平均动脉压低 25%。因此，初始阶段（几分钟到 1 个小时内）平均动脉压的降低幅度不应超过治疗前水平的 20% ~ 25%。也有专家建议，第一阶段的目标是在 30 ~ 60 分钟内将平均动脉压降低到 110 ~ 115 mmHg，或将舒张压降低到 100 ~ 110 mmHg。如果患者能够耐受这种水平的血压，临床情况稳定，则可在随后 24 ~ 48 小时内逐步将血压降至正常。过于迅速地降低血压有可能加重肾功能恶化或诱发心脑血管事件，对患者有害无益。

高血压亚急症可选用口服降压药物逐渐降低血压，通常在 24 小时内使平均动脉压下降约 20%，或使舒张压低于 120 mmHg，随后跟踪治疗，一般无须住院治疗。

（二）药物治疗

1. 高血压急症的经静脉降压药物

用于高血压急症的经静脉降压药主要有以下几种：

（1）硝普钠（SNP）：同时扩张动脉和静脉，有效降低心脏前后负荷，适用于绝大多数高血压急症患者，且给药后几秒内起效，停药后作用迅速消失，故若能仔细调节静脉滴注的速率，常可取得任意程度的血压目标值。

（2）拉贝洛尔：可用于急性心力衰竭以外的各种高血压急症，每10分钟静脉注射20 ~ 40 mg能逐步将血压降低到预定的目标值，达标后改用口服；或用0.5 ~ 2 mg/min持续静脉滴注也能有效逐步降压。

（3）乌拉地尔：用于各种高血压急症及手术期的血压控制，首先快速静脉推注25 mg，观察5分钟，必要时再静脉推注25 mg，直至血压达到理想值为止。为了维持疗效或缓慢降压，可将250 mg乌拉地尔溶于500 mL液体中静脉滴注。

（4）尼卡地平：尼卡地平能扩张静脉、动脉和侧支冠状动脉，特别适用于伴有中度血压增高的急性冠脉综合征或心肌缺血患者，对大多数高血压急症患者有效，近年来使用渐多。它给药方便，从5 mg/h开始，每15 ~ 20分钟加快滴速2.5 mg/h，直到最大推荐剂量15 mg/h或取得血压目标值。

（5）硝酸甘油：起效快，消失也快，应注意监测静脉滴注速率。此外，该药小剂量时主要扩张静脉血管，较大剂量才能扩张小动脉，故可能需要每3 ~ 5分钟调快滴速，直到取得预期的降压效果。

（6）β受体阻滞剂：如艾司洛尔、美托洛尔和普萘洛尔。

（7）袢利尿剂：如呋塞米等也常用于治疗高血压急症。

（8）依那普利：是可供静脉使用的ACEI，0.625 ~ 1.25 mg静脉注射，30分钟内起效，6小时后重复给药，可能特别适用于血浆肾素或血管紧张素Ⅱ水平增高的患者。

（9）非诺多泮：是一种选择性外周多巴胺D_1受体阻滞剂，除扩张血管外，能增加肾血流、促进尿钠排泄和改善肌酐清除率，故特别适用于合并显著肾功能损害的高血压急症患者。一些研究提示，非诺多泮的降压疗效与硝普钠相似，但能改善肌酐清除率，而且没有氰化物中毒的危险。

一些过去常用的药物如二氮嗪因不良反应常见，现已很少用于高血压急症。肼屈嗪限用于妊娠女性先兆子痫时，主要优点是能够改善子宫血流；禁用于冠心病患者。酚妥拉明常引起心动过速甚至诱发心肌缺血，故现已很少作为治疗药物使用。硝普钠和拉贝洛尔能更安全有效地控制与循环中儿茶酚胺水平增高有关的高血压急症。但在怀疑儿茶酚胺水平过高如嗜铬细胞瘤时，酚妥拉明5 ~ 10 mg静脉注射仍有一定的诊断价值。

2. 高血压亚急症的口服降压药物治疗

卡托普利最为常用，30分钟内起效，患者耐受性良好。同时给予袢利尿剂如呋塞米可增强卡托普利的效果。可乐定的最常见不良反应是嗜睡（发生率高达45%），可能会影响对患者精神状态的评估。哌唑嗪可用于嗜铬细胞瘤患者的早期处理。需要指出的是，曾经广泛使用的硝苯地平短效片剂（口服或舌下含服）虽然降压效果较好，但可能引起无法预料的低血压、脑血流异常、脑缺血发作或心肌缺血等，故不宜用于治疗高血压危象。

（三）常见类型的治疗

1. 重症肾性高血压

在急进性 / 恶性高血压中排除嗜铬细胞瘤、肾动脉狭窄及某些原发性醛固酮增多症，最多见的是肾实质性高血压。大多数恶性高血压患者就诊时有肾功能减退，其中1/2 以上的恶性高血压患者要进行透析治疗，其肾脏病理改变主要是肾增生性动脉硬化和进行性肾小球功能丧失或动脉纤维样坏死。中重度肾衰竭透析患者常表现为持续高血压同时伴有心力衰竭，可选择以下降压药物。

（1）袢利尿剂：如呋塞米，除有利尿缩容作用外，还有扩张肾血管、增加肾血流的作用，但肾小球滤过率不变，在肾小球滤过率下降时仍有利尿作用，降低肺动脉压，减轻肺水肿。无论对肾衰竭或心力衰竭，袢利尿剂均优于噻嗪类利尿剂。

（2）α 受体阻滞剂：如盐酸乌拉地尔，既有外周 α_1 受体阻断作用，从而扩张周围血管，又有中枢性抑制 5- 羟色胺（5-HT）α_1 受体作用，从而降低心血管中枢的交感神经反馈，使周围交感神经张力下降，抑制反射性心率增快。

（3）硝酸酯类药：如硝酸甘油及异山梨醇酯。静脉滴注时二者不同之处是：常用量硝酸甘油为 50 ~ 100 μg/min，硝酸异山梨酯为 30 ~ 160 μg/min。硝酸酯类药既有降压作用，又有扩张冠状动脉作用，小剂量降低心脏前负荷，大剂量降低心脏后负荷，降压时因个体反应性差异大，用量为 1.8 ~ 9.6 mg/h，常用微泵维持 7 ~ 14 天，无不良反应，但有时会发生敏感性降低。

（4）钙通道阻滞剂：尼卡地平静脉滴注能有效降压，适用于中度心功能不全，如陈旧性心肌梗死、扩张型心肌病、高血压心脏病、瓣膜关闭不全，还能改善心排血量，使肺血管阻力下降、肺动脉楔压下降。

（5）α 受体阻滞剂与 β 受体阻滞剂：拉贝洛尔（柳胺苄心定）降压疗效静脉给药优于口服，或口服阿罗洛尔，拉贝洛尔和阿罗洛尔由于主要从肝代谢，当肾功能不全时适用，此类药不影响肾血流量。

当肾功能进行性减退（一般血肌酐 600 ~ 800 μmol/L），按病情选择治疗方案。当糖尿病肾病血肌酐 400 ~ 600 μmol/L 时，应考虑透析，透析时由于缩容，有 1/4 ~ 1/3 患者血压下降甚至恢复到正常水平；但是相反，其中有 50% ~ 80% 发生透析相关性高血压，多在透析的最初 2 ~ 3 小时发生血压异常升高，常顽固而难以控制。常用药物如下。① α 受体阻滞剂：乌拉地尔血浆蛋白结合率高，为

80% ~ 94%，因此不易透过滤膜，优于拉贝洛尔（蛋白结合率约为 50%）。②钙通道阻滞剂：尼卡地平。③血管紧张素Ⅱ受体阻滞剂（ARB）或 ACEI：口服氯沙坦、福辛普利或静脉注射依那普利，前类药物与血浆蛋白结合率均较高，因此 ARB 优于 ACEI。

对继发于系统性疾病的肾病如狼疮肾炎、硬皮肾等，病理表现有严重弥漫性间质炎症和纤维化者易发展成肾衰竭，难治性高血压可选择药物：① ACEI（如依那普利），降压常有特效。②钙通道阻滞剂：尼卡地平、地尔硫䓬等多种药物联合使用。

2. 急性心血管综合征

急性心肌梗死、不稳定型心绞痛或肺水肿时常伴血压骤升。首选药物为硝酸酯类，可降低心肌耗氧，改善心内膜下缺血，改善缺血周围血供。对 SNP 单用或与硝酸酯合用降压观察发现，SNP 单用疗效不及与硝酸酯类联合用药。此外，β 受体阻滞剂或 α_1 受体阻滞剂和 β 受体阻滞剂与上述药物有协同降压作用并能降低心肌氧耗。

3. 急性主动脉夹层动脉瘤

主动脉内膜撕裂是高血压的严重并发症之一，有 70% ~ 90% 的急性主动脉夹层动脉瘤并存高血压，预后极差。未及时治疗的急性主动脉夹层动脉瘤最初 24 小时内每小时死亡率约 1%，50% 在 1 周内死亡，90% 在 1 年内死亡。有 1/2 ~ 2/3 夹层引起主动脉根部受累致主动脉严重反流、心力衰竭。紧急降压主要选择静脉滴注尼卡地平 10 mg 与 200 mL 生理盐水或 2 mg 静脉内注射后再静脉滴注维持。同时辅以拉贝洛尔 100 mg 与 200 mL 生理盐水静脉滴注；乌拉地尔 25 mg 与 20 mL 生理盐水静脉内注射后，再用乌拉地尔 100 mg 与 250 ~ 500 mL 生理盐水静脉滴注；也可用硝普钠控制血压后改口服硝苯地平加 β 受体阻滞剂。争分夺秒地降压、镇静、止痛，保持大便通畅，控制心力衰竭，尤其防止近端（Stanford A 型）夹层血肿破入心包、胸腔或腹腔。必要时行外科人造血管置换术，可能优于内科保守治疗。对远端降主动脉病变（Stanford B 型）可考虑支架介入治疗。通常将收缩压控制在 100 ~ 120 mmHg，心率控制在 60 ~ 75 次 / 分。

4. 脑卒中时的降压治疗

高血压患者血压下降超过平时血压的 14% 时易发生脑梗死。由于高血压患者脑血流量自动调节范围为 90 ~ 200/60 ~ 120 mmHg，过高、过低都会造成不良后果。当血压急剧上升 > 200/120 mmHg 时〔平均动脉压（MAP）> 140 mmHg〕，脑血流骤升引起脑水肿，虽然有个体差异，但仅上下浮动 10 ~ 20 mmHg。因此，在脑梗死急性期，血压 > 220/120 mmHg 时应降压，应以利尿药为基础，静脉用拉贝洛尔、依那普利，否则过高的血压将加重梗死周围缺血带的脑水肿，不利于脑梗死的恢复。紧急溶栓治疗也要及时应用 CT 监控，以免发生梗死周围缺血带出血。溶栓治疗前应保持血压稍低一些（< 180/105 mmHg），以防止由于血压过高引起的出血。急性脑卒中后最初24 小时血压波动最大，血压由代偿性升高到逐步下降，应严密监测血压，缓慢降压。当脑水肿颅内压升高时，脱水治疗也会降压。当发现血压下降过低时，应立即扩容或采用肾上腺素 0.1 ~ 2 mg/h、多巴酚丁胺 5 ~ 50 mg/h，使血压回升到安全范围。当颈动脉狭窄 > 70%时，尤其双侧均有狭窄，收缩压降至 150 ~ 169 mmHg 最佳，收缩压 > 170 mmHg 或 < 130 mmHg 时脑卒中危险度均较高。与脑梗死不同，脑出血的根本始动原因是血压过高，必须紧急降压。严禁用任何血管扩张剂，以防加重脑水肿、颅内高压所致脑疝压迫脑干，一般血压在 170 ~ 200/105 ~ 110 mmHg 就应考虑降压。血压 > 200/110 mmHg 必须立即治疗，防止出血加重，在 6 ~ 12 小时内逐步降压，但降压幅度应≤ 25%。血压过低会引起同侧或对侧缺血性脑梗死。此外，蛛网膜下隙出血常因脑动脉瘤破裂所致，最初 21 天内应用尼莫地平可改善预后，降低迟发性神经功能损伤的发生率，降压可使动脉瘤闭塞。与脑梗死和脑出血不同，尼莫地平是特效药，可保护脑血管痉挛引起的缺血，可静脉内注射，也可用胃管口服，每 4 小时服60 mg，共 21 天。血压控制不满意时加拉贝洛尔 20 ~ 30 mg 静脉注射，10 分钟后再用 40 ~ 80 mg 或静脉滴注调量。

5. 围手术期高血压

术前有中重度高血压及大量饮酒者术中或术后血压常难控制，一般术后 2 ~ 12 小时机体有自我调节降压过程，若血压仍异常，降压治疗应对症处理（尿潴留、疼痛、焦虑、呕吐、缺氧等）。颈动脉剥离术后压力感受器受损或冠状动脉搭桥术后可引起血压骤升，此时预后比一般外科手术差。由于外科手术患者常不能口服用药，只能舌下含服或经皮、经静脉用药，应根据患者具体情况选择用药，例如硝酸酯类对气管插管所致血压升高的患者有效；术后不排气者少用尼卡地平；心血管手术后首选硝酸酯类药物、α 受体阻滞剂及 β 受体阻滞剂等。

（郑霞霞）

第二节　难治性高血压

一、概述

难治性高血压又称顽固性高血压，是指在改善生活方式的基础上，使用足够剂量且合理的 3 种降压药物（包括利尿药）后，血压仍在目标水平以上，或至少需要 4 种药物才能使血压达标（一般人群 < 140/90 mmHg，糖尿病、冠心病和慢性肾病患者 < 130/80 mmHg）。难治性高血压由于血压难控，对靶器官的损伤更为严重，预后更差。收缩压持续升高是难治性高血压的主要表现形式。

二、病因

（一）假性难治性高血压的常见原因

1. 医患相关因素

（1）血压测量技术问题：包括使用有测量误差的电子血压计、测压方法不当，如袖带大小不合适，上臂较粗而未使用较大袖带；袖带置于有弹性阻力的衣服（如毛线衣）外面；放气速度过快；听诊器体件向下用力较大。

（2）“白大衣”效应：表现为诊室血压高而诊室外血压正常（动态血压或家庭自测血压正常），发生率在普通人群和难治性高血压人群类似，为 20% ~ 30%，老年人似乎更常见。

（3）假性高血压：是指间接测压法测得的血压读数明显高于经动脉真正测得的血压读数。发生机制是由于周围动脉硬化，袖带气囊不易阻断僵硬的动脉血流。尽管血压较高，但并无靶器官损害，多见于有明显动脉硬化的老年人和大动脉炎的患者。

（4）患者依从性差：如服药怕麻烦，担心药物的不良反应，忧虑用“好药”后将来无药可用，经济上不能承受，听信不正确的言论等。部分为发生药物不良反应而停药。

（5）生活方式改善不良：包括食盐摄入过多、饮酒、吸烟、缺乏运动、低纤维素饮食等。摄盐过多可抵消降压药物的作用，对盐敏感性高血压更为明显。睡眠质量差造成血压升高，并且难以控制，临床上比较常见。

（6）肥胖与糖尿病：由于胰岛素抵抗、血管内皮功能紊乱、肾脏损害、药物敏感性低等原因，更易发生难治性高血压。

（7）高龄：单纯收缩期高血压比较常见，并随年龄增长而增多，更难降压。

（8）精神心理因素：伴有慢性疼痛、失眠、焦虑、忧郁等。

2. 药物因素

药物引起的高血压常见，但易被忽略，临床上有许多药物可升高血压或拮抗降压药物的作用。此外，在停用某些抗高血压药物时，可引起高血压反弹导致难治性高血压。这是血压难以控制的一个较隐蔽的原因，最常见的药物有以下几种。

（1）长期口服避孕药的女性容易血压升高，口服避孕药后约5%的女性可发生高血压，血压往往超过140/90 mmHg，肥胖、年龄大、吸烟、糖尿病、高脂血症、妊娠高血压综合征、肾脏疾病史或具有高血压及心脏病家族史者，更易发生。口服避孕药引起的高血压以轻中度多见，约50%可发生持续性高血压，少数可发展成难治性高血压，也可引起肾脏损害。避孕药引起高血压的原因目前认为是药物中含有雌孕两种激素的缘故。一方面雌激素促进肾素分泌，使血浆肾素活性升高，引起血管紧张素含量升高，促使血管收缩而血压增高；另一方面雌二醇具有盐皮质激素的作用，可直接作用于肾小管而引起水钠潴留使血压升高。口服避孕药引起的高血压与服用者年龄较大、药物中所含激素的量（激素量较少者较为安全）、口服避孕药史或高血压家族史及治疗时间长短有关；持续使用避孕药5年后，高血压发生率明显增加，故口服避孕药者，应每3～6个月测量血压一次。若需降压治疗，常选用螺内酯或噻嗪类利尿药。

（2）高血压合并关节炎者，服用非甾体抗炎药可影响利尿并引起扩容，抑制肾脏内扩血管的前列腺素，因而对抗利尿药（如呋塞米）、ACEI（尤其是卡托普利）及β受体阻滞剂的降压作用，并且对抗作用随着服用剂量增加而加强。

（3）非类固醇性抗炎药引起水钠潴留，增强对升压激素的血管收缩反应，能消除钙拮抗药以外各种降压药的作用。

（4）拟交感胺类药物具有激动β肾上腺素活性作用，如某些滴鼻液、抑制食欲的减肥药，长期使用可升高血压或干扰降压作用。

（5）三环类抗抑郁制剂阻滞交感神经末梢对去甲肾上腺素的摄取，会影响降压效果，如使用利血平、可乐定等降压药时会受到其干扰。

（6）用于器官移植抗自身免疫的药物如环孢素刺激内皮素释放，增加肾血管阻力，减少水钠排泄。

（7）治疗晚期肾脏疾病引起贫血的重组人红细胞生成素能直接作用于血管，升高周围血管阻力，可选钙拮抗药为基础的多种药物组合。

（8）糖皮质激素可使水钠潴留，降低利尿药及其他药的降压作用，出现难治性高血压，其发生率为4%～25%，应尽量减少激素用量。采用利尿药治疗有效，但应注意可能引起低钾血症。

（9）用于治疗消化性溃疡的甘草酸和甘珀酸有醛固酮的特点，可引起高血压、水肿和低钾血症，停用后上述现象可消失。

3. 其他因素

急性呼吸道感染常使血压显著升高或使高血压难以控制，可持续 1 周。环境和季节因素也显著影响血压水平，如寒冷环境使血压上升幅度较大，且相对难以控制，平时所用药物不足以控制其血压，或者难以使血压达到目标水平。

（二）难治性高血压的继发原因

继发性高血压是难治性高血压的常见原因。继发性高血压主要包括遗传性高血压疾病、阻塞性睡眠呼吸暂停综合征、肾实质疾病、肾血管性高血压、原发性醛固酮增多症、嗜铬细胞瘤、慢性类固醇治疗和库欣综合征、甲状腺和甲状旁腺疾病、主动脉缩窄、颅内肿瘤等。

三、辅助检查

（一）实验室检查

①尿常规，结合病史可以帮助确定或排除肾实质性疾病，如肾炎和肾功能受损。②血液生化，包括血肌酐和血钾、钠、镁浓度及血糖、血脂水平。③检查清晨卧位和立位血浆血管紧张素、醛固酮、肾素水平，并计算血浆醛固酮与血浆肾素活性比值，以便诊断或排除原发性醛固酮增多症。④必要时检测血浆和尿液儿茶酚胺代谢产物水平，以排除嗜铬细胞瘤。⑤当高度怀疑库欣综合征时检查血浆皮质醇水平，并做地塞米松抑制试验。⑥肾脏超声检查，能提供肾脏大小和结构信息，有助于某些病因的诊断。⑦ 24 小时尿液（乙酸防腐）检查，用于分析尿钠钾排泄、尿醛固酮排泄和计算内生肌酐清除率（必要时）。

（二）影像学检查

多排 CT 血管影像学检查能提供清晰可靠、接近选择性血管造影质量的图像。对于可疑肾动脉狭窄患者，如青少年高血压、女性疑为纤维肌性发育不良、老年人及粥样硬化性肾动脉狭窄的患者应进行 CT 肾动脉造影。对于非可疑肾动脉狭窄患者，不建议常规进行肾动脉造影检查。其他部位的 CT 动脉造影也有助于明确血管狭窄或结构异常的诊断。超声和 MRI 检查，对于肾动脉狭窄诊断敏感性差，不能作为排除诊断的依据。

四、诊断

对于难治性高血压患者的诊断，首先是要符合其诊断标准，其次是找出引起难治性高血压的病因，这也是诊断难治性高血压的重要环节。

（一）筛查程序

是否为假性难治性高血压→患者服用降压药物是否规律→降压药物选择和使用是否合理→有无联用拮抗降压的药物→治疗性生活方式改变有无不良或失败→是否合并使血压增高的器质性疾病（肥胖症、糖尿病等）→有无慢性疼痛和精神心理疾病→启动继发性高血压的筛查。可简化为：识别假性高血压→分析药物原因→注意生活方式不良→重视合并的疾病（肥胖症、糖尿病等）→排除继发性高血压。

（二）确定诊断

经过明确的筛查程序后，如诊室血压 > 140/90 mmHg 或糖尿病和慢性肾脏病患者血压 > 130/80 mmHg，且患者已经使用了包括利尿药在内的 3 种足量降压药物血压难以达标，或需要 4 种或以上的降压药物才能使血压达标，方可诊断为难治性高血压。

五、治疗

（一）治疗原则

1. 提高患者的依从性

服用多种药物、药物剂量计算复杂及自付比例高的患者依从性低。原则应当是尽量地简单，可以联合应用每天需服用 1 次的长效药物。多次就诊和采用家庭自测血压的患者依从性好，因此鼓励患者每天在家中测量并记录血压变化，家属还可以监督患者对生活方式改变的坚持情况。

2. 强化治疗性生活方式

①减轻体重：体重减轻 10 kg，血压可下降 6 ~ 10/4 ~ 6 mmHg。应建议所有肥胖或超重的难治性高血压患者减轻体重。②严格限盐：限制食盐对老年患者效果更好。③控制饮酒。④高纤维低脂饮食：建议多食用蔬菜、水果、低脂且钾、镁、钙含量高的食物。

3. 制订合理治疗方案

降压失败后，在严密观察下停用现有药物，重启新的联合用药方案。原则是专科诊治有利于寻找难治性高血压的原因，有利于制订合理的治疗方案。

（二）药物选用原则

抗高血压药物剂量不足和组合不当是所谓高血压难治的最常见原因。对于血压控制不良的患者，首先停用干扰血压的药物，对其所用的≥ 3 种抗高血压药物，根据患者血压的基本病理生理、药理学原则和临床经验进行调整或加强。基本原则为能够阻断导致血压增高的所有病因，联合药物的作用机制及协同作用，抵消不良反应。

（三）药物治疗

降压药物首先选用 ACEI 或 ARB+ 钙通道阻滞剂 + 噻嗪类利尿药、扩张血管药 + 减慢心率药 + 利尿药的降压方案。如果效果不理想，增加原有药物的剂量尤其是利尿药剂量。血压仍不达标时，可再加用另一种降压药物，如螺内酯、β 受体阻滞剂或交感神经抑制药（如可乐定）。

1. 利尿药

难治性高血压患者血浆及尿醛固酮的水平均较高，而且即使无慢性肾病，心房利钠肽及脑利钠肽的水平也较高。利尿药是控制难治性高血压有效而稳定的药物，特别是对于盐敏感性高血压。当血压难以控制时，可适当增大剂量。通常选用噻嗪类利尿药，当有明显肾功能不全时使用袢利尿剂，如呋塞米或托拉塞米。因呋塞米是短效制剂，需要每日给药 2 ～ 3 次，否则间歇性尿钠排泄反而会激活 RAS 引起水钠潴留。如果利尿药加量后效果仍不佳，可联合醛固酮受体拮抗药。

2. ACEI 或 ARB

ACEI 或 ARB 能抑制 RAS，兼有明显的心脏和肾脏保护作用，在难治性高血压中是重要的联合治疗药物之一，尤其适用于糖尿病、肥胖症、胰岛素抵抗或睡眠呼吸暂停者。

3. 钙通道阻滞剂

钙通道阻滞剂常为难治性高血压患者联合用药的选择。钙通道阻滞剂的种类和品种不同，药理作用特点有较大差异，应该根据临床情况具体选择，建议选择缓释或长效制剂。硝苯地平作用强，但半衰期短，应该使用控释型或缓释片剂。尼卡地平作用强，目前尚无缓释型，仅在病情需要时使用。氨氯地平是长半衰期药物，作用温和，可安全使用。对于某些血压难控的患者，可采用二氢吡啶类与非二氢吡啶类联用，如硝苯地平联合地尔硫䓬。

4. β 受体阻滞剂

β 受体阻滞剂可阻滞外周交感神经活性，降低中枢交感神经活性，减少肾素释放，并具有镇静和抗焦虑作用。在难治性高血压患者中，β 受体阻滞剂常作为血压难控时的联合用药，尤其对舒张压较高、脉压较小、心率较快和有焦虑或失眠的患者效果更好。兼有 α 受体阻滞作用的 β 受体阻滞剂（如卡维地洛），在降压方面也有较好的效果。

5. α 受体阻滞剂或交感神经抑制药

α 受体阻滞剂或交感神经抑制药在难治性高血压常用联合药物不能控制时也可选用。外周 α 受体阻滞剂的耐受性良好，如果选用的 β 受体阻滞剂不兼有 α 受体阻滞作用，可加用外周 α 受体阻滞剂。中枢性 α 受体阻滞剂虽可选用，但不良反应较多，耐受性差。

（郑霞霞）

第三章　心律失常

第一节　病态窦房结综合征

一、概述

病态窦房结综合征（sick sinus syndrome，SSS）简称病窦，是因窦房结及其周围组织病变，或者各种外在因素导致窦房结冲动形成或传导障碍而产生的多种心律失常和临床症状的综合征。临床中多见于老年患者，其表现形式多样，可急性产生或缓慢形成，病程迁延或间歇出现。

二、病因

病窦的病因较为复杂，一般可分为以下几种：

（1）心脏病，如冠心病、心肌炎、心包炎、心肌病、先天性心脏病、传导系统退行性病变等。

（2）内分泌或系统性疾病，如淀粉样变性、血色病、硬皮病、系统性红斑狼疮、甲状腺功能减退等。

（3）药物或电解质紊乱，如服用 β 受体阻滞剂、钙通道阻滞剂、抗心律失常药物及交感神经阻滞剂（如可乐定、甲基多巴），以及高钾血症和高钙血症等。

（4）自主神经系统紊乱，如迷走神经张力增高、血管迷走性晕厥及颈动脉窦综合征等。

（5）其他，如外伤、手术及导管消融等。

三、临床表现

病窦可见于任何年龄，以老年人多见，起病隐匿，发展缓慢，病程可长达数年甚至数十年。早期多无症状，当心率缓慢影响了主要脏器如心脏、脑部供血时，则可引发明显的临床症状。

脑部供血不足时可以出现头晕、记忆力减退、一过性黑矇、近似晕厥或晕厥。严重者可出现抽搐乃至猝死。心脏方面多表现为心悸，部分患者可出现心力衰竭或心绞痛。骨骼肌供血不足时则可出现四肢乏力、肌肉酸痛等症状，常因症状不突出而被忽略。

四、心电图表现

可有多种心电图表现，其中以严重而持久的窦性心动过缓最为常见，同时多伴发快速性心律失常，特别是心房颤动。部分患者也可并发房室传导阻滞或室内传导阻滞。可有如下表现：

1. 窦性心动过缓

心率常 < 50 次 / 分，运动时心率也不能相应增快，多低于 90 次 / 分。

2. 窦性停搏

心电图上表现为 P 波脱落和较长时间的窦性静止，其长间歇与基础窦性心动周期不成倍数关系，多伴交界性或室性逸搏。

3. 窦房传导阻滞

理论上可分为三度，但一度和三度窦房传导阻滞在体表心电图上不能诊断，故临床上仅见于二度窦房传导阻滞，可分为莫氏Ⅰ型和莫氏Ⅱ型。其中莫氏Ⅰ型的特点为：P–P 间期逐渐缩短，直至一次 P 波脱落；P 波脱落前的 P–P 间期最短；长的 P–P 间期短于最短 P–P 间期的 2 倍；P 波脱落后的 P–P 间期长于脱落前的 P–P 间期。莫氏Ⅱ型的特点为：P–P 间期不变，可见一个长的 P–P 间期；长的 P–P 间期与基础 P–P 间期之间存在倍数关系。

4. 心动过缓 – 心动过速综合征（简称慢 – 快综合征）

在窦性心动过缓的基础上，可伴有阵发性心房颤动、心房扑动或室上性心动过速。在心动过速终止时，伴有一个较长的间歇。此类患者中，晕厥常见。心电图特点为：在窦性心动过缓的基础上，间歇出现阵发性心房颤动、心房扑动或室上性心动过速；心动过速终止时，窦性心律恢复缓慢状态，可出现窦性停搏、房性或交界性逸搏甚至室性逸搏心律。严重者可反复发作晕厥或发生猝死。此型应与心动过速－心动过缓综合征（简称快－慢综合征）相鉴别。在后者，基础窦房结功能正常，在心动过速（阵发性心房颤动、心房扑动或室上性心动过速）终止时，可出现较长的间歇；患者甚至出现一过性黑朦或晕厥。

5. 合并其他部位阻滞

在缓慢的窦性心律基础上，可伴发心脏其他部位的阻滞，如房室结、束支或室内传导阻滞。合并房室传导阻滞时，部分学者将其称为“双结病变”。心电图特点为：在缓慢窦性心律基础上（符合病窦标准），合并出现下列情况，如 P–R 间期为 0.24 秒，无诱因出现二度及以上房室传导阻滞，完全性右束支、左束支或室内传导阻滞等。

五、辅助检查

病窦的患者往往起病隐匿，发展缓慢。早期多无相关的临床症状而容易被漏诊，也有部分患者因症状间歇发作，难以捕捉而给临床诊断带来困难，因此需要通过各种实验室检查手段来检测窦房结的功能，以帮助临床诊断及鉴别诊断。

1. 体表心电图

常规的体表心电图检查对于临床十分必要。它可提供非常有用的临床线索并具有诊断价值，但因心电图记录时间短暂，若患者间歇发作，则容易漏诊或忽略一过性心律失常。

2. 动态心电图

动态心电图是评判窦房结功能是否正常的有效检测方法。它比常规体表心电图记录的时间更长，可持续记录 24 小时、48 小时甚至 72 小时，因而可捕捉到间歇出现的缓慢性窦性心律失常如窦性停搏或窦房传导阻滞等，并证实这些心律失常与临床症状之间的关系，也可提供其他一些心电图信息，如 ST–T 改变。

3. 心电监测系统

对于临床症状不突出或间歇发作的患者，即便应用了动态心电图，有时也难以捕捉到一过性心律失常，因而有必要使用记录时间较长或实时的心电监测系统包括电话监测心电图和置入式 Holter 检查。这些情况下，该系统可能更为有效。

4. 运动负荷试验

在评判窦房结功能状态时，强调检测其自律性高低的同时，还应注意其在运动状态下心率的变化能力即心率的变异性是否正常。运动负荷试验检查的目的就是根据运动后的心率增快能否达到预计心率来做出诊断，通常采用根据年龄计算最大心率的 Bruce 方案。若运动后的最大心率 > 120 次 / 分，则可排除病窦；若运动后的最大心率 < 90 次 / 分，则提示窦房结功能低下。

5. 药物试验

药物试验包括阿托品和异丙肾上腺素试验。通常情况下，静脉注射阿托品 2 mg（或 0.04 mg/kg，不超过 3 mg）后，分别记录注射后 1 分钟、2 分钟、3 分钟、4 分钟、5 分钟、10 分钟、15 分钟、20 分钟、30 分钟时刻的心电图，计算最小和最大心率。若最大心率低于 90 次 / 分，则认为窦房结功能低下。若试验中或试验后出现了窦性停搏、窦房传导阻滞或交界性逸搏，则可明确病窦的诊断。但需注意的是，该方法诊断病窦的特异性不高，因而存在一定的假阳性率，分析时应谨慎。

临床上，部分学者提出也可静脉应用异丙肾上腺素检测窦房结功能。具体方法是：每分钟静脉滴注异丙肾上腺素 1 ~ 4 μg，观察心率变化。如出现频发或多源室性期前收缩、室性心动过速或异丙肾上腺素剂量已达 4 μg/min，而最大心率仍未达到 100 次/分时，则可考虑窦房结功能低下。

6. 固有心率测定

有学者提出应用普萘洛尔（心得安）和阿托品同时阻断交感神经和迷走神经后，可使窦房结自身的内在特性显露。具体方法为：给予受试者经静脉滴注 0.2 mg/kg 普萘洛尔，滴注速度为 1 mg/min，10 分钟后再在 2 分钟内静脉推注 0.04 mg/kg 阿托品，观察 30 分钟内的心率。窦房结的固有心率与年龄相关。也可用校正的回归方程大致推算受试者窦房结固有心率的正常值。预计固有心率（IHR）=118.1−0.57 × 年龄，其 95% CI 为计算值的 14%（< 45 岁）或 18%（≥ 45 岁）。若低于此值则提示窦房结功能低下。

7. 心脏电生理检查

心脏电生理检查包括食管和心内电生理检查。可测定窦房结恢复时间（sinus node recovery time，SNRT）和窦房传导时间（sinoatrial conduction time，SACT）。其原理为窦房结细胞的自律性具有超速抑制的作用，超速抑制的刺激频率越快，对窦房结的抑制越明显。故当心房的超速刺激终止后，最先恢复的应是窦性节律。从最后一个心房刺激信号开始至第一个恢复的窦性 P 波之间的时间，被称为窦房结恢复时间。它反映了窦房结细胞的自律性高低。试验的方法为：停用可能影响检查结果的心血管活性药物如拟交感胺类药物、氨茶碱和阿托品类制剂，以及抗心律失常类药物 5 个半衰期以上。在受试者清醒空腹状态下，插入食管或心内电极导管，待心率稳定后，用快于自身心率 20 次 / 分的频率开始刺激，逐渐增加刺激的频率。每次刺激至少持续 30 秒，两次刺激间隔至少 1 分钟，终止刺激后观察窦性节律的恢复情况。正常成人的 SNRT < 1500 毫秒，若大于此值则提示窦房结功能低下。为排除自身心率的影响，也可采用校正的窦房结恢复时间（CSNRT），即用测量的 SNRT 减去基础窦性周期，CSNRT 正常值应 < 550 毫秒。

窦房传导时间的计算方法较为复杂，临床上有 Strass 和 Narula 两种方法。Strass 方法为：应用 RS2 刺激，即每感知 8 个自身窦性 P 波后，发放一个房性期前收缩刺激。在Ⅱ区反应内记录和测量窦性基础周长（A1A1）、期前收缩联律间期（A1A2）和回复周期（A2A3），Ⅱ区反应 = 不完全代偿间期（A1A1+A2A3 < 2A1A1）。Narula 法是取一个平均的窦性周长（记录 10 次基础窦性周长取其平均值），然后用略快于基础窦性频率 5 ~ 10 次 / 分的频率连续刺激心房（连续发放 8 ~ 10 个刺激脉冲），停止刺激后测量。SACT 的正常值通常 < 120 毫秒。

8. 直立倾斜试验

对疑似血管迷走性晕厥特别是心脏抑制型的患者，也可考虑行直立倾斜试验。

六、诊断

病窦是一多种心律失常组合的临床综合征，因而必须结合患者的临床症状、心电图及电生理检查结果综合考虑。若能证实临床症状如头晕、一过性黑矇及晕厥与缓慢性窦性心律失常密切相关，则可确定病窦的诊断。

七、治疗

1. 病因治疗

部分患者病因明确，如服用抗心律失常药物、电解质紊乱及甲状腺功能减退等，这些均可通过纠正其病因而使窦房结功能恢复。

2. 对症治疗

对于症状轻微或无症状的患者，可随访观察而无须特殊处理。对于部分症状不明显且不愿接受起搏器治疗的患者，也可给予提高心率的药物如抗胆碱能制剂阿托品、

山莨菪碱和 β 受体激动剂异丙肾上腺素、沙丁胺醇（舒喘灵）、氨茶碱等。

3. 起搏治疗

对于临床症状明显的病窦患者，起搏治疗具有十分重要的作用。需要强调的是，起搏治疗的主要目的在于缓解因心动过缓引发的相关临床症状和提高患者的生活质量。起搏器植入应有严格的适应证，对于临床症状明显且病因不可逆转或需要服用某些抗心律失常药物控制快速性心律失常的病窦患者均可考虑植入心脏永久起搏器治疗。起搏器植入治疗时，应优先选择生理性起搏模式的起搏器如 AAIR、AAI、DDD 或 DDDR 型起搏器。已有研究证实，心室起搏可增加病窦患者发生心房颤动的概率。此外，心室起搏特别是心尖部起搏由于心室激动顺序的异常和血流动力学的异常均可影响患者的心脏功能，而引发心脏的病理生理改变，临床中应尽量避免或减少心室起搏。

（宁春艳）

第二节　心房颤动

一、病因与发病机制

凡能够引起窦房结损伤、缺血、心肌病变或心房压增高、心房扩大的各种疾病，患者均可发生心房颤动，心房颤动是人类最常见的心律失常类型之一。青年人最常见的病因是风湿性心脏病，尤其是二尖瓣狭窄；老年人则常见于老年退行性心脏瓣膜病；还可见于心肌病、心肌炎、缩窄性心包炎、甲状腺功能亢进、先天性心脏病、预激综合征、冠心病等，也可见于洋地黄中毒患者。部分阵发性心房颤动可见于健康人或无明确原因，反复发作，又称为孤立性心房颤动或特发性心房颤动。在使用洋地黄过程中，若心房颤动伴室内差异性传导，提示洋地黄用量不足；若心房颤动出现室性期前收缩，心室率慢而节律齐，常提示中毒。其发生是由于心房内存在多个折返环，多发的环行激动使心房失去有效的收缩，而表现为心房颤动。其他机制，如心房内多个起搏点自律性增高尚未得到证实。心房颤动开始时，常表现为阵发性、反复发作，持续时间延长而转变为持续性或永久性心房颤动。

二、临床表现

心率慢者可无症状，或自觉心跳不规则；心室率快者可有心悸、疲乏、虚弱、头晕、无力、恶心、面色苍白等症状；严重二尖瓣狭窄者可诱发急性肺水肿。体征可有：①动脉脉搏和心搏完全不规则。②心率与脉率不一致而表现为脉短绌，心率越快则脉短绌越明显。③听诊心音强弱不等。

三、心电图表现

1. 各导联

P 波消失，代之以形态、振幅、间期完全不一的基线波动（f 波），频率为 350 ~ 600 次 / 分。心室律绝对不齐，即 R–R 间期绝对不等，一般在 120 ~ 180 次 / 分，不超过 200 次 / 分，QRS 波群一般呈室上性。f 波在心电图上可能相当显著，类似不纯性扑动，也可能非常细小，甚至看不到。一般来说，f 波越粗大，频率越低；f 波越纤细，频率越高。

2. 心房颤动伴室内差异性传导

心房颤动时，下传的心室搏动其 QRS 波群可以正常或宽大，宽大的 QRS 波群可由于同时存在束支传导阻滞、预激综合征或时相性室内差异性传导引起。心房颤动，由于室率多快速而不规则，常有 Ashman 现象，故比心房扑动更易产生室内差异性传导，而形成宽大畸形的 QRS 波群。QRS 波群多呈右束支传导阻滞图形（占 90%），其起始向量多与正常心搏一致，偶可呈左束支传导阻滞图形。前一个心动周期愈长，“联律间期”愈短，则 QRS 波群增宽愈显著，同时无代偿间歇。

3. 心房颤动伴房室传导阻滞

①心房颤动伴二度房室传导阻滞。出现不同程度的房室交界性或室性逸搏，发生在比较固定的长间歇后。R–R 间期虽长短不一，但不规则中有规律，如渐短突长或渐长突长的类文氏现象。心房颤动时 f 波频率为 350 ~ 600 次 / 分。生理性干扰、隐匿性传导是机体的保护性反应，也可造成长 R–R 间期，不能单凭 R–R 间期长短决定房室传导阻滞的存在。②心房颤动伴三度房室传导阻滞。心房颤动时，心电图示 R–R 间期相等即说明合并三度房室传导阻滞。根据起搏点部位不同，QRS 波群时间和频率也不同，心室搏动可表现为阵发性或非阵发性室性逸搏心律。室性逸搏心律的 QRS 波群宽大畸形。

4. 预激综合征伴心房颤动

①心房颤动常为阵发性。②心室率较快，常 > 200 次 / 分，节律完全不规则。③ QRS 波群时间取决于下传途径，由异常径路下传时，QRS 宽大畸形，可有典型预激综合征图形，较为常见。由正常径路下传时，QRS 波群正常，此时如伴有室内差异性传导，可使 QRS 波宽大畸形，易被误认为心房颤动沿旁路下传；也可在心电图上呈现"手风琴"现象，QRS 波群宽大与正常相间出现。

四、诊断与鉴别诊断

1. 诊断

主要依据临床表现和心电图表现。

2. 病情危重指标

心房颤动发生后可为持续性，但也有阵发性者，而后反复发作呈持续性心房颤动。心房颤动时，由于心房失去有效收缩，使心室舒张期充盈不良，故心排血量减少 25% ~ 30%，可诱发或加重心力衰竭，当心室率过快时更易发生。心房颤动发生后可能导致心房内血栓形成，尤其是二尖瓣狭窄的患者，当左心房极度增大或心室率很快时心房内更易形成血栓，血栓脱落造成动脉栓塞的发生率达 41%。孤立性心房颤动一般预后良好，但需预防发生栓塞。预激综合征伴心房颤动由于心室率极快，可引起严重血流动力学异常，甚至心室颤动和猝死。

3. 鉴别诊断

（1）心房颤动合并室内差异性传导与心房颤动合并室性心动过速：①前者心室节律绝对不齐，心室率极快时可基本规则；后者多基本规则（R–R 间期相差 0.01 ~ 0.04 秒）。②前者 QRS 波多呈三相型，呈右束支传导阻滞图形，偶可呈左束支传导阻滞图形，QRS 波群时间 < 0.14 秒，易变性大；后者多呈单相性 QRS 波群，QRS 波群时间可 > 0.16 秒，易变性小（除非是多源性室性心动过速）。③前者宽大畸形的 QRS 波群的配对间期多不固定；后者则固定，并且与室性期前收缩的配对时间相等。④前者无代偿间期，后者有类代偿间歇。⑤前者无室性融合波，后者可有室性融合波及心室夺获。

（2）心房颤动合并预激综合征与心房颤动合并室性心动过速：①前者心室率多超过 180 次 / 分；后者常 < 180 次 / 分。②前者心室节律不规则，R–R 间期相差可超过 0.03 秒；后者心室节律可稍有不均匀或完全均齐。③前者 QRS 波群形态宽大畸形，起

始部分可见预激波；后者 QRS 波群很少呈右束支传导阻滞图形，无预激波。④前者无心室夺获，后者可有心室夺获。⑤前者发作前后心电图可见到预激综合征图形，而后者可能有室性期前收缩。

（3）心房颤动合并室内差异性传导与心房颤动合并室性期前收缩：①合并室内差异性传导多发生在心室率较快时，而合并室性期前收缩多发生在心室率较慢时。②合并室内差异性传导时，QRS 波群多呈右束支传导阻滞图形，起始向量与基本心率相同；合并室性期前收缩时，QRS 波群常出现 QR 或 RS 形，波形模糊、有切迹，常在 QRS 波群起始部分已很明显。③合并室内差异性传导时，宽大畸形的 QRS 波群多紧随在长 R–R 间期后发生（即 Ashman 现象或称长 – 短周期），而后者无此规律。④心房颤动合并室内差异性传导无固定的配对间期，而合并室性期前收缩多有固定的配对间期。⑤合并室内差异传导时，QRS 波群畸形程度可有很大差别，QRS 波群时间可 > 0.12 秒，也可 < 0.12 秒；而合并室性期前收缩时，QRS 波群如果有多种形态，都是典型的室性期前收缩波形，QRS 波群时间均 > 0.12 秒。⑥心房颤动合并室内差异性传导时其后多无类代偿间歇，而合并室性期前收缩其后多有类代偿间歇。

五、治疗

1. 转复心房颤动

目前主张同步直流电转复，转复后用胺碘酮或奎尼丁维持窦性心律，胺碘酮维持率高且死亡率较低，被推荐为首选药物。也可用奎尼丁或胺碘酮行药物转复。转复的禁忌证为心房颤动持续时间过长（超过 6 个月），心房较大或合并严重心肌损害的器质性心脏病。

2. 控制心室率

控制心室率是治疗的主要目的之一，可减轻症状，增加心排血量，适用于不适宜行心房颤动转复者或转复前心室率较快者。常用药物有洋地黄类，无严重心肌功能不全者也可使用 β 受体阻滞剂或维拉帕米。β 受体阻滞剂和钙通道阻滞剂是心房颤动时控制心室率的一线药物。

（宁春艳）

第三节　阵发性室性心动过速

一、概述

室性心动过速（ventricular tachycardia，VT）简称室速，是连续3个或3个以上室性期前收缩，心率多在100次/分以上。阵发性室速呈阵发性发作。

二、病因与发病机制

见于无器质性心脏病患者的室速，称为特发性室速。但室速更常见于器质性心脏病患者，特别是冠心病心肌缺血，如急性心肌梗死和心肌梗死伴室壁瘤的患者，也可见于各种类型心肌病、心肌炎、高血压心脏病、肺心病、瓣膜病、长Q-T间期综合征、二尖瓣脱垂及电解质紊乱如低钾血症的患者。室速可见于药物中毒，如洋地黄中毒，抗心律失常药物的致心律失常作用，如奎尼丁等ⅠA类和Ⅲ类抗心律失常药；也可见于低温麻醉、心脏病、冠状动脉造影术、心脏导管检查过程中。

绝大多数室速的发病机制是由心脏的传导组织间形成折返环路造成的，部分可能与触发活动和自律性增高有关。

三、临床表现

特发性室速患者心功能良好，一般症状轻，耐受性好，预后较好。心率慢者可无症状，心率快者可有心悸、疲乏、虚弱、头晕，但多数室速对血流动力学有严重影响，发作时可伴有严重症状，除上述症状外，还可有头晕、昏厥、阿-斯综合征发作，也可有低血压、休克、急性心力衰竭，甚至恶化为心室颤动。脉搏常细弱而不规则。

四、心电图表现

①连续3个或3个以上室性期前收缩。②心室率多为150～250次/分。③QRS波宽大畸形时限超过0.12秒，有继发性ST-T改变。④通常发作突然开始。⑤2/3的患者可有室房分离。⑥也可出现室性融合波和心室夺获。

室速分类目前尚未统一，一般主张根据室速时心电图QRS波的形态分为单形性室速（QRS波的形态一致）和多形性室速（QRS波的形态不一致），根据持续时间分为非持续性室速（持续时间 < 30 秒）和持续性室速（持续时间 > 30 秒或不足 30 秒但已出现血流动力学改变）。两者结合分为单形持续性、单形非持续性、多形持续性和多形非持续性室速，又把伴有 Q–T 间期延长的多形性室速称为尖端扭转型室速。根据心电图的特点也可分为以下类型。

1. 短阵室性心动过速

①连续出现 3 ~ 7 次室性期前收缩，随即恢复窦性心律，持续时间 < 30 秒。②约 60% 的患者可以采用程序刺激来诱发同型的短阵室性心动过速。③可以来自良性束支内大折返，也可以来自有危险性的室内微小折返。

2. 反复发作型连续的室性心动过速

①突然发作，又突然终止，两次发作之间有较长时间的休止期。②持续时间为数分钟至数天。③ 90% 可采用程序刺激诱发出与原心电图相同类型的室性心动过速。该型室速几乎均伴有器质性心脏病，预后较差。

3. 尖端扭转型室性心动过速

① QRS 波群形态、振幅不断改变，隔 3 ~ 10 次心搏围绕基线扭转其波峰的方向（电轴偏移 180°）。②心动过速以 R on T 或 R on P 的室性期前收缩所诱发，心率 200 ~ 250 次 / 分，R–R 间期不规律，可自动停止。③基本心律时有 Q–T 间期延长，U 波增大。

4. 并行心律型室性心动过速

①心动过速间歇出现，频率 70 ~ 140 次 / 分，诱发室速的室性期前收缩的配对时间不一致。②心动过速之间的间歇为心动过速 R–R 间期的整倍数。③经常出现室性融合波，也可见到房性融合波。④此类患者绝大多数可查出有器质性心脏病。有的患者可以维持数年之久。

5. 双向性室性心动过速

心动过速时交替出现电轴明显左偏和右偏的 QRS 波群，称为双向性心动过速。①心室率快而规律，100 ~ 200 次 / 分。②心前区导联 QRS 波呈右束支传导阻滞型，而肢体导联 QRS 电轴呈交替性改变（–90° ~ –60° 和+120° ~ +130°），致使 QRS 波正向与负向交替出现。患者多有严重心脏病变。它也是洋地黄中毒的特征性心律失常之一。此型心动过速的起源有两种可能：一种起源于心室，另一种起源于房室交界区持久性右束支传导阻滞与交替性左前分支与左后分支阻滞。

五、诊断与鉴别诊断

1. 诊断

主要依据临床症状和心电图表现。

2. 病情危重指标

无器质性心脏病的室速，特别是非持续性室速一般预后良好。器质性心脏病患者的室速，特别是持续性室速和尖端扭转型室速预后不良，是猝死发生的常见原因之一；频发、快速、复杂或伴有血流动力学异常的室速预后较差；严重器质性心脏病者的室速和某些原发不稳定型患者发生的室速预后更差，可导致患者死亡。

3. 鉴别诊断

（1）室性心动过速与室上性心动过速伴差异性传导的鉴别

支持室上性心动过速伴差异性传导的表现有：①增强迷走神经紧张度可使心动过速减慢或终止。②起始有提早的 P’波。③ R–P’间期≤ 100 毫秒。④ P’和 QRS 速率和节律的关系提示心室激动取决于心房冲动的发放。⑤ V_1 导联 QRS 波群呈 rsR 和 rSR 型。⑥长 – 短周期顺序。

支持室性心动过速的表现有：①室性融合波。②心室夺获波。③房室分离或室房阻滞。④ P 波和 QRS 速率及节律关系提示心房激动来自窦房结的正常传导或室房逆传。⑤ QRS 为右束支传导阻滞图形时 QRS 时限 > 140 毫秒。⑥ QRS 呈左束支图形时，QRS > 160 毫秒。⑦胸前导联正向同向性。⑧极度电轴左偏（–180° ~ –90° ）。⑨左束支传导阻滞加上电轴右偏。⑩心动过速时的宽 QRS 图形与窦性心律时存在束支传导阻滞时的 QRS 波不同。⑪心动过速 QRS 为左束支传导阻滞图形时，自 V_1 的 QRS 起点至 S 最低点≥ 70 毫秒；S 波粗钝。

（2）阵发性室性心动过速与心室扑动的鉴别：心室扑动的频率较阵发性室性心动过速快，且前者 QRS 波群与 ST–T 不能分开，而后者可以分开。

六、治疗

（1）对特发性非持续性室速治疗同一般良性室性期前收缩。单形持续性室速可采用 I 类或Ⅲ类抗心律失常药，射频消融术也有良好治疗效果，在一些患者可获得根治。

（2）对一些器质性心脏病患者，除应积极治疗原发病外，对合并有血流动力学意义的室速或有预后意义的室速应予积极治疗。已证实Ⅲ类抗心律失常药可改善预后，

β 受体阻滞剂对冠心病患者合并的室性期前收缩、室速有预防猝死的作用。Ⅰ类抗心律失常药有治疗室速的效果，并可用来预防复发，但未能证实可改善预后、减少死亡。采用直流电转复室速安全有效，转复前后用药物预防复发。采用 Holter 或电生理检查指导的药物治疗有较大意义。

（3）对猝死高危者或猝死复苏成功者应使用植入型心脏复律除颤器（ICD）进行治疗，可预防猝死。

（张忆雪）

第四节　阵发性室上性心动过速

一、概述

异位兴奋点自律性增加或发生连续折返激动时，产生连续 3 个或 3 个以上的期前收缩，称为阵发性心动过速。根据心动过速的起源部位可分为房性、交界性和室性心动过速，前两种可通称为阵发性室上性心动过速（PSVT）。PSVT 中 90% 以上为房室结内折返性心动过速（AVNRT）和房室折返性心动过速（AVRT）。阵发性室上性心动过速是一种常见的心律失常，它是因心跳突然急剧加快所引起的一系列临床表现。此病常见于没有器质性心脏病的患者，年轻人多于老年人，女性稍多于男性。现已证明阵发性室上性心动过速与某种先天性心脏结构异常有关，而这种微小结构上的改变，大多数情况下不经特殊检查是发现不了的。

二、诊断

（一）症状

（1）阵发性发作，突然发生和突然消失，发作时心率为 160 ~ 220 次 / 分，心律规则。发作可持续数分钟或数日，但极少有长期持续者。

（2）发作时有心悸、心前区不适（或心绞痛）、眩晕，发作持续时间长时，血压常下降，并可有心力衰竭。

（3）压迫颈动脉窦或其他刺激迷走神经的方法，如有效，可使心率立即恢复正常；如无效，心率保持不变；极少数患者在恢复正常心率前可有心率轻度减慢。

（二）体征

一般情况下，阵发性室上性心动过速患者无特殊的阳性体征。

（三）辅助检查

1. 实验室检查

血、尿、便等常规检查均无异常。肝肾功能、血电解质、血糖、凝血常规、肝炎病毒、梅毒抗体、艾滋病抗体检测等相关检查，主要是为射频消融术做术前准备。

2. 特殊检查

（1）AVNRT 心电图特点：QRS 频率 150 ~ 250 次 / 分，节律规则；QRS 形态与时限均正常，但心室率过快发生室内差异传导，或窦性激动伴有束支传导阻滞时，QRS 波可宽大畸形，可见逆行 P’波，常重叠于 QRS 波群内或位于终末部。电生理检查时心动过速能被期前刺激诱发和终止。R–P’间期 < 70 毫秒，房室交界区存在双径路现象。后者表现为房室传导曲线中断。同一频率刺激时，出现长短两种 S–R 间期，相差 > 50 毫秒。

（2）AVRT 心电图特点：QRS 波频率 150 ~ 250 次 / 分，节律规则；QRS 波群时限正常时为房室顺传型 AVRT，QRS 波群宽大畸形和有 delta 波时为房室逆传型 AVRT；可见逆行 P’波，R–P’间期一般 > 110 毫秒；电生理检查时，心动过速能被期前刺激诱发和终止，R–P’间期常 > 110 毫秒。

（四）诊断要点

（1）有突然发作、突然终止的特征，发作时伴有心悸或心前区扑动感、眩晕。发作时经刺激迷走神经可终止心动过速。

（2）有典型的心动过速发作时的心电图特征。

（3）食管心房调搏，能复制出心动过速的心电图特征。

（五）鉴别诊断

1. 窦性心动过速

一般心率很少超过 150 次 / 分，且受呼吸、运动及体位影响，心电图可见窦性 P 波出现，可助鉴别。

2. 室性阵发性心动过速

心率很少超过 200 次 / 分，压迫颈动脉窦心率不变，常见于冠心病，特别是急性心肌梗死等有器质性损伤的心脏病患者，心电图可有室性心动过速的特征性改变，可助鉴别。

3. 心房扑动及心房颤动

心电图可助鉴别。

三、治疗

（一）急性发作期的处理

1. 兴奋迷走神经的方法

（1）压迫颈动脉窦：患者取卧位，颈后垫一枕头，头稍向左侧，操作者手指压于患者的右颈动脉窦处（相当于甲状软骨上缘水平的颈动脉搏动处），每次压迫时间不超过 15 秒。压迫时，注意观察心率的变化，发现心率突然减慢，立即停止压迫。如无效，可在左侧试之，但不能两侧同时压迫。加压前须听诊颈动脉区，如有血管杂音或颈动脉病变、过敏史者不应做该手法治疗，老年人也不宜用。

（2）压迫眼球：嘱患者眼球向下（往下肢方向），操作者用拇指压迫一侧眼球上部，时间 10 ~ 15 秒，如无效可试另一侧，可连续压迫数次，发现心率突然减慢，立即停止压迫。须注意该法偶可引起视网膜剥离。青光眼、高度近视患者禁用，老年人也不宜用。

（3）屏气：对发作较频繁但每次持续时间较短者，可教会患者使用 Valsalva 屏气法，即嘱患者深吸一口气，关闭声门后再用力呼出，在动作结束时，可出现心排血量升高，从而兴奋迷走神经。也可用冷（冰）水浸面使发作终止。

（4）刺激咽部：诱发呕吐反射。

（5）β 受体阻滞剂：普萘洛尔或美托洛尔，静脉推注；也可用超短效 β 受体阻滞剂艾司洛尔，0.5 mg/kg 静脉推注，作用短暂，更适用于终止室上性心动过速发作的治疗。

（6）其他：也可用地尔硫䓬或胺碘酮静脉推注。

2. 抗心律失常药物

（1）普罗帕酮：适用于治疗各类型折返性 PSVT，特别是 AVRT。普罗帕酮 35 ~ 70 mg（或 1 ~ 2 mg/kg）直接静脉推注，也可用普罗帕酮 35 ~ 70 mg 加入 5% ~ 10% 葡萄糖注射液 20 mL 后静脉推注。无效者，20 分钟后可重复上述剂量，每日最大应用剂量不超过 350 mg。不良反应有恶心、呕吐、味觉改变、头晕等。

（2）维拉帕米：适用于 AVNRT 和顺向型 AVRT，不宜应用于逆向型 AVRT。维拉帕米 5 mg 静脉推注；如无效，15 分钟后可再用 5 mg 静脉推注，此药终止室上性心动过速的有效率为90%以上。维拉帕米推注过快或过量时，可引起心动过缓、房室传导阻滞甚至心脏停搏，也可引起血压下降、诱发心力衰竭等。病窦、二至三度房室传导阻滞、心力衰竭、心源性休克忌用。

（3）腺苷三磷酸（ATP）：主要用于AVNRT及顺向型AVRT。ATP 5 ~ 20 mg静脉推注，一般为经肘静脉快速推注（弹丸式）；也可用腺苷6 ~ 12 mg静脉推注。大多数患者应用后可有胸闷、呼吸困难、面色潮红、头痛、窦性心动过缓、房室传导阻滞等不良反应。

（4）洋地黄：适用于伴有心功能不全的AVNRT、顺向型AVRT，不适用于逆向型AVRT。毛花苷C 0.4 ~ 0.8 mg加入5%葡萄糖注射液20 mL中，缓慢静脉推注。

3. 同步电除颤复律

发作时有休克、心力衰竭、心绞痛、晕厥者，或经过上述治疗无效者应予电复律。休克者于电除颤前先行升压治疗。

4. 其他

对于非发作期间心电图示明显预激波者，在室上性心动过速发作时应谨慎并避免应用洋地黄、β受体阻滞剂、维拉帕米及地尔硫䓬；有心房颤动发作史者尤须注意。对于隐匿性预激波者，治疗方法与一般室上性心动过速相同。

（二）预防发作的措施

（1）偶有发作者，无须长期应用药物预防。

（2）发作频繁者，当发作控制后，可用下列药物之一维持：维拉帕米、洋地黄类、普罗帕酮、β受体阻滞剂。口服Ⅰc类、Ⅲ类和Ⅰa类抗心律失常药物能有效减少室上性心动过速的发作。但随着射频消融治疗术的广泛应用，口服药物预防已少用。射频消融术可根治室上性心动过速，其有效率超过95%。

（3）发作频繁而顽固者可采取以下措施。①射频治疗：可根治其发作，先行电生理检查，如为预激综合征者，定位后做射频消融治疗；如为房室结双径路者，可做射频房室结改良术。②起搏治疗：用抗心动过速起搏方法，对上述治疗无效或有明显转复后心动过缓的患者适用。

（宁春艳）

第五节　预激综合征

一、概述

预激综合征（preexcitation syndrome）又称 WPW 综合征（Wolff-Parkinson-White syndrome），于 1930 年由 Wolff、Parkinson 和 White 3 位医师首次报道，是指心房的冲动使整个心室或心室的某一部分提前激动，或心室的冲动使整个心房或心房的某一部分提前激动。预激综合征发病率随年龄增长而逐渐降低，大部分发生在 50 岁前，儿童更多见和早发。男女发病率之比为（1.5 ~ 2.5）：1。约 65%的青少年和 40%的 30 岁以上的患者仅有心电图检查的预激表现而无临床症状，称为无症状性预激综合征。仅少数可发生严重心律失常，甚至猝死，称为症状性预激综合征。最常见的为顺向型房室折返性心动过速，其次为逆向型，少数合并心房颤（扑）动，并且易诱发心室颤动而猝死。

二、病因与发病机制

预激综合征除了见于无明确病因的患者外，也见于有明确疾病特别是心脏病的患者。但预激综合征的真正病因尚未完全明确。多年研究显示，预激综合征的发生是多因素共同作用的结果，胚胎性房室连接的残留是基础，可因疾病、代谢、运动等而发生预激综合征。

（一）先天性心脏病

先天性心脏病患者预激综合征的发生率显著高于普通人群的平均发生率。预激综合征有 32% ~ 46%与先天性心脏病有关，其中最常见的是 Ebstein 畸形。房室环发育缺陷可导致先天性心脏病与预激综合征并存。其他合并预激综合征的先天性心脏病有冠状静脉瘤、室间隔缺损、房间隔缺损、法洛四联症、大动脉错位、纠正性房室移位、房室沟（管）缺陷、单心室、三尖瓣闭锁、复杂的主动脉缩窄、镜面右位心、伴有二尖瓣关闭不全、房间隔缺陷的马方综合征。

（二）获得性心脏病

5% ~ 10%的肥厚型心肌病患者存在预激综合征，局部肥大的心肌扰乱了房室环处正常心肌，电生理的不连续性可能是其基本的发病机制。其他与预激综合征发生有关的获得性心脏病有风湿性心脏病、冠心病、高血压心脏病、扩张型心肌病、病态窦房结综合征、甲状腺功能亢进性心脏病等，发病机制可能与心脏负荷、心脏形态、心肌纤维化、自主神经功能失调有关。

（三）外科手术

外科手术导致的房室连接是产生预激综合征的形态学基础，如给予术前无预激综合征的三尖瓣闭锁患者行 Fontan 手术，术后患者出现预激综合征，电生理检查显示房室旁路位于手术后的心房和心室吻合部位，外科手术分离或冷冻消融可消除。心脏同种移植后发生的预激综合征几乎均为供体心脏本身存在引起预激综合征的房室旁路，因其房室旁路多位于左侧，且前传不应期较长，术前不易发现。

（四）肿瘤性疾病

（1）横纹肌瘤最常见的心脏表现是预激综合征，其瘤细胞具有类似于浦肯野细胞的传导能力，通过三尖瓣叶从右心房延伸至右心室，构成了预激综合征发生的细胞学基础。

（2）大嗜酸性细胞瘤实际是多灶性浦肯野细胞肿瘤的变异型，也易伴发预激综合征。

（3）嗜铬细胞瘤因分泌儿茶酚胺影响心肌细胞结构和代谢的完整性，使其心电生理不稳定，引起房室旁路传导加快而引发预激综合征，尤其是存在非对称性心肌肥厚时。

（五）妊娠

妊娠作为诱发预激综合征的诱因是明确的，可能的机制如下。

（1）妊娠时血容量增加，容量负荷过重，心率加快而诱发折返通道上的单向阻滞。

（2）紧张、焦虑、恐惧等通过脑垂体－肾上腺轴激活交感神经系统，具有潜在的产生心律失常的效应。

（3）妊娠期内分泌的改变，如雌激素水平增高，可通过增加肾上腺素受体的数目及亲和力，使肾上腺素神经的敏感性增高，进而改变折返环上的不应期与传导速度而引发预激综合征。

（六）遗传病

（1）线粒体病常合并预激综合征，如莱伯遗传性视神经病变，尤其是 3460 线粒体脱氧核糖核酸（DNA）突变者，预激综合征发生率高达 11%，线粒体脑肌病伴高乳酸血症和卒中样发作（MELAS）患者预激综合征的发生率高达 14%。

（2）结节性硬化症是一种常染色体显性遗传病，也可产生预激综合征，但临床上少见。

（3）家族性肥厚型心肌病合并预激综合征常见。

（七）代谢因素

代谢障碍是引起预激综合征心动过速的常见原因。有研究发现，心肌代谢中游离脂肪酸与预激综合征的心动过速呈相关性。水、电解质、酸碱平衡紊乱也可能是引发预激综合征的因素，可使不完全性或隐匿性预激综合征转化为典型预激综合征，发病机制与心肌电生理特性的变化有关。

（八）其他因素

类风湿关节炎引起心脏损害、新生儿心脏发育不完善、运动（运动后预激综合征消失）与身体姿势改变房室结不应期等，都可能是预激综合征的影响因素。

三、临床表现

预激综合征本身并无症状，但可导致房室折返性心动过速、心房扑动与心房颤动等快速性室上性心律失常发作。并发房室折返性心动过速时，可呈发作性心悸。并发心房颤动与心房扑动时，若冲动经旁道下传，由于旁道前传不应期短，且不似房室结有减慢传导的特性，故可产生极快的心室率，可快达 220 ~ 360 次 / 分，甚至变为心室颤动，发生休克、晕厥与猝死。运动、焦虑、酒精等刺激交感神经可能进一步缩短旁道不应期，加快心室率。

四、心电图表现

（一）不同传导旁路的心电图特征

1. 房室旁路（Kent 束）

房室旁路为经房室环直接连接心房和心室的传导旁路，大多数位于左右两侧房室沟或间隔旁，引起典型预激综合征的心电图表现。

（1）窦性心律时 P–R 间期缩短，时限 < 0.12 秒。

（2）QRS 波群增宽，时限 ≥ 0.12 秒。

（3）QRS 波群起始部分粗钝，为预激波（delta 波）。

（4）ST–T 波呈继发性改变，与 QRS 波群主波方向相反。

按胸导联 QRS 波群的形态将典型预激综合征分成 A 型、B 型、C 型。① A 型预激综合征表现为所有胸前导联 delta 波和 QRS 波群主波均呈正向，提示左心室后壁预激。② B 型预激综合征为右胸导联 delta 波和 QRS 波群主波呈负向，左胸导联呈正向，提示右心室后底部预激。③ C 型预激综合征的表现与 B 型预激综合征相反，即右胸导联

delta 波和 QRS 波群主波呈正向，左胸导联呈负向，提示左心室前侧壁预激。

2. 房结旁道（James 束）

房结旁道为心房与房室结下部或房室束的通道，可能为后结间束部分纤维所形成。这种心电图又称为变异型预激综合征、LGL 综合征或短 P–R 间期综合征。临床上少见。心电图特征为：① P–R 间期 < 0.12 秒。② QRS 波群正常，无预激波。③无继发性 ST–T 改变。

3. 结室或束室连接（Mahaim 纤维）

结室或束室连接起自房室交界区而终止于心室肌，分为两种类型：起自房室结而终止于心室肌者称为结室纤维型，起自希氏束或其分支终止于心室肌者称为束室纤维型。心电图特征为：① P–R 间期正常。② QRS 波群增宽，时限 > 0.12 秒，有预激波。③伴有 ST–T 波继发性改变。

（二）特殊类型的预激综合征

1. 间歇性预激综合征

①心电图上的 delta 波时有时无。旁路的一度前向阻滞可造成 delta 波变小；二度Ⅰ型前向传导阻滞可造成 delta 波周期性从小变大，二度Ⅱ型前向传导阻滞则可见典型的间歇性 delta 波（2 ： 1 或 3 ： 1）；三度前向传导阻滞时 QRS 波完全正常。②少数情况下，在同一导联上出现各种不同宽度的 QRS 波群。

2. 隐匿性预激综合征

隐匿性预激综合征是指旁路存在永久性前向传导阻滞，仅能逆向传导，心电图上无 delta 波。但在反复发作心动过速或室性期前收缩时出现偏心性激动及延迟的V–A 间期，由此提示旁路的存在。隐匿性旁路逆向传导的有效不应期随心动周期的缩短而缩短，极易逆传出现心动过速，并且不需期前收缩诱发。

3. 潜在性预激综合征

旁路有前传能力，但体表心电图平时无明显 delta 波的表现，仅在实施心房程序刺激或应用兴奋迷走神经的方法或非二氢吡啶类钙通道阻滞剂阻滞正常房室传导时，才能显示明显 delta 波的心电图表现。

五、危险分层

无症状性预激综合征发生心源性猝死的危险很低，而症状性预激综合征发生心源性猝死的危险性显著增高。对未接受导管消融的症状性预激综合征患者随访 5 年发现，严重血流动力学障碍的发生率为 1.1%，均为心房颤动快心室率和心室颤动，表明症状性预激综合征存在心源性猝死的风险，有着明确的不良预后。因此，对预激综合征患者进行危险分层以识别高危患者十分重要。目前建议：对于预激综合征患者要合理进行心电学检查，结合人口学特征和病史，早期进行危险分层，对预激综合征的高危患者给予有效治疗，以避免心源性猝死的发生；对于高危职业者应该在就业前进行心电学常规检查，儿童在入学前进行体表心电图检查，以早期发现预激综合征；对于有明确的心悸症状伴低血压、晕厥的患者，长程动态心电图和置入式动态心电图及电生理检查具有重要价值。

（一）高危的人口学特征与病史

儿童和年轻人（年龄 < 30 岁）、男性、心房颤动病史、晕厥史、伴有先天性或其他心脏病、家族性预激综合征，以及高危职业者（如运动员、飞行员、潜水员、高空作业及带电作业等人员）是高危人群。

（二）心电图检查

（1）识别单条旁路还是多条旁路，如心电图上表现为不同形态的预激波，或出现不能解释的心电图旁路定位，多提示多条旁路，多条旁路是易发心室颤动的危险因素。

（2）检出心房颤动尤其是阵发性心房颤动，对于预激综合征伴发心房颤动的患者容易诱发心室颤动而导致心源性猝死。

（3）发现间歇性预激综合征，提示旁路的传导性较差，属于低危的标志，但如果有症状，也应当考虑电生理检查以进一步评估。

（4）测定心房颤动发作时的最短预激 R-R 间期（SPRRI），SPRRI < 250 毫秒与发生心室颤动高度相关，是心源性猝死的危险因素。长程动态心电图检查和置入式动态心电图仅用于常规检查不能发现的高危患者。

（三）运动试验

运动可兴奋交感神经而增强房室结传导，室上性激动经房室结下传，旁路传导可减弱，甚至消失。仅有运动试验中突然并且完全消失的预激波方可提示旁路有较长的前向有效不应期，预示发生心房颤动时心室率不会过快，心室颤动的危险性较低。

（四）药物试验

应用钠通道阻滞剂测定旁路的传导性能，如果药物可阻断旁路传导，提示旁路的前向有效不应期较长。因该试验特异性较差，目前已不常规应用。

（五）心脏电生理检查

心脏电生理检查主要用于诱发房室折返性心动过速、心房颤动，测定旁路的数量、有效不应期、SPRRI 和心房起搏下 1 ∶ 1 的旁路传导频率。适用于无创检查仍不能明确旁路数量和性能的患者，以及症状性预激综合征患者。SPRRI 在 220 ～ 250 毫秒多见于有心搏骤停的预激综合征患者，SPRRI ≤ 220 毫秒与心室颤动密切相关，检测 SPRRI 有助于识别高危患者。旁路有效不应期的预测价值较 SPRRI 低。

六、诊断与鉴别诊断

预激综合征可根据心电图变化、心脏超声及心脏电生理检查做出诊断。预激综合征的心电图改变可酷似心室肥大、束支传导阻滞、心肌缺血和心肌梗死。注意到 P-R 间期缩短、预激波（delta 波）的出现和 QRS 波群增宽三联征，不难识别预激综合征的存在。

（一）类似心室肥大

预激综合征由于心室除极过程变化，可引起 R 波电压明显增高和继发性 ST-T 改变，可酷似右心室肥大和左心室肥大。

1. 右心室肥大

A 型预激综合征可酷似右心室肥大，但无右心房肥大、电轴右偏等改变。

2. 左心室肥大

B 型预激综合征可酷似左心室肥大，除预激综合征的三联征外，与左心室肥大无明显不同。

（二）类似束支传导阻滞

预激综合征可类似左束支传导阻滞或右束支传导阻滞，除预激综合征的三联征外，P-J 间期≤ 0.26 秒，而束支传导阻滞 P-J 间期 > 0.27 秒。此外，右束支传导阻滞在 V_1 导联出现 rSR’ 三相波，左束支传导阻滞在 V_5、V_6 导联 R 波顶端出现切迹，预激综合征除 QRS 波群起始部分出现顿挫外，很少出现三相波，也不在 R 波顶部出现切迹。

（三）类似心肌缺血

预激综合征可引起继发性 ST-T 改变，易被误诊为心肌缺血，特别在心电监护时，预激综合征间歇出现，酷似一过性心肌缺血。注意到预激综合征三联征的特点，不难进行鉴别。此外，预激综合征引起的 ST-T 改变为继发性，即在 QRS 主波向上的导联出现 ST 段压低和 T 波倒置，而心肌缺血的 ST-T 改变为原发性，与 QRS 主波方向无关。T 波改变的形态对鉴别诊断也很有价值，“冠状 T”只见于心肌缺血，罕见于无并发症的预激综合征。

（四）类似心肌梗死或掩盖心肌梗死

由于预激波向量波动于 -70° ～ +120° ，可在许多导联产生负性波折，类似病理性 Q 波，酷似不同部位的心肌梗死。例如，当预激波向量位于 -70° 时，除极波朝向Ⅱ、Ⅲ、aVF 导联的负极，故在这些导联产生类似病理性 Q 波的负性波折，酷似下壁心肌梗死；当预激波向量位于 +120° 时，可在Ⅰ、aVL 导联产生负向波折类似病理性 Q 波，又酷似高侧壁心肌梗死。此外，预激综合征可类似正后壁心肌梗死、前间壁心肌梗死等。以下两点有助于预激综合征与心肌梗死的鉴别：①仔细观察各个导联，预激综合征在某些导联可看到正向预激波；②预激综合征的 ST-T 改变为继发性，且不会出现弓背向上 ST 段抬高与“冠状 T”。

当预激波向量与心肌梗死向量方向相反时，可抵消梗死向量，从而掩盖心肌梗死的心电图改变。预激综合征患者疑有心肌梗死时，应采用药物阻断旁路传导，消除预激图形，以求做出明确诊断。

（五）Mahaim 型预激综合征类似频率性左束支传导阻滞

Mahaim 型预激综合征的主要心电图表现为频率性左束支传导阻滞，当窦性心律增速时出现左束支传导阻滞，而窦性心律减慢时室内传导恢复正常。不同于一般的左束支传导阻滞，患者年龄轻，无器质性心脏病证据。心电图出现左束支传导阻滞时电轴明显左偏，Ⅱ、Ⅲ、aVF 导联呈 QS 型；Ⅰ、aVL 导联呈 R 型；V_1 导联 R 波短小，其后 S 波急速下降。

（六）不典型预激综合征被漏诊或误诊

典型的预激综合征由于“三联征”的存在，不难诊断，但有些预激综合征心电图表现不够典型可能被漏诊，也可能被误诊为其他疾病。对 delta 波不明显疑为预激综合征的患者应注意以下几点：

1. 加强旁路前传和增加心室预激成分

采用药物（如腺苷等）兴奋迷走神经抑制房室结传导，可加强旁路前传，使心室预激图形变得明显。

2. 注意一些细微的诊断线索

当 QRS 起始 delta 波不明显而 V_6 导联间隔性 Q 波消失时，提示预激综合征的存在。使用此项诊断标准时应注意两点：①Ⅰ、aVL、V_6 导联均无间隔性 Q 波，V_6 导联记录不到 Q 波，应继续向侧胸部描记，直至腋后线；②左侧旁路有时在 V_6 导联产生 rSR’型，不要将 S 波误认为 Q 波。

七、治疗

（一）预激综合征发作时的处理

预激综合征发作时的药物治疗应根据情况选择延长房室结或旁路传导时间与不应期的药物，打断折返环，从而终止心动过速或减慢心房扑动、心房颤动的心室率。

（1）当预激综合征并发顺向型房室折返性心动过速时，其治疗与一般室上性心动过速相同。首先尝试迷走神经刺激，无效时选用维拉帕米、普萘洛尔等。这些药物选择性作用于房室结，延长房室结传导时间或不应期，对旁道传导性无直接影响。腺苷应慎用，因为其可能诱发快心室率的心房颤动。

（2）当预激综合征并发逆向型房室折返性心动过速时，选用Ⅰa、Ⅰc 类或Ⅲ类（如普罗帕酮、索他洛尔、胺碘酮等），这些药物可延长旁道不应期。Ⅰc 类或Ⅲ类药物同时延长房室结不应期，对顺向型和逆向型房室折返性心动过速均有作用。使用阻断房室结的药物可终止发作，但一般不用，因可能在发生心房颤动时导致心室率加快而诱发心室颤动。

（3）预激综合征患者发作经旁道前传的心房扑动与心房颤动，可伴极快的心室率而导致严重血流动力学障碍，应立即行电复律。药物宜选择延长旁路不应期的药物，如Ⅰa（普鲁卡因胺）、Ⅰc（普罗帕酮）或Ⅲ类（胺碘酮、伊布利特）等。洋地黄、钙通道阻滞剂和 β 受体阻滞剂等通常用于减慢房室结传导的药物，并不能阻断旁道传导，甚至可加速旁道传导，从而加速预激综合征合并心房颤动的心室率，甚至诱发心室颤动，因而不主张应用。

（二）预激综合征的长期治疗

射频消融术消融房室旁道，打断折返环路，已成为首选的根治方法。所有预激综合征患者只要本人同意均可做导管消融治疗。

（1）预激综合征无症状者，可以不行电生理检查或治疗，也可以行导管消融治疗。

（2）预激综合征合并心房颤动并快速心室率者，或者发生 AVRT 者，建议行导管消融治疗。

（3）患者坚决拒绝导管消融且发作频繁，症状重时才考虑长期药物治疗，可选Ⅰc类或Ⅲ类抗心律失常药物，不宜选β受体阻滞剂、钙通道阻滞剂和洋地黄。对于偶发的AVRT（无显性预激）如患者不愿意导管消融，可以不长期服药治疗，仅在发作时给予相应处理。

（宁春艳）

第四章　心内科急危重症

第一节　心搏骤停与心肺复苏

一、心搏骤停的病因

1. 心源性心搏骤停

心血管疾病是心搏骤停的最常见原因。心源性猝死至少 80%是由冠心病及其并发症引起的，其余不到 20%由其他心血管疾病所致，如先天性冠状动脉异常、冠状动脉炎、先天性心脏病、马方综合征、心肌病、心肌炎、心脏瓣膜病、心力衰竭、主动脉夹层、病态窦房结综合征、预激综合征、长 Q–T 间期综合征、Brugada 综合征等。心血管疾病导致的心搏骤停多由心律失常所致，严重的心律失常尤其是室性心动过速与心室颤动是心搏骤停的主要原因。老年人的心搏骤停常有慢性心血管疾病，儿童和青少年多见于遗传性疾病如长 Q–T 间期综合征、短 Q–T 间期综合征、Brugada 综合征、致心律失常性右心室心肌病、肥厚型梗阻性心肌病、遗传性儿茶酚胺依赖性心动过速等。

2. 非心源性心搏骤停

①严重的电解质紊乱和酸碱平衡失调，易导致心律失常的发生而引起心搏骤停，如高钾或低钾血症、高钙或低钙血症、高镁或低镁血症均可引起；②脑卒中；③严重呼吸系统疾病和各种原因的窒息；④各种原因的休克、过敏反应；⑤中毒或药物过量；⑥严重创伤、手术和麻醉意外；⑦突发意外事件如雷击、触电、溺水、低温等。

儿童发生非心源性心搏骤停的原因多为呼吸道疾病如窒息、哮喘和呼吸道感染。

二、心搏骤停的诊断

1. 心搏骤停的临床过程分期

（1）前驱期：心搏骤停前数天至数周甚至数月的前驱症状，如心绞痛、气促、心悸等。前驱症状提示心血管病的危险，而不能预测心源性猝死的发生。部分患者无前驱症状。

（2）发病期：心血管状态急剧恶化至心搏骤停前的时间段，病因不同，表现各异。心搏骤停可发生于瞬间而事前毫无预兆，绝大部分为心源性。在猝死前数小时或数分钟内常有心电活动的异常改变，其中以心率加快和室性异位搏动增多最常见，少数以循环衰竭发病。

（3）心搏骤停期：特征为意识突然丧失，需要立即抢救。

（4）生物学死亡期：其时间长短主要取决于原发病的性质。心搏骤停后 4 ~ 6 分钟，大脑开始发生不可逆的损害，随后数分钟过渡到生物学死亡。早期心肺复苏（CPR）和早期除颤是抢救成功的关键。CPR 成功后患者死亡的最常见原因是中枢神经系统损伤，缺氧性脑损伤和继发感染约占死因的 60%，低心排血量约占死因的 30%，而心律失常复发致死仅为 10%。

2. 心搏骤停的主要表现

心搏骤停→心音消失 + 脉搏扪不到 + 血压测不出→意识突然丧失伴有或不伴有抽搐（多发生于 10 秒内）→呼吸断续（叹息样）至停止（20 ~ 30 秒）→昏迷（≥ 30 秒）→瞳孔散大（30 ~ 60 秒）→此时并未到生物学死亡期（仍有复苏的可能）。复苏的成功率主要取决于：复苏开始的时间，心搏骤停发生的场所，心电活动的类型（心室颤动、室上性心动过速、无脉性心电活动或心室停顿），心搏骤停前患者的临床情况，包括有无严重的重要脏器疾病。

三、心搏骤停的心电图类型

根据心搏骤停时心电图的不同表现，心搏骤停分为心室颤动 / 无脉性室上性心动过速、无脉性心电活动和心室停顿 3 种类型，针对不同类型，CPR 救治措施有所不同。

1. 心室颤动 / 无脉性室上性心动过速

心搏骤停早期，心室颤动 / 无脉性室上性心动过速约占 80%，复苏成功率最高，是心搏骤停的最常见的类型。

2. 无脉性心电活动（PEA）

PEA 即心脏电机械分离。心脏有持续的电活动，但无有效的机械收缩功能，常规方法不能测出血压和脉搏。心室肌可断续出现慢而微弱的不完整收缩，心电图上间断出现宽大畸形、振幅较低的 QRS 波群，频率 < 20 次 / 分。PEA 在心搏骤停中约占 30%。常为急性左心衰竭的终末期表现，也见于低血容量、心脏压塞、大面积肺栓塞、张力性气胸。心电图表现为心脏起搏点逐渐下移，从窦房结移至浦肯野纤维，最终心室停顿。需注意的是，应区别低血容量、心脏压塞、张力性气胸等可逆性原因引起的心搏骤停。

3. 心室停顿

心电图呈直线，无心室波，但可见心房波，多在心搏骤停 3 ~ 5 分钟出现。复苏成功率远较心室颤动为低，常为临终前的心电图表现形式。

四、不同阶段生命支持的内涵

1. 基础生命支持（basic life support，BLS）

BLS 是为维持生命指征而采取的最基础的救治方法，主要通过简单易行的人工措施维持人体基本需求的呼吸和循环支持，如胸外心脏按压（以下简称胸外按压）、人工呼吸与电除颤，达到初步维护重要脏器（脑、心、肾）功能的目的，为进一步救治创造条件。

2. 高级生命支持（advanced life support，ALS）

ALS 是在 BLS 的基础上，为使自主循环和（或）呼吸、循环功能得到维持或恢复，采取的进一步救治措施，如建立高级气道、机械通气、静脉应用药物等。专业急救人员的参与是其得以实施的必要条件。高级生命支持主要指高级心血管生命支持（advanced cardiovascular life support，ACLS），高级生命支持与高级心血管生命支持在 CPR 方面具有相同的含义。

3. 延续生命支持（prolonged life support，PLS）

建立和维持更有效的通气和血液循环后，使用药物、治疗设备及其他可利用的复苏手段，以维持气道通畅，保证呼吸和循环功能得到充分支持，维持机体内环境的稳定，改善器官的功能，加速神经组织、细胞结构和功能的恢复，并最大限度地恢复高级神经功能，使患者重新获得生活和工作的能力。脑复苏是其中的关键，需要危重医学科、神经内科、心内科、呼吸科、泌尿内科等多个专业的共同参与。

4. 心血管急救成人生存链

早期识别与求救（立即识别心搏骤停并启动紧急救援系统）→早期 CPR（尽早进行 CPR，重在胸外按压）→早期除颤（尽早获取 AED）→早期高级生命支持→综合的心搏骤停后治疗（多学科协作与综合措施治疗）。

5. 高质量 CPR

主要包括按压频率 > 100 次 / 分，成人按压幅度 > 5 cm，保证每次按压后胸廓完全回弹，尽可能减少胸外按压中断，避免过度通气。

五、生命支持不同阶段的实施步骤

1. BLS 的实施步骤（CABD）

C（circulation）指循环，即胸外按压；A（airway）指气道，即打开气道；B（breathing）指呼吸，即人工呼吸；D（defibrillation）指除颤，即电除颤。

2. ALS 的实施步骤（ABCD）

A 指气道，即气道的评估与处理；B 指呼吸，即呼吸的评估与处理；C 指循环，即评估循环与进一步循环支持；D（differential diagnosis）指鉴别诊断，即识别病因，并对可逆性病因及时处理。

3. PLS 的实施步骤（ABCD）

A 指气道，即保持气道的通畅；B 指呼吸，即保持有效的通气；C 指循环，即继续循环支持，保持组织器官有效灌注；D 指鉴别诊断，即加强病因的综合治疗，积极治疗多器官功能衰竭，尤其是实施脑复苏，促进神经功能恢复。

六、基础生命支持

（一）早期识别判断

1. 准确判定现场的安全性

在进行 CPR 前，必须准确判定现场的安全性，即环境的安全性、施救者的安全性和患者的安全性。如不安全，应当尽快处置，以确保施救者和患者处在安全位置。除非为了患者和施救者的安全，否则切勿移动创伤患者，以避免次生损伤。在实施 CPR 期间，发生传染病的风险很低，如心搏骤停发生在家中，家庭成员已暴露于该病或对该病已准备了适当的防护装置，不能因传染的风险而放弃 CPR。如果现场需要施救者进行标准防护和特殊防护，必须执行，包括使用防护装置如球囊面罩、手套和护目镜等。

2. 意识的判定

对于突然倒地的患者，判定有无反应是 CPR 的首要步骤。无论患者处于何种体位，施救者应位于患者身旁判断患者有无损伤和反应。一般用手轻轻地拍击患者肩部或轻摇患者，并大声呼叫"您怎么了"。患者无反应而单人施救时，立即启动紧急救援系统和获取 AED，同时尽早 CPR；患者无反应而 2 人施救时，1 人做 CPR，另 1 人启动紧急救援系统和获取 AED。如果患者有头颈部创伤或怀疑有颈部损伤，因 CPR 的需要而转动体位时，要采用科学的转动方法，以避免脊髓次生损伤导致瘫痪。

3. 呼吸与脉搏的判定

当判定患者无反应时，进行脉搏检查时应触摸颈动脉，同时观察有无呼吸（时间 5 ~ 10 秒）。当无反应又无呼吸时，即使不确定患者有无脉搏，也应立即开始 CPR，对于非专业人员无须判定脉搏即可胸外按压。因为颈动脉检查敏感性为 55%、特异性为 90%，总的准确率只有 65%；心搏骤停后，呼吸很快变得微弱或出现濒死喘息，甚至停止，及时胸外按压和人工呼吸是非常重要的。呼吸微弱或停止后，可能仍有脉搏并且常持续一段时间，因此施救者应当注意识别呼吸停止，并且能够判定何时呼吸不足，尤其是濒死喘息时，以便及时进行有效的人工通气。

4. 推测心搏骤停的原因

如果医务人员独自看到患者突然倒下，该人员可以认定该患者已发生原发性心搏骤停，且需给予电除颤处理，并立即启动急救反应系统，尽快开始 CPR 和使用 AED。对于推测因溺水等原因导致的窒息性心搏骤停患者，应当首先进行胸外按压与人工呼吸，在 5 个周期的 CPR 后（2 分钟）再启动紧急救援系统。需注意的是，不能因为判定心搏骤停的原因而影响 ALS 的实施。

（二）胸外按压

1. 关键要素

确定双手胸外按压的位置，以正确的速率进行胸外按压，垂直按压须达要求的深度，按压时让胸廓完全回弹，持续按压尽量减少中断。

2. 操作步骤

施救者到患者一侧→保持或调整患者仰卧在坚硬且平坦的表面上（硬木板或地面）→解开患者衣扣并暴露胸部皮肤达到足够的面积→施救者将一只手的掌根平放于患者两乳头连线的中央，并将另一只手的掌根重叠于其上→伸直双臂且双肩位于双手的正上方→垂直按压且按压深度≥ 5 cm →每次按压与放松的时间相等并保证胸廓完全回弹→持续按压且按压频率≥ 100 次 / 分→按压过程中尽量减少中断，中断时间应＜ 10 秒。

3. 强调事项

①实施有效的胸外按压：快速用力按压，达到要求的深度并保证胸廓完全回弹，这是有效胸外按压的基础。按压时位置要正确，手掌面紧贴患者胸部，用力均匀，以防肋骨骨折。②胸外按压有效的判定：在胸外按压时，能够触及脉搏搏动，停止按压则脉搏搏动消失。按压达到要求的深度和胸廓完全回弹是其主要决定因素。③减少胸外按压中断：包括减少按压中断的次数和中断时间。减少按压中断时间是指判定脉搏、呼吸、意识等临床表现，在达到有效判定基础上尽量缩短时间，而且每项判定时间＜ 10 秒；进行人工呼吸的时间避免过长；移动患者时不要造成胸外按压中断过长时间；避免 AED 使用过程中的时间延误。④胸外按压人员的交替：2 人或多人参与 CPR 时，要求胸外按压每 2 分钟（完成 5 个周期的 CPR）判定脉搏，如需要继续胸外按压，应更换他人进行。1 人连续胸外按压会很快造成疲劳，即使没有明显疲劳，也会导致胸外按压质量下降，影响 CPR 的效果。施救者之间在胸外按压交替时，应在 5 秒内完成。⑤需要明确的是，标准而有效的胸外按压可产生 60 ~ 80 mmHg 动脉压峰值，但舒张压较低，颈动脉平均压为 40 ~ 60 mmHg，心排血量仅为正常心排血量的 1/4 ~ 1/3，随 CPR 的延长而逐步降低。CPR 的时间长短直接影响血流的产生机制，短时间的 CPR，血流主要由胸外按压产生，心泵机制占优势；随着 CPR 时间的延长，心脏顺应性降低，胸泵则占优势，心排血量明显降低。⑥胸外按压常见并发症为肋骨骨折、气胸、血胸、肺挫伤、肝脾破裂和脂肪栓塞等。按压过程中，正确的胸外按压虽可减少部分并发症的发生，但不能完全避免。

4. 胸前锤击

胸前锤击不应当用于无目击者的心搏骤停。如果除颤器不能立即使用，则可考虑为有目击者、监护下的不稳定型室性心动过速（包括无脉性室性心动过速）患者进行胸前锤击，但不能延误开始 CPR 和实施电除颤治疗。研究提示，胸前锤击可用于室性心动过速，但在心室颤动病例中进行胸前锤击不能恢复自主循环。已报道的与胸前锤击有关的并发症包括胸骨骨折、骨髓炎、脑卒中及诱发成人和儿童的恶性心律失常。

（三）开放气道

1. 关键要素

仰头抬颏法或推举下颌法打开气道，摘去患者义齿和清理口腔，进行口对口人工呼吸或口对面罩人工呼吸。

2. 仰头抬颏法

将一只手的手掌置于患者的前额→用手掌推患者头部并使头后仰→同时将另一只手手指置于颏附近的下颌骨下方→抬起下颌并使颏上抬。注意切勿用力压迫颏下的软组织，切勿使用拇指抬颏，切勿完全闭合患者的口（口对鼻人工呼吸除外）。

3. 推举下颌法

头部、颈部或颈椎损伤→必须进行 CPR，使患者处于非仰卧位→施救者实施“滚动”法使患者变为仰卧位，同时须注意尽量避免次生损伤→施救者双手置于患者头部两侧→双肘靠在患者仰卧的表面上→双手除拇指外的其他手指置于患者的下颌角下方→双手提起下颌使下颌向前移动→如双唇紧闭则用双手拇指轻轻将下唇推开。

4. 强调事项

①一般采用仰头抬颏法，对于有头部、颈部或颈椎损伤的患者，宜采用推举下颌法打开气道。②推举下颌法打开气道如需人工呼吸，操作有难度，需要加强训练。③疑有颈椎或脊柱损伤的患者，因 CPR 需要变换体位，使用滚动法至少需 2 人共同实施。

（四）人工呼吸

1. 口对口人工呼吸

仰头抬颏法打开患者气道→用拇指和示指捏住患者鼻子→正常吸气→用嘴唇封住患者的口周→给予约 1 秒的匀速吹气，同时观察胸廓是否抬起→胸廓未抬起时重复仰头抬颏法→重新人工通气，同时观察胸廓起伏→连续 2 次。

2. 口对鼻人工呼吸

口对鼻人工呼吸适用于不能进行口对口人工呼吸的患者，如牙关紧咬、口唇损伤、下颌外伤等，对救治溺水者更为适宜。其与口对口人工呼吸的不同点在于：施救者另一只手抬起下颌，并使口唇紧闭。对部分鼻腔阻塞患者，可间断使口开放，或用拇指分开口唇。

3. 口对面罩人工呼吸

施救者到患者一侧→仰头抬颏法打开气道→以鼻梁作参照放置面罩并封住口面部→一手置于额部并将示指和拇指放在面罩的上缘使手形呈“EC”形→另一只手的拇指放在面罩下缘处，其余手指沿下颌骨缘分布并提起下颌使患者呈仰头抬颏位→同时完全按住面罩的外缘使面罩封住口面部→正常吸气且用 1 秒的时间对着面罩的上口吹气→连续 2 次并观察胸廓起伏。2 名施救者实施 CPR 时，也可用推举下颌法实施口对面罩人工呼吸。应该备不同型号的面罩以供选择使用，面罩最好具有单向阀门和供氧接口。

4. 强调事项

①在呼吸判定中，主要判定情况为无呼吸和不能正常呼吸（如濒死喘息），取消“听、看、感觉”判定呼吸的程序，打开气道后即刻给予 2 次人工通气。主要目的是缩短 CPR 的中断时间，以保证高质量的 CPR。②施救者呼出的气体含有大约 17%的氧和 4%的二氧化碳，足以支持患者的需要。过快、过度吹气会导致胃胀气，胃胀气可引起严重的并发症如呕吐、误吸和肺炎。即使施救者给予正确的人工呼吸，也可出现胃胀气。③注意在使用面罩进行人工通气时，同样需要采用仰头抬颏法开放气道，单人施救时在患者一侧（一般在右侧）完成 30 次胸外按压后进行口对面罩人工呼吸；2 人施救时 1 人在患者一侧，另 1 人在患者另一侧靠近头部的位置，分别进行胸外按压和人工呼吸。④心搏骤停时避免过度的人工通气。在 CPR 期间，避免给予过多次数的人工通气，即过度通气，特别是在置入高级气道时。简易人工通气（口对口、口对鼻、口对面罩）时，胸外按压与人工通气比例仍为 30 ∶ 2。而置入高级气道（如喉罩、食管－气管联合导管或气管插管）时，每 6 ～ 8 秒给予 1 次人工呼吸（8 ～ 10 次/分），不需暂时停止胸外按压。有脉搏而呼吸停止或微弱时，成人患者每 5 ～ 6 秒给予 1 次人工呼吸（10 ～ 12 次/分），每次吹气 1 秒，可见胸廓抬起；要求每 2 分钟检查 1 次脉搏。过度通气能减少静脉血回流至心脏，并减少胸外按压过程中血液的流动，可能加重心搏骤停的后果。⑤人工通气发生胃扩张时，应当重新检查并重新开放气道，避免快速和用力通气，不要用手按压腹部，以免造成胃内容物反流。出现胃内容物反流时，将患者置于侧卧位，清除口内反流物后，再使患者平卧，继续 CPR。

（五）成人球囊面罩操作技术

1. 单人使用球囊面罩

患者仰卧位→胸外按压 30 次→立即到患者正上方位置→以鼻梁作参照恰当安放面罩→通过“EC”手法提起下颌保持气道开放，同时固定面罩。

2. 2 人或 3 人使用球囊面罩

患者仰卧位→ 1 名施救者在患者正上方位置→双手以“EC”手法固定面罩并利用仰头抬颏法开放气道→另 1 名施救者挤压球囊→如果有第 3 名施救者，还可应用环状软骨压迫法。

3. 环状软骨压迫法

患者无反应、无呼吸→施救者用示指确定甲状软骨切迹（喉结）的位置→将示指滑到甲状软骨底部→触摸甲状软骨下突出的水平环（环状软骨）→用拇指和示指的指尖向后用中等力量压迫环状软骨，将食管按压到颈椎上。

4. 强调事项

①单人使用球囊面罩时易出现通气不足或过度通气，2 人使用时通气效果较好。②由于成人的潮气量一般为 400 ~ 500 mL，使用 1 L 成人球囊时，挤压球囊的 1/2 ~ 2/3；使用 2 L 球囊时，挤压球囊容积约 1/3。③使用球囊 – 瓣装置，可与面罩、喉罩、食管 – 气管联合导管、气管插管等连接，在非气管插管的情况下可调整适当的潮气量，而一般球囊不易控制，常造成通气量过大。④环状软骨压迫的目的是防止胃胀气、胃内容物反流和误吸，并不常规用于心搏骤停患者。即使使用，也仅用于深度昏迷患者，通常由第 3 名施救者实施。⑤环状软骨压迫的频率与人工通气频率相同。

（六）自动体外除颤器技术

1. AED 应用依据

在有目击者的心搏骤停中，最常见的初始心律是心室颤动，最有效的措施是电除颤。除颤的成功率会随着时间的流逝而迅速降低，除颤越早，患者的存活率越高。如果不治疗，心室颤动会很快恶化为心脏停搏。无目击者的心搏骤停患者，若发生心室颤动，其存活率每分钟降低 7% ~ 10%。在除颤间期，目击者施救所提供的 CPR 可提高心室颤动患者的存活率。

2. AED 功能简介

AED 是电脑化装置，可通过黏性电极片连接到没有脉搏的患者身上。只有当患者的心律可进行电除颤治疗时，AED 才会提示进行电除颤。整个操作过程中，AED 通过图像和语音提示来指导施救者进行操作。有些 AED 是全自动的。在使用全自动 AED 时无须按下按钮使 AED 进行心律分析或电除颤。而多数 AED 需要施救者按照图像或语音提示进行操作，否则 AED 不会自动电除颤。

3. AED 基本操作步骤

开启 AED →粘贴电极片→离开患者，分析心律→提示电除颤并实施。

4. AED 详细操作步骤

有目击者的心搏骤停→患者无反应 + 无脉搏 + 无呼吸→施救者为 1 人时，将 AED 放置于施救者附近，先实施 CPR，并尽快启动 AED；如有另 1 名施救者，应将 AED 放置在患者另一侧并立即操作 AED →开启 AED 携带箱或 AED 的盖子（有的 AED 自动通电）→打开电源开关→选择与患者体形和年龄相符的电极片→擦干胸部（水或汗渍）→撕下电极片的衬背并取出电极片→将黏性电极片贴到患者裸露的胸部或背部（前 – 侧、前 – 后、前 – 左肩胛和前 – 右肩胛）→所有人员离开患者→按下“ANA-LYZE”（分析）按钮 + 分析心律（5 ~ 15 秒）→ AED 提示电除颤并告知离开患者→操作 AED 的施救者大声说“离开患者”或“我已离开，您已离开，所有人都离开了”→查看所有人员是否离开患者并确保无人接触患者→按下“SHOCK”（电除颤）按钮（年龄≥ 8 岁的患儿使用成人电除颤能量）→观察到患者肌肉收缩→立即开始胸外按压并进行 2 分钟的 CPR →离开患者并再次让 AED 分析心律→ AED 未建议电除颤时继续 CPR →直到专业救护人员接管或进行 ALS。

5. AED 或 30 ∶ 2 CPR 的启动

有目击者的院外心搏骤停且现场有 AED，施救者只有 1 人时，应当从胸外按压开始 CPR，并尽快使用 AED；施救者有 2 人时，1 人进行 CPR，1 人操作 AED 并尽快实施电除颤。如不能立即获得 AED，应在启动紧急救援系统后立即进行胸外按压与人工通气，直至 AED 到达。对于无目击者的院外心搏骤停，如果急救人员抵达的时间间隔 > 4 分钟，在连接和使用 AED 前，请先进行 5 个周期的 CPR。按下 AED 分析心律按钮前，必须确保无人接触患者，并保持到 AED 语音提示是否进行电除颤之后。不论 AED 是否电除颤，均要进行胸外按压与人工通气（2 分钟）。对于院内发生心搏骤停，要达到从患者倒下到电除颤不超过 3 分钟的目标，需要在医院环境中配备 AED，特别是员工不具备节律识别技能或者不经常使用除颤器的区域。

6. 强调事项

①只有患者无反应、无呼吸、无脉搏时才使用AED，若患者存在濒死喘息或变换体位，可能会影响AED分析心律。②年龄≥8岁的患儿使用成人电极片，切勿使用儿童电极片。③患者胸部毛发浓密时电极片可能粘住毛发而非皮肤，应当用力按压每个电极片，当AED提示“检查电极片”或“检查电极”时，用力扯下电极片（扯掉毛发），必要时使用剃刀剃去剩余毛发，同时更换电极片。④无论是否电除颤，无须观察脉搏和呼吸，立即开始2分钟的CPR。若AED实施了电除颤（胸部肌肉抽动），立即进行2分钟CPR后，检查脉搏和呼吸（5～10秒）。若AED未实施电除颤，可再次分析心律和电除颤。整个过程中AED始终连接在患者身上。⑤识别有无置入永久性起搏器和ICD，如已置入医疗装置，放置电极片不要迟疑，但避免将电极片直接放在已置入装置的部位。⑥有时ICD对患者进行电除颤（肌肉抽搐），应当留出30～60秒的治疗周期，然后再启动AED电除颤。⑦切勿将AED电极片贴到患者胸部的药物贴片上，应当去除贴片并擦净局部后再粘贴电极片。

七、高级生命支持

（一）高级生命支持实施步骤

1. 进一步气道控制，气道评估与处理

人工通气如口对口、口对面罩，仅在紧急状态下使用，时间较长时往往难以满足患者呼吸的需要。在CPR过程中，适时建立高级气道，最好是气管插管，这样能够保证有效的通气，且便于对通气状况进行评估。在建立高级气道时，尽量减少胸外按压中断的时间，毕竟胸外按压和电除颤是CPR成功的关键要素。

2. 进一步呼吸控制，呼吸评估与支持

检查高级气道特别是气管插管的位置及其是否畅通；实施正压通气，并评估正压通气治疗是否有过度通气或通气不足；处理已发现的与呼吸相关的问题，保持良好的通气功能，保证组织器官的氧供。

3. 进一步循环支持，循环评估与支持

建立外周静脉通道，连接并检测心电图，依据心率、血压和外周循环状态使用血管升压药物，依据心律失常的类型选择抗心律失常药物。

4. 鉴别诊断，病因分析与处理

对心搏骤停的可能病因进行适时分析和鉴别诊断，以确定可逆性病因，并采取相应的紧急治疗措施。

（二）高级生命支持的实施要点

在 BLS 基础上实施 ALS，需考虑治疗效果与患者的预后，主张适时采用能够产生明显疗效和改善预后的重要干预措施。着重强调对心室颤动与无脉性室性心动过速实施高质量的胸外按压和早期除颤，建立血管通路、给药及高级气道置入，避免胸外按压中断及延误电除颤。ALS 的实施要点如下。

1. 建立高级气道后的呼吸支持

衡量建立高级气道对胸外按压中断的影响，评估高级气道特别是气管插管的时机，以及高级气道的获益和风险。无论建立何种高级气道，必须以快速实施有效通气为目的，并进一步评估高级气道通气的有效性，既要避免过度通气，又要避免通气不足。在病情允许的情况下，尽早使用呼吸机进行控制通气或辅助通气。

2. 心搏骤停复苏药物的应用

在检查心律后、除颤器充电时或电除颤放电后进行 CPR 时给药，即进行胸外按压时用药。①心搏骤停：在第 1 ~ 2 次电除颤后给予血管升压药，要求每隔 3 ~ 5 分钟给予肾上腺素 1 mg，或给予单剂量的血管升压素（40 U）代替第 1 剂或第 2 剂肾上腺素。②心室颤动 / 无脉性室上性心动过速：经过 2 次电除颤和使用血管升压药后，仍持续存在心室颤动或无脉性室上性心动过速，在进行 CPR 期间给予胺碘酮 300 mg 静脉注射，必要时重复 150 mg。③症状性心动过缓：使用肾上腺素（2 ~ 10 μg/min）或多巴胺〔2 ~ 10 μg/（kg・min）〕或阿托品（0.5 ~ 1 mg），作为临时起搏的替代治疗。临时起搏选择经胸外起搏，必要时经静脉起搏。④心动过速：根据血流动力学稳定与不稳定、窄 QRS 和宽 QRS 波，并考虑到低氧、低钾、低血容量、心脏压塞、气胸等原因后再进行相应处理。

3. 复苏后有关诊疗事项

①监测血糖，指导胰岛素的治疗剂量，严格将血糖控制在正常范围。②持续的血气分析和血流动力学监测。③对抽搐患者进行脑电图检查。④神经系统功能评估和预后判断。⑤并发症的预防和治疗。

（三）供氧与辅助气道

1. 供氧

心搏骤停和 CPR 时，低心排血量、人工通气不足、肺内分流、外周氧释放障碍和动、静脉氧差增大等因素，均可导致组织缺氧，引起无氧代谢增加和酸中毒，加重循环障碍。进行 BLS 或 ALS 时给予 100% 的氧吸入，短时间内对于人体有益无害。对疑有急性冠脉综合征的患者，在最初的 2 ~ 3 小时内经鼻导管吸氧 4 L/min；持续或反复心肌缺血或伴有充血性心力衰竭、心律失常的心肌梗死患者，给予 3 ~ 6 小时吸氧，直至患者的低氧血症得到纠正。可连接面罩和高级气道的氧接口实施供氧。恢复自主循环后，要求监测动脉血氧饱和度，根据血氧饱和度逐步调整给氧，以保证血氧饱和度≥ 94%。如无监测条件，在自主循环恢复后将吸氧浓度调整到需要的最低浓度。

2. 辅助气道

口咽气道：操作者站在患者头顶部→口咽气道弯面向额顶部→沿患者右侧口角插入→将舌推向一侧→缓缓插入咽部→弯曲面全部插入口腔后旋转 180°。口咽气道适用于昏迷而无须气管插管的患者，并适当保留。注意不正确的操作会将舌推至下咽部引起呼吸道梗阻。

鼻咽气道：与口咽气道操作相似，只是插入咽部后旋转 360°。鼻咽气道适用于牙关紧闭、颌面部损伤等不适宜置入口咽气道的患者，浅昏迷的患者对鼻咽气道较口咽气道耐受性好，慎用于有颅骨骨折的患者。长时间放置鼻咽气道会引起鼻黏膜损伤或出血。导管过长可引起喉痉挛、恶心及呕吐。

喉罩（laryngeal mask airway，LMA）：操作者站在患者头顶部→喉罩面开口朝向舌面→使患者张口并慢慢插入口腔→当远端开口进入下咽部时感觉有阻力→向罩内注入适量空气密封喉部→人工或机械通气。喉罩较球囊面罩胃反流和误吸的发生率低，通气性能良好；较气管插管操作简单，无须暴露声门，对于颈部损伤者更适宜，但通气性能可能较气管插管略低。喉罩常作为气管插管失败的替代方法，最大特点是安全可靠。

食管 - 气管联合导管（esophageal-tracheal combitube，ETC）：ETC 有 2 根管、2 个侧孔和 2 个球囊，其中 1 根管连通下咽侧孔，其远端为封闭的盲端；另 1 根管连通气管侧孔，可向气管通气；两球囊均位于下咽侧孔之上、气管侧孔上下（上囊、下囊），充气后分别封堵舌咽部和下咽部。操作步骤：操作者在患者头顶位→将 ETC 从口腔盲插入舌咽部→上囊充气并使其在舌与软腭间膨起→ ETC 会自动从舌咽部滑入下咽部的预定位置→ ETC 上的固有标志位于门齿间→确定 ETC 远端开口位置→ ETC 远端开口位置适当，充气远端球囊。致命并发症是 2 个侧孔位置不正确，建议连接 CO_2 检测仪确定导管位置。食管损伤是其常见并发症，可出现继发性气肿和食管撕裂伤。该操作较喉罩复杂，严重并发症较喉罩多，需要经过严格的培训方可操作。优点是避免胃反流和误吸，但临床较少使用。

咽气管导管（pharynx tracheal catheter，PTC）：为双腔管，结构类似 ETC，盲插并确定位置适当后可进行通气，临床很少使用。

（四）气管插管

1. 气管插管的优势

气管插管可保证有效通气，便于随时吸痰，利于吸入高浓度氧，可提供气管内给药，避免误吸导致的感染。

2. 气管插管的指征

气管插管适用于全身麻醉、心搏骤停、呼吸衰竭、呼吸肌麻痹、呼吸抑制者。气管插管操作时间长，反复插管因需要中断 CPR，直接影响 CPR 的预后。

3. 气管插管的禁忌证

喉头水肿、气道急性炎症、咽喉部脓肿、胸主动脉瘤压迫气管、明显出血倾向者。

4. 气管插管的并发症

咽喉黏膜损伤、气管损伤（糜烂、出血、溃疡、食管 – 气管瘘）、单侧肺不张、气胸、继发感染等。

5. 经口气管插管的操作程序

术前准备（喉镜、气管插管、导管管芯、衔接管、注射器、液状石蜡、牙垫或口咽气道、胶布）→打开气道并清理口腔→操作者位于患者头顶位→喉镜经口腔置于会厌部（右手推下颌并用示指分开嘴唇→左手持喉镜于患者右侧口角置入→将舌体推向左侧并使镜片移向正中并见悬雍垂→沿舌背弧度将镜片再稍向前置即见会厌）→显露声门（弯喉镜片伸入舌根与会厌面间的会厌谷→上提弯喉镜使会厌向上翘起，或直喉镜片置入会厌喉面并挑起会厌而显露声门）→导管插入声门（右手握笔状持导管从右侧呈弧形下插入口中→导管前端对准声门后轻柔地插入气管内 3 ~ 5 cm）→退出喉镜→拔除导管管芯→确定导管已插入气管且位置适当（听诊）→向导管球囊充气（10 ~ 15 mL）→置入牙垫→胶布固定导管外端→再次确认导管位置（呼气末 CO_2 检测）。

6. 气管插管的注意事项

①备有各种型号的气管导管，内径标准为 15 ~ 22 mm；对成年人和儿童应使用较

大容量和低压力的套囊，导引钢丝远端不能超出导管远端开口。②气管插管前需要吸入高浓度氧（3分钟），再次插管通过给予100%的纯氧15 ~ 30秒，无自主呼吸或不足时使用球囊面罩辅助呼吸。③气管插管前，如果口咽分泌物较多应当予以清除。④做好气管插管准备后，从导管插入口腔到导管球囊充气时间 < 10秒，人工呼吸停止时间 < 20秒。若 > 30秒，无论插管是否成功，均要给予高浓度氧。⑤气管套囊充气10 ~ 15 mL，防止充气过少造成导管脱落，也要避免充气过多压迫气道引起缺血并发症。⑥如果有第2名施救者，用拇指和示指固定环状软骨，但不要过于用力。如果气管插管者难以看到声门，可用力压迫喉结帮助暴露声门。⑦成年人从牙齿到声门的深度一般为19 ~ 22 cm，导管进入声门后再插入3 ~ 5 cm，同时确定导管在患者前牙处的刻度。既要防止导管在声门中（导管进入声门1 ~ 2 cm），也要避免插入过深进入支气管。⑧气管插管是否成功，可根据听诊“五部位”（上中腹、胸中线、胸前线、右胸部、左胸部）判定。建议使用CO_2检测仪进行呼气末CO_2检测，以准确判定导管的位置，而非听诊。⑨导管位置确定好后，要记录导管在前牙的位置，并置入口咽气道或牙垫。⑩气管插管后，心搏骤停、呼吸骤停患者的通气频率保持在12 ~ 15次/分。

（五）机械或有创循环支持

1. CPR机械装置

使用CPR机械装置替代传统的徒手CPR，常需要更多的人员，而且在摆放和操作的过程中，有可能延误或中断CPR，因此应当对施救者进行操作培训，尽可能减少胸外按压或除颤过程中中断的时间。如果由训练有素的操作者用于特定的患者，某些替代CPR技术如阻力阀装置、机械活塞装置（自动CPR机），可以改善血流动力学或提高短期存活率。对院外心搏骤停患者进行压力分散带CPR与传统徒手CPR比较，短期存活率未提高，反而出现神经功能恶化，因此不主张常规使用该装置。为防止延误和最大限度地提高有效性，应当反复加强CPR装置的操作培训、考核与技术指导，并对使用结果实施长期监测。

2. 开胸心脏按压（有创CPR）

有证据表明，开胸心脏按压对血流动力学产生有益的影响，可提高自主循环恢复率。但是，如果时间延迟（心搏骤停 > 25分钟），开胸心脏按压并不能改善预后。开胸心脏按压仅适用于某些特殊情况：①胸部穿透伤引起的心搏骤停；②体温过低，肺栓塞或心脏压塞；③胸廓畸形，体外CPR无法进行或无效；④穿透性腹部损伤，病情恶化并发生心搏骤停。

3. 急诊体外循环

通过中央静脉连接体外循环，可作为心搏骤停后的循环辅助措施。对于救治延迟的心搏骤停者，体外循环可改善血流动力学和提高存活率，可治疗部分特殊可逆性因素造成的心搏骤停，如药物过量、中毒等。

（六）复苏药物的应用途径

复苏药物的应用必须在积极有效地实施 BLS 的基础上，不能因为使用药物而延误 BLS。复苏药物的应用途径包括颈静脉、骨髓内和气管内给药。

1. 中心静脉和周围静脉用药

首先建立外周静脉通道（肘前或颈外静脉）或中心静脉通道（颈内静脉或锁骨下静脉）。中心静脉通道较外周静脉通道给药药物的峰值浓度高，循环时间短，但操作稍复杂，易受 CPR 的影响。在难以实施颈内静脉或锁骨下静脉穿刺时，股静脉穿刺不失为一种替代方法，但继发感染等并发症相对较多。对需要进行药物溶栓治疗的患者，尽量避免中心静脉穿刺。静脉注射药物要稀释至 20 mL，注射速度相对要快（除非药物本身不允许），以便使药物快速到达心脏。

2. 骨髓内途径

因 CPR 患者外周灌注严重不良，难以建立静脉通道时，可建立骨髓内通道。在复苏过程中，可以安全快速给予药物、晶体、胶体和全血。骨髓内给药剂量与静脉应用剂量相同。骨髓内给药适用于所有年龄的 CPR 患者。通常的穿刺部位是胫骨前，也可选择髂前上棘、股骨远端、踝部正中，以及桡骨、尺骨远端。

3. 气管内给药

除非静脉通道和骨髓内通道不能建立，一般不主张气管内给药。可用于气管内的药物包括肾上腺素、血管升压素、利多卡因、阿托品、纳洛酮。其用药量是静脉给药的 2 ~ 2.5 倍，并用 10 mL 蒸馏水或生理盐水稀释，蒸馏水比生理盐水在气管内的吸收更好，但对氧分压的负面影响较大。目前气管内给药尚未列入高级生命支持（ALS）的常规用药途径。

（七）复苏药物的选择

1. 肾上腺素

α 肾上腺素样作用在 CPR 时可增加心肌和脑供血，但 β 肾上腺素样作用可增加心肌做功和减少心内膜下血供。因此，不推荐大剂量应用肾上腺素，也不主张分次递增剂量。建议 1 mg 静脉注射，每 3 ~ 5 分钟重复 1 次，并在第 1 次或第 2 次电除颤后给予。

2. 血管升压素

血管升压素属于抗利尿激素，用药剂量较大时可通过刺激血管平滑肌 V_1 受体而发挥血管收缩作用。血管升压素的半衰期为 10 ~ 20 分钟，较肾上腺素半衰期长。临床上适用于心搏骤停、休克、食管静脉曲张破裂等情况。禁用于冠心病（意识清醒）、支气管痉挛性疾病、妊娠等。临床上用于 CPR 的依据是：①短暂心搏骤停后实施 CPR 的患者，血管升压素可增加冠状动脉灌注压、重要器官的血流量、心室颤动振幅和脑供氧。② CPR 时血管升压素与 V_1 受体作用后，可引起皮肤、骨骼肌、小肠和脂肪血管的强烈痉挛，而对冠状动脉和肾血管床的收缩作用相对较轻，对脑血管有扩张作用。③无 β 肾上腺素样作用，CPR 时不会导致骨骼肌血管扩张和引起冠状动脉痉挛。④临床研究表明，血管升压素单用可提高心脏停搏患者的入院存活率；在应用血管升压素的基础上加用肾上腺素，对于自主循环尚未恢复的患者能提高入院存活率和出院存活率。目前已知，在 CPR 中单剂血管升压素（40 U）可替代第 1 ~ 2 剂的肾上腺素，而两者的合用可进一步改善预后。血管升压素引起的平滑肌收缩作用，可产生皮肤苍白、胃肠道反应（如恶心、呕吐、腹痛、排便感）、支气管痉挛、子宫收缩等。

3. 胺碘酮

胺碘酮为Ⅲ类抗心律失常药，具有多种抗心律失常的药理作用。适宜严重心功能不全患者的 CPR，影响心肌收缩力较小，致心律失常作用低。当 CPR、两次电除颤及使用血管升压药后，若心室颤动 / 无脉性室上性心动过速仍持续存在，应使用抗心律失常药物，优先选用胺碘酮。心搏骤停患者若为心室颤动 / 无脉性室上性心动过速，胺碘酮初始剂量 300 mg 溶入 20 ~ 30 mL 葡萄糖溶液快速静脉注射，维持剂量为 1 mg/min 持续静脉滴注 6 小时，此后减为 0.5 ~ 1 mg/min，总量 < 1200 mg/d，应用时间 < 4 天。若心室颤动或室上性心动过速反复发作，再重复注射 150 mg。非心搏骤停患者负荷量与心搏骤停者不同。注射速度和用量影响心动过缓和低血压的发生率。

4. 利多卡因

心搏骤停患者若为心室颤动 / 无脉性室上性心动过速，CPR 过程中如无胺碘酮，可应用利多卡因替代治疗。静脉 / 骨髓内注射第 1 剂 1 ~ 1.5 mg/kg，然后再次静脉 / 骨髓内注射 0.5 ~ 0.75 mg/kg，最多共 3 剂或者总量 < 3 mg/kg。

5. 腺苷

腺苷除用于稳定型室上性心动过速之外，还可用于稳定型、规则、单形性宽 QRS

波心动过速的早期处理，对治疗和鉴别诊断很有帮助，但不得用于非规则宽 QRS 波心动过速。其用法为：3 mg 快速静脉注射（1 秒），每 1 ～ 2 分钟重复 1 次，共 3 次。

6. 多巴胺

低剂量〔< 5 μg/（kg · min）〕以激动多巴胺受体为主，中等剂量〔5 ～ 10 μg/（kg · min）〕激动 β 受体，高剂量〔> 10 μg/（kg · min）〕激动 α 受体。

7. 多巴酚丁胺

多巴酚丁胺适用于自主循环恢复后有低心排血量或心力衰竭者。

8. 去甲肾上腺素

去甲肾上腺素用于感染性休克，也可用于心肌缺血和坏死引起的心源性休克。起始剂量为 0.5 ～ 1.0 μg/min，逐渐调节至有效剂量。

9. 碳酸氢钠

碳酸氢钠用于心搏骤停和复苏后期，改善通气是关键。由于可能产生细胞外碱中毒、降低血管灌注压、血红蛋白曲线偏移与抑制氧释放、高渗状态和高钠血症、产生 CO_2 和反常细胞内酸中毒、降低儿茶酚胺药物的活性等因素，早期使用对预后不利，在动物实验中也未发现可提高除颤效果和提高存活率。在特定情况下，如患者原有代谢性酸中毒、高钾血症、三环类抗抑郁药物或苯巴比妥药物过量时可适量使用。在有效通气情况下，对于心搏骤停时间较长的患者可能有益。临床应用过程中要根据患者情况和血气检测结果，起始剂量为 1 mmol/L，使用中防止过量。

10. 钙剂

临床常用的钙剂是 10% 葡萄糖酸钙和 10% 氯化钙，只有高钾血症、低钙血症或钙通道阻滞剂中毒时才可酌情使用。

11. 硫酸镁

硫酸镁仅用于尖端扭转型室性心动过速和伴有低镁血症的心室颤动 / 室性心动过速。负荷剂量为静脉 / 骨髓内注射 1 ～ 2 g，然后静脉滴注维持治疗。使用过程中严密观察患者是否有呼吸抑制的情况。

12. 纳洛酮

纳洛酮适用于阿片类中毒引起的呼吸抑制。在心搏骤停患者 ALS 过程中可使用纳洛酮，研究表明纳洛酮对脑细胞具有保护作用。

13. 溶栓药物

溶栓有利于复苏成功。对于 AMI 患者，提倡院前溶栓。对于脑梗死患者，如符合溶栓指征，应尽早使用。对于大面积肺梗死患者，一旦诊断明确，应考虑溶栓治疗。

（八）院内除颤与临时起搏

1. 电除颤前的 CPR

对于院内心搏骤停，没有足够的证据表明在除颤前是否进行 CPR。如有目击者发现患者突然倒地，医务人员检查患者无反应、无呼吸或濒死喘息、无脉搏时，在电除颤前及时进行 CPR 是必要的。对于有心电监护的患者，从心室颤动到给予电除颤的时间≤ 3 分钟，并且等待除颤器就绪前需进行 CPR。

2. 单次电除颤方案与 3 次电除颤程序

有研究表明，与 3 次电除颤方案相比，单次电除颤方案可显著提高存活率。如果 1 次电除颤不能消除心室颤动，接着再进行 1 次电除颤的递增优势很小。与即刻再进行 1 次电除颤相比，实施 CPR 可能更有价值。目前，支持单次电除颤并随之进行 CPR，不支持连续性电除颤。单次电除颤方案与 3 次电除颤程序是指 1 次电除颤后，立即进行 2 分钟 CPR，然后检查脉搏和观察心电监护情况；如需要再次除颤，除颤后仍进行 2 分钟 CPR；如此反复 3 次电除颤。目前不主张更多的除颤，而是主张持续的胸外按压和 ALS。

3. 单相波和双相波除颤

目前尚未确定首次电除颤和后续电除颤双相波能量级别，也不能确定单相或双相波哪种除颤对于自主循环恢复和提高存活率更好。根据现有证据，如果首次双相波电除颤没有成功消除心室颤动，后续电除颤至少应使用相当的能量级别，如果可行，可以考虑使用更高级别的能量。在没有双相波除颤器情况下，可使用单相波除颤器。不同类型双相波除颤器采用不同的双相波电除颤配置，并且尚无直接比较其有效性的证据，因此应当按照产品说明书建议的能量（120 ~ 200 J），并在心室颤动时选择双相波高能量（150 ~ 200 J）。无脉性室性心动过速和多形性室性心动过速应当使用高能量非同步电除颤。对于心室颤动波形的分析如粗大颤动波和细小颤动波，对指导除颤治疗的价值并不确定。

4. 单相波和双相波同步电复律

成人心律规则的室性心动过速电复律时通常需较低能量，使用单相波或双相波装置时一般采用 50 ~ 100 J 为首次剂量；心房颤动电复律时双相波能量选择 120 ~ 200 J，单相波首剂量为 200 J；对于成人稳定型单形性室性心动过速使用单相或双相波电复律的首剂量为 100 J。如果首次电除颤复律没有成功，操作者应逐渐提高电除颤能量。

5. 非同步电复律的操作步骤

连接电源→连接导联→打开除颤器→判定心律失常的种类（心室颤动、心室扑动、无脉性室性心动过速）→选择非同步→电极板涂导电糊或垫生理盐水纱布→选择电除颤能量→充电→选择并安放电极板的胸部位置（同 AED 除颤）→确定所有人员离开→按放电按钮并观察胸部肌肉抽动→立即进行 5 个周期的 CPR，同时每 3 ~ 5 分钟静脉注射或骨髓内注射肾上腺素（1 mg）共 3 次→观察心电变化后需实施第 2 次电除颤→立即进行 5 个周期的 CPR，同时静脉注射胺碘酮（300 mg）→观察心电变化后需实施第 3 次电除颤→立即进行 5 个周期的 CPR →静脉注射胺碘酮 150 mg →持续 CPR 直至自主循环恢复或患者临床死亡。

6. 临时起搏在 ALS 中的应用

对于心搏骤停的患者，临时起搏不作为常规处理。对于症状性不稳定型心动过缓，要区别心动过缓的类型（如严重窦性心动过缓、重度和完全性房室传导阻滞），根据病情首选临时起搏器。如果经胸外起搏失败，可经中心静脉心内起搏。药物治疗可作为临时起搏器的替代治疗，药物常选用肾上腺素、多巴胺和阿托品。

（郑霞霞）

第二节　心源性休克

一、概述

心源性休克是指心脏功能极度减退，导致心排血量显著减少并引起严重的急性周围循环衰竭的一种综合征。心源性休克的病情变化多，发展快，发生后数小时可引起死亡，临床表现错综复杂，须认真鉴别。

二、病因

1. 心肌收缩力极度降低

（1）大面积心肌梗死、急性暴发性心肌炎、原发性及继发性心肌病。

（2）家族遗传性疾病、药物性和毒性、过敏反应、心肌抑制因素药物、心瓣膜病晚期、严重心律失常，以及各种心脏病的终末期表现。

2. 心室射血障碍

大块或多发性肺梗死、乳头肌或腱索断裂、瓣膜穿孔所致严重的心瓣膜关闭不全、严重的主动脉口或肺动脉口狭窄。

3. 心室充盈障碍

急性心脏压塞、严重二尖瓣狭窄、三尖瓣狭窄、心房肿瘤或球形血栓嵌顿在房室口、心室内占位性病变、限制型心肌病等。

4. 混合型

混合型即同一患者可同时存在两种或两种以上的原因，如急性心肌梗死并发室间隔穿孔或乳头肌断裂，其心源性休克的原因既有心肌收缩力下降，又有心室间隔穿孔或乳头肌断裂所致的血流动力学紊乱。再如风湿性严重二尖瓣狭窄合并主动脉瓣关闭不全，患者风湿活动时引起的休克，既有风湿性心肌炎所致心肌收缩力下降因素，又有心室射血障碍和充盈障碍所致血流动力学紊乱。

5. 心脏直视手术后低心排血量综合征

心脏直视手术后低心排血量综合征患者多数是手术后心脏不能适应前负荷增加所致。主要原因包括心功能差，手术造成心肌损伤、心内膜下出血，或术前已有心肌变性、坏死，心脏手术纠正不完善，心律失常，手术造成的某些解剖学改变，如人造球形主动脉瓣置换术后引起左心室流出道梗阻，以及低血容量等导致心排血量锐减而休克。

三、临床表现

1. 休克表现

（1）休克早期常表现为烦躁不安、恐惧和精神紧张，但神志清醒；面色或皮肤稍苍白或轻度发绀，肢端湿冷，大汗，心率增快；血压正常，甚至可轻度增高或稍低，脉压变小；尿量稍减。

（2）休克期表现为表情淡漠，皮肤湿冷、呈大理石样花纹，脉搏细速，血压明显下降，尿量减少。

（3）休克晚期可出现弥散性血管内凝血（DIC）和多器官功能衰竭症状。如皮肤、黏膜和内脏广泛出血，急性肾、肝、脑衰竭表现，少尿或无尿，进行性呼吸困难，吸氧不能缓解，呼吸浅速及急性呼吸窘迫综合征表现；脑功能障碍可引起昏迷、抽搐、呼吸抑制等；肝衰竭可有黄疸、肝损害和出血倾向。

2. 原发疾病的相关表现

心肌梗死患者一般有胸骨后疼痛，休克多发生在心肌梗死24小时内。肺栓塞患者有剧烈胸痛、咳嗽、咯血、气急等。心脏压塞引起者有低血压、脉压减小、奇脉、心音遥远、心率快、肝颈静脉回流征阳性。

四、辅助检查

1. 血常规

白细胞增多，一般为（10 ~ 20）$\times 10^9$/L，中性粒细胞增多，嗜酸性粒细胞减少或消失。血细胞比容和血红蛋白增高常提示血液浓缩。并发DIC时，血小板计数呈进行性降低，出凝血时间延长。

2. 尿常规与肾功能检查

尿量减少，可出现蛋白尿、红细胞、白细胞和管型，并发急性肾衰竭时尿比重由初期增高转为低而固定，血尿素氮、血肌酐增高。

3. 血清电解质、酸碱平衡及血气分析

血清钠可偏低，血清钾高低不一，少尿时血钾可明显升高。休克早期可有代谢性酸中毒合并呼吸性碱中毒，休克中晚期常为代谢性酸中毒合并呼吸性酸中毒，血pH降低，氧分压（PO_2）和血氧饱和度（SO_2）降低，二氧化碳分压（PCO_2）和二氧化碳含量增加。

4. 血清酶学检查

心肌酶及其同工酶增高，其升高幅度和持续时间有助于判断梗死范围和严重程度。

5. 心电图检查

心电图检查对急性心肌梗死合并心源性休克诊断帮助较大，对评估病变部位、范围、病情变化均有指导作用。

五、诊断与鉴别诊断

（一）诊断

1. 临床诊断

①四肢湿冷、尿量减少和（或）精神状态改变。②严重持续的低血压，

收缩压 < 90 mmHg 或平均动脉压较基础值下降 ≥ 30 %，伴有心室充盈压升高 18 ~ 20 mmHg、右心室舒张末压 > 10 mmHg、心指数（CI）明显降低〔无循环支持时 < 1.8 L/（min · m^2），辅助循环支持时为 2 ~ 2.2 L/（min · m^2）〕。③排除其他原因引起的低血压，如低血容量、血管迷走反应、电解质紊乱、药物不良反应、心脏压塞、心律失常等，并排除升主动脉夹层伴主动脉瓣关闭不全后方可诊断。超声心动图检查能够测定左心室充盈压，且近期预后与血流动力学异常的程度直接相关。对于急性心肌梗死住院患者，要密切观察脉搏、心率（律）、血压、尿量，以及外周灌注情况，以期早期识别迟发性心源性休克。迟发性心源性休克在血压下降前，可有心排血量降低和外周血管阻力升高的临床表现，如窦性心动过速、尿量减少和一过性血压升高、脉压减小等。当肺淤血和低血压同时存在时，即可诊断为心源性休克。

2. 识别休克前状态

部分患者可表现为休克前状态，收缩压虽然正常，但是尿量减少（ < 30 mL/h），心率增快（ > 100 次 / 分），与住院期间的高病残率和高病死率相关。在诊断时，对急性心肌梗死伴有心动过速患者应当分析原因，认真识别由神经精神因素引起还是由心排血量显著降低引起，如果未能识别心动过速由心排血量显著减少所致，常规使用 β 受体阻滞剂、ACEI 治疗急性心肌梗死可诱发心源性休克。

3. 排除机械并发症

在心源性休克的诊断确立前，必须排除急性心肌梗死的机械并发症，如二尖瓣反流、室间隔或心室游离壁穿孔、室壁瘤，及时进行超声心动图的评估。由于机械并发症常需要在 IABP 支持下施行紧急治疗，早期快速的检出显得尤为重要。

4. 判定休克的危险因素

心源性休克的危险因素包括急性心力衰竭、年龄 > 70 岁、急性前壁心肌梗死、高血压、糖尿病、冠状动脉多支病变、既往心肌梗死或心绞痛史、既往心力衰竭史、STEMI、LBBB、收缩压 < 120 mmHg、心率 > 110 次 / 分或 < 60 次 / 分。外周与重要脏器的低灌注，如皮肤湿冷、认知能力改变和少尿，与 30 天的病死率升高相关。

（二）鉴别诊断

1. 低血容量性休克

低血容量性休克多由急性血容量降低，如出血、外科创伤、糖尿病酮症酸中毒或非酮症性高渗性昏迷、急性出血性胰腺炎等引起。除休克的临床表现外，还可以有脱水和（或）明显贫血，有胸腹痛和胸腹腔积血等体征。

2. 感染性休克

①中毒性细菌性痢疾，多见于儿童，休克可能出现在肠道症状之前，需做肛门拭子取粪便检查和培养以确诊。②肺炎双球菌性肺炎，也可能在出现呼吸道症状前即发生休克，需根据胸部体征和胸部 X 线检查来确诊。流行性出血热，为引起感染性休克的重要疾病。③暴发型脑膜炎双球菌败血症，以儿童多见，严重休克是本病特征之一。④中毒性休克综合征，为葡萄球菌感染所致，多见于年轻女性月经期使用阴道塞，导致葡萄球菌繁殖、毒素吸收；也见于儿童皮肤和软组织葡萄球菌感染。

3. 过敏性休克

凡在接受抗原性物质或某种药物（尤其是注射后），或蜂类等叮咬后立即发生全身反应及休克表现，而又难以药品本身的药理作用解释时，应考虑本病的可能。

六、治疗

1. 总体处理原则

尽早发现高危患者，尽快实施 PCI 是急性心肌梗死伴发心源性休克治疗所应遵循的主要策略。急性期力求稳定血流动力学状态，随后尽快实施血运重建治疗。

2. 具体处理原则

①吸氧并根据血气实施辅助通气。②适当补充血容量，主张监测中心静脉压（CVP）或使用漂浮导管监测血流动力学。③通过血气分析及时纠正酸中毒及其他酸碱平衡紊乱。④不主张常规应用正性肌力药物多巴胺，而主张使用多巴酚丁胺。低血压时使用多巴酚丁胺 3 ~ 5 μg/（kg · min），可合用小剂量多巴胺以改善肾血流量。严重低血压时应静脉滴注多巴胺 5 ~ 15 μg/（kg · min），必要时可同时静脉滴注多巴酚丁胺 3 ~ 10 μg/（kg · min）。大剂量多巴胺无效时，可静脉滴注去甲肾上腺素 2 ~ 8 μg/min，但必须在使用正性肌力药物基础上使用。⑤血管扩张药，如硝酸酯类、硝普钠、乌拉地尔等不作为常规应用，仅用于心排血量降低伴有外周阻力升高者。⑥急性 ST 段抬高心肌梗死合并心源性休克时，IABP 能有效逆转组织低灌注，尽早实施 IABP 与左心室辅助装置，可显著改善预后。在升压与 IABP 基础上，小剂量的血管扩张药可能有益。⑦由于溶栓治疗血管开通率低、病死率高，应紧急实施血运重建术。对 PCI 失败或不适用者，实施急诊 CABG。无条件进行血运重建治疗时，应在积极维护血压的同时，迅速将患者转运至有条件的医院进行血运重建。

3. 正性肌力药物治疗

心源性休克的主要始动因素是心肌收缩功能不全。正性肌力药物对于维持器官灌注和组织活性，纠正低血压和低心排血量状态，具有重要的临床价值。

（1）多巴酚丁胺：起始剂量为 2 ~ 3 μg/（kg・min），在 2.5 ~ 10 μg/（kg・min）剂量范围内存在剂量 – 效应的线性关系。当剂量 > 20 μg/（kg・min）时，不但未显示进一步的治疗益处，而且可以诱发心律失常等不良反应。长时间（ > 48 小时）应用多巴酚丁胺时，机体对它的敏感性和反应性会逐渐降低，且多巴酚丁胺会引起外周血管扩张和血压下降，因此不作为常规用药。

（2）3 型磷酸二酯酶抑制药：代表药物是米力农〔0.375 ~ 0.75 μg/（kg・min）〕和依诺昔酮〔1.25 ~ 7.5 μg/（kg・min）〕。3 型磷酸二酯酶抑制药与多巴酚丁胺联合应用，对于已使用 β 受体阻滞剂治疗的患者，联合治疗效果良好。3 型磷酸二酯酶抑制药应避免长时间应用，因其长时间使用与患者的恶性心律失常和病死率升高相关，还可加重肺内分流，引起氧合恶化。在严重的低血压状态下，3 型磷酸二酯酶抑制药应当避免给予负荷剂量。

（3）左西孟旦：对去甲肾上腺素、多巴酚丁胺反应不佳的患者，加用左西孟旦能够在短时间内显著改善左心衰竭或右心衰竭的血流动力学，其改善血流动力学的速度甚至较 IABP 更为快速，并能显著改善患者近期预后。与磷酸二酯酶抑制药比较，左西孟旦改善血流动力学效果更好，病死率更低。左西孟旦负荷剂量为 10 μg/kg，10 分钟内注入，然后以 0.05 ~ 0.2 μg/（kg・min），静脉维持 24 小时，并根据血压调整剂量。左西孟旦具有钾通道介导的外周血管扩张作用，能够引起血压下降，因此在低血压状态下不宜给予负荷剂量。左西孟旦的代谢产物半衰期较长，血流动力学效应可持续数天甚至数周，24 小时连续用药即可达到良好的疗效。

4. 血管活性药物治疗

（1）多巴胺：不同的使用剂量有着不同的血流动力学效应。使用 4 ~ 5 μg/（kg・min）时，具有血管扩张作用，并增加肾小球滤过率，然而大型试验并未显示其肾脏保护作用；使用 5 ~ 10 μg/（kg・min）时，多巴胺增强心肌收缩力；剂量 > 10 μg/（kg・min）主要表现为血管收缩作用，升高血压。长期使用多巴胺易诱发心动过速，并可导致病死率升高。

（2）去甲肾上腺素：可以快速纠正显著的低血压状态（收缩压 < 70 mmHg），对多巴胺效果差的心源性休克患者仍然有效，是心源性休克患者首选的升压药物。去甲肾上腺素用于严重的低血压患者，其应用剂量在 0.1 ~ 1.0 μg/（kg・min）范围时，

能有效提升平均动脉压；当应用剂量 > 1 μg/（kg·min）时，可导致明显的炎性反应、心律失常和心脏毒性作用。如果存在酸中毒而未予纠正，去甲肾上腺素的疗效会显著减弱。

（3）肾上腺素：能够显著降低内脏灌注，增加多器官功能障碍的发生率。肾上腺素能够导致心肌坏死和负性重构。因此，心源性休克患者禁忌使用肾上腺素。

5. 机械循环辅助装置治疗

（1）主动脉内球囊反搏：IABP 是目前急性心肌梗死并发心源性休克治疗时最常用的辅助循环装置，需联合冠状动脉血运重建治疗以迅速开通梗死相关动脉，恢复心肌再灌注，是药物治疗无效的心源性休克患者的一类推荐指征。出现机械性并发症时（如乳头肌断裂或室间隔穿孔等），IABP 是冠状动脉造影和修补手术及血运重建术前的一项重要治疗措施。IABP 也是治疗顽固性室性心动过速伴血流动力学不稳定、梗死后难治性心绞痛患者，在冠状动脉血运重建前的一种治疗措施。

（2）心室辅助装置：急性心肌梗死并发心源性休克时，心室辅助装置可作为成功血运重建术的紧急有效的“桥梁”。

6. 再血管化治疗

早期再血管化治疗是合并心源性休克的急性心肌梗死患者治疗的基石。溶栓、PCI、CABG 是再血管化治疗的主要方式。直接 PCI 是恢复梗死相关动脉血流最为有效的治疗方法。

（郑霞霞）

病例　急性暴发性心肌炎

一、基本信息

患者，男，32 岁。

主诉：胸闷、胸痛 8 小时。

现病史：患者于 16 时左右无明显诱因出现胸闷、胸痛，伴气促、头痛，为求诊治由当地医院转入我院。入急诊科时患者神志清楚，血压下降至 64/23 mmHg，需大剂量血管活性药物维持，心脏彩超提示“左心房稍增大，左心室壁运动欠协调”，急诊行冠脉造影 + 主动脉内球囊反搏，术后收住我科。起病以来，患者精神、睡眠、饮食均差，小便如常，大便未解，体力下降，体重无明显改变。

个人史：否认烟酒史。

二、检查

1. 体格检查

T 36.8 ℃，P 92 次 / 分，R 33 次 / 分，BP 86/45 mmHg（大剂量血管活性药物维持）；神志清楚；双肺呼吸音粗，未闻及明显啰音；心律不齐，未闻及明显杂音；腹软，无压痛、反跳痛；双下肢不肿；生理反射存在，病理反射未引出。

2. 辅助检查

2018-08-27 急查心脏彩超示：左心房稍大；左心室壁运动欠协调。血常规（五分类）：白细胞 25.31×10^9/L ↑，红细胞 4.89×10^{12}/L，血红蛋白 147 g/L，血小板 258×10^9/L，中性粒细胞百分比 87.2%↑，中性粒细胞计数 22.07×10^9/L ↑。尿常规 + 沉渣：总蛋白（PRO）1+ ↑，上皮细胞 41.90/μL ↑。凝血四项：APTT 54.5 秒↑，纤维蛋白原含量（Fib）4.23 g/L ↑，凝血酶时间（TT）20.6 秒↑；CRP、生化一组、心肌酶谱二组、肝功一组：谷草转氨酶（AST）44.7 U/L ↑，乳酸脱氢酶（LDH）351 U/L ↑，CK 533 U/L ↑，CK-MB 54 U/L ↑，二氧化碳结合力 17.7 mmol/L ↓，钠（Na）136.6 mmol/L ↓，尿素（Urea）9.06 mmol/L ↑，肌酐（Crea）243.2 μmol/L ↑，CRP 66.0 mg/L ↑。心电图：窦性心律；多导联 ST 段明显压低，建议排除急性非 ST 段抬高心肌梗死。

三、诊断

初步诊断：暴发性心肌炎；心源性休克。

鉴别诊断：①急性心肌梗死。患者亦有突然胸痛、胸闷，甚至呼吸困难、休克等临床表现，但常有高血压、冠状动脉粥样硬化性心脏病病史。体征、心电图、X 线检查、血清酶学检查有助于诊断。②肺血栓栓塞症。大面积肺栓塞也可突发起病，出现呼吸困难、胸痛、烦躁不安、惊恐甚或濒死感，临床上酷似自发性气胸。但患者可有咯血、低热和晕厥，并常有下肢或盆腔血栓性静脉炎、骨折、手术后、脑卒中、心房颤动等病史，或发生于长期卧床的老年患者。体检、胸部 X 线检查可鉴别。③主动脉夹层。胸痛一开始即达高峰，常放射到背、肋、腹、腰和下肢，两上肢的血压和脉搏可有明显差别，可有主动脉瓣关闭不全的表现，偶有意识模糊和偏瘫等神经系统受损症状，但无血清心肌坏死标志物升高等可资鉴别，二维超声心动图、X 线或 MRI 有助于诊断。④急腹症。急性胰腺炎、消化性溃疡穿孔、急性胆囊炎、胆石症等均有上腹部疼痛，可能伴休克。仔细询问病史，做体格检查、心电图检查、血清心肌酶和肌钙蛋白测定可协助鉴别。

最终诊断：急性暴发性心肌炎；心源性休克；心律失常，阵发性室上性心动过速，阵发性心房颤动；急性肾功能不全；代谢性酸中毒。

四、诊疗经过

入院查床边心脏彩色多普勒超声检查：左心房稍增大。心电图：窦性心律；多导联 ST 段明显压低，建议排除急性非 ST 段抬高心肌梗死。急诊行冠脉造影 + 主动脉内球囊反搏，排除冠脉病变。术后给予抑酸、抗感染（奥司他韦、更昔洛韦）、激素、营养心肌、护肝、IABP 辅助、抗休克、纠正内环境紊乱等处理，患者生命体征逐渐稳定，好转出院。

五、出院情况

患者未诉心悸、胸闷、胸痛等，无发热、咳嗽、咳痰，一般情况可。体格检查：T 36.7 ℃，P 68 次 / 分，R 19 次 / 分，BP 120/70 mmHg；神志清楚；双肺呼吸音粗，未闻及明显啰音；心律齐，未闻及明显杂音；腹软，无压痛、反跳痛；双下肢不肿；生理反射存在，病理反射未引出。

六、讨论

青年男性患者，急性起病，既往无基础疾病史，入院后查心肌酶升高、心电图异常，伴休克血压，急诊完善冠脉造影排除冠脉病变，医师追问病史，考虑病毒性心肌炎，积极予以抗病毒、营养心肌、抗休克、改善冠脉循环等治疗，患者心力衰竭逐渐好转，治疗有效。

（郑霞霞）

第五章 儿童心内科疾病

第一节 急性心包炎

一、概述

急性心包炎常为全身性疾病的一部分，病因可分为感染性或非感染性两类，前者包括细菌（金黄色葡萄球菌、结核菌等）、病毒、寄生虫、真菌、支原体等，后者包括结缔组织病、代谢疾病、肿瘤及心脏手术后等。其原发病在新生儿期主要为败血症，婴幼儿期多并发于肺炎、败血症，4 岁以上儿童多为风湿热、结核病、化脓性或病毒性感染，也可见于尿毒症或局部创伤等。

急性心包炎在儿童时期往往以全身性疾病的原发病表现为主，有时甚至可掩盖心包炎的所见导致漏诊。急性心脏压塞可引起循环衰竭、休克而死亡，病程超过 6 个月者可转为慢性缩窄性心包炎。

二、诊断

（一）干性心包炎

有发热、气急，较大儿童心前区有刺痛或压迫感，并随深吸气及仰卧位而加重，可向肩、背放射。心包摩擦音以胸骨左缘下端最明显，特点为声音粗糙，与心音同步而与呼吸节律无关。

（二）湿性心包炎

因心包渗液直接影响心脏充盈、扩张，短期内大量渗液时临床以心动过速、休克表现为主，若渗液产生较慢则可见典型心脏压塞三联征：颈静脉怒张、肝大和奇脉〔呼气末脉强而吸气时弱，呼气和吸气时收缩压差 > 10 mmHg，用血压计测血压时固定于收缩压和舒张压之间，此时即可闻及脉搏音强弱不一〕。大量积液时压迫肺及支气管，可在左肩胛角下出现浊音及支气管呼吸音，即 Ewart 征阳性。

婴幼儿往往缺少上述典型症状，因此在肺炎、脓胸及败血症的过程中出现不能解释的呼吸困难、心动过速、心脏扩大等，要考虑并发心包炎的可能。

（三）X 线检查

心影呈梨形或烧瓶状，左右心缘各弓消失，腔静脉增宽，卧位时心底部较直立时增宽，肺野常清晰，透视下心搏减弱。

（四）心电图

急性期各导联 S–T 段抬高，T 波平坦或倒置，QRS 波低电压。

（五）核素血池扫描

在心包积液时，行 ^{99m} 锝或 ^{113m} 铟心血池扫描，可见在心脏与肝脏之间出现空白区，扫描后与胸部 X 线相比心影横径比值 < 0.75 表示有心包积液，并可了解积液多少。

（六）超声心动图

小量积液可在左心室后壁和心包间出现无回波区，积液增多则右心室前壁与胸壁也出现无回波区，并可估测积液量及帮助心包穿刺的定位。

（七）心包穿刺积液检查

可了解积液的性质，帮助病因诊断及选择药物。

三、治疗

（一）对症处理与支持疗法

对症处理包括镇静、给氧、取半卧位等。支持疗法如给予高蛋白、高热量饮食，输血及注射丙种球蛋白等。

（二）心脏压塞处理

心包积液骤增或过多时出现心脏压塞症状，如呼吸困难、心率快、发绀、血压下降、脉压缩小、心音遥远、奇脉、颈静脉怒张、心界扩大等，应在 B 超指引下紧急施行心包穿刺排液减压。

常用穿刺部位有：①左侧第 5 肋间，心浊音界内侧 1 ~ 2 cm，针头向内、向后，指向脊柱方向推进。②剑突与左肋缘相交的尖角处进针，针头向上，略向后紧贴胸骨后推进。

穿刺时应在 B 超指引下确定穿刺部位及方向。

操作时患儿应采取坐位，注意无菌操作，进针应缓慢，避免心包穿刺时针尖误入心肌。可在穿刺针的末端，以导线与胸导联相连，进针同时进行心电图监护。若出现 ST 段抬高和（或）室性期前收缩，提示针尖触及心室壁；出现 PR 段升高及房性期前收缩，则为触及心房。抽液不宜过快，在抽液后必要时可将适量抗生素注入心包腔内。如为脓液黏稠引流不畅或渗液反复出现等，应尽早行心包切开术，心包切开并无危险，还可同时取得活检组织做出病因及病理判断。

（三）病因治疗

1. 化脓性心包炎

治疗原则是尽早合理使用抗生素，积极控制感染及彻底心包引流。早期血培养和心包穿刺液培养常可明确病原，一般以金黄色葡萄球菌为最常见，可选用大剂量苯唑西林，每日 200 mg/kg，静脉给药；或头孢唑啉每日 50 ~ 100 mg/kg，每 8 小时 1 次，静脉注射，疗程宜长（1 ~ 2 个月）。也可根据药敏试验，合理选用抗生素，配合每 1 ~ 2 日心包穿刺排脓。目前多主张尽早施行开放引流手术，以减少后遗心包缩窄。

2. 病毒性心包炎

病毒性心包炎近年来已成为急性心包炎的主要原因之一，有心脏压塞者应行心包穿刺引流。皮质激素对渗出的吸收有较好的效果。积液多者可选用可的松每日 1 ~ 2 mg/kg，分 3 次口服，2 ~ 3 周后，每周减 5 ~ 10 mg，疗程 6 ~ 8 周。病毒特异性抗体滴定阳性者，可应用 α－干扰素 100 万 U 肌内注射，隔日 1 次，疗程 10 ~ 20 天。

3. 结核性心包炎

抗结核治疗原则上与活动性肺结核一致，包括异烟肼口服每日 15 ~ 20 mg/kg，疗程 12 ~ 18 个月。链霉素肌内注射，每日 1 次，剂量 20 ~ 30 mg/kg，2 ~ 3 个月改为隔日 1 次，疗程 2 ~ 4 个月。或异烟肼加利福平（10 mg/kg 口服，疗程 3 ~ 6 个月）。急性期可加用可的松每日 1 ~ 2 mg/kg，疗程 6 ~ 8 个月，有利于积液的吸收和减少粘连。有心脏压塞者，应施行心包穿刺放液。

4. 风湿性心包炎

风湿性心包积液往往随风湿热的控制而自行消失，治疗应按风湿热处理原则进行。

（刘云霞）

第二节　病毒性心肌炎

一、概述

病毒性心肌炎是由病毒侵犯心肌，引起的心肌细胞变性坏死和间质炎症。能够引起心肌炎的病毒很多，如柯萨奇病毒、埃可病毒、脊髓灰质炎病毒、流感病毒、副流感病毒、腮腺炎病毒、麻疹病毒、风疹病毒、疱疹病毒，以及腺病毒、鼻病毒甚至乙肝病毒等。以往认为，轮状病毒不易引起肠道外损伤，但新近也有报道可以引起心肌炎。在上述病毒中，以柯萨奇病毒为代表的微小核糖核酸病毒最具亲心肌性。在细菌感染（尤其是链球菌）、营养不良、运动过度、精神创伤、药物毒物等条件下更容易使体内潜伏或静止的病毒繁殖增加，心肌病变加速引起发病。在疾病早期，心肌的损害主要是由病毒在心肌细胞内的复制直接引起的，但在心肌炎的发生和发展（尤其是慢性）过程中，免疫机制的参与更为重要。

二、诊断

（一）病史

年龄越小越不典型，在新生儿，尤其是母亲感染柯萨奇病毒者，多在 2 周内发病，重者可以在出生后数小时发病，而且可以累及多个脏器。病初可以有腹泻、食少或骤然起病，突现发热、烦躁、拒乳，迅速出现面白、嗜睡、气急、发绀，有时伴有黄疸，进而出现昏迷、惊厥或休克。临床酷似重症败血症。年长儿轻者可以无症状，仅体格检查时发现心律失常，约半数在心肌炎症状出现之前数日就会出现前驱症状，轻者表现为感冒样症状或胃肠道样症状，可自诉头晕、心悸、胸闷、心前区不适或胸痛、周身不适或全身肌肉酸痛，但在暴发性心肌炎，很少以此为主诉，而多以上腹痛、伴或不伴有头痛、呕吐为主诉就诊。

（二）查体

新生儿可有心脏增大、心动过速、心音低钝，可以呈奔马律，一般无杂音，肝脾多有增大。脑脊液细胞数及蛋白质增高，如进展迅速，可于数小时内死亡。体格检查时，重者可以发现有水肿、气急、心脏增大、第一心音低钝和心动过速、奔马律，有时可以闻及Ⅰ～Ⅲ级收缩期杂音、肝脏增大及活动受限等急性心功能不全的表现，有心包炎可以闻及心包摩擦音，重者可以有心源性休克或脑缺氧综合征。如果有明显的心律不齐尚不至于漏诊，如果仅有心动过速尤其伴有发热时，有可能漏诊。

（三）辅助检查

1. 实验室检查

急性期周围血白细胞和中性粒细胞可以明显升高，血沉增快；心肌酶可以有改变，其中以肌钙蛋白最为敏感，急性期可成倍乃至上千倍升高；CK-MB 因检查方法不同其特异性各异，α－羟丁酸乳酸脱氢酶虽然敏感但不特异。病原学检查因心肌活检很难被患儿及其家长接受而不能开展，而大量心包积液者较少，故心包穿刺术受限。因此，血清病毒学检查便被认为是较有参考意义的病原学检查方法之一，尤其在恢复期其同型病毒效价比急性期增高 4 倍以上更有说服力，其次是急性期咽拭子检查，再次为粪便中分离出病毒。

2. 心电图

主要表现 ST 段偏移，T 波低平、双向或倒置，其次出现各种心律失常如期前收缩、阵发性心动过速、Q-T 间期延长、心房扑动和心房颤动、房室传导阻滞，暴发性者多有低电压、束支传导阻滞，运动试验阳性。

3. X 线检查

心脏大小正常或呈不同程度增大，多呈普大心，搏动减弱，常伴有肺淤血或肺水肿，较少见到心包积液和胸腔积液。

4. 超声心动图

如有心力衰竭可见左心室增大、二尖瓣和（或）三尖瓣环扩大、瓣膜关闭不全、少量心包积液，重者可以有心室壁运动不协调、心脏收缩和（或）舒张功能减低。

（四）诊断要点

1. 临床诊断依据

（1）心功能不全、心源性休克或脑心综合征。

（2）心脏扩大（X 线、超声心动图检查具有表现之一）。

（3）心电图改变：以 R 波为主的 2 个或 2 个以上主要导联（Ⅰ、Ⅱ、aVF、V_5）的 ST-T 改变（持续 4 天以上，伴有动态变化），窦房传导阻滞，房室传导阻滞，成联律、多型、多源、成对或并行期前收缩，非房室结及房室折返引起的异位性心动过速，低电压（新生儿除外）及异常 Q 波。

（4）CK-MB 升高或心肌肌钙蛋白（cTnI 或 cTnT）阳性。

2. 病原学诊断依据

（1）准确指标：自心内膜、心肌、心包（活检、病理）或心包穿刺液检查发现以下之一者可确诊。①分离到病毒；②用病毒核酸探针查到病毒核酸；③特异性病毒抗体阳性。

（2）参考依据：有以下之一者结合临床表现可考虑心肌炎由病毒引起。①自粪便、咽拭子或血液中分离到病毒，且恢复期血清同型抗体滴度较第一份血清升高 4 倍以上；②病程早期血中特异性 IgM 抗体阳性；③用病毒核酸探针自患儿血中查到病毒核酸。

确诊依据：具备临床诊断依据两项，可以临床诊断为病毒性心肌炎。发病同时或发病前 1 ~ 3 周有病毒感染的证据支持诊断者。①同时具备病原学确诊指标之一者，可确诊为病毒性心肌炎；②具备病原学参考依据之一者，可临床诊断为病毒性心肌炎；③凡不具备确诊依据，应给予必要的治疗或随诊，根据病情变化，确诊或排除心肌炎；④应除外风湿性心肌炎、中毒性心肌炎、先天性心脏病、由风湿性疾病及代谢性疾病（如甲状腺功能亢进）引起的心肌损害、原发性心肌病、原发性心内膜弹力纤维增生症、先天性房室传导阻滞、心脏自主神经功能异常、受体功能亢进及药物引起的心电图改变。

（3）心电图示明显的心律失常或运动试验阳性。①明显的心律失常包括：除频发、偶发、良性期前收缩以外的异位节律；窦性停搏、一度以上的房室传导阻滞、窦房传导阻滞、左束支传导阻滞、完全性右束支传导阻滞，以及双、三束支传导阻滞，除此和 ST-T 改变以外为轻度异常；②一度房室传导阻滞、二度Ⅰ型房室传导阻滞、不完全右束支传导阻滞，以往认为是迷走神经张力增高所致，目前认为如果以往没有此改变，现在又有除此心电图以外的心肌炎临床诊断依据者，这种改变就有意义。

三、治疗

（一）药物治疗

1. 以营养心肌治疗为主

（1）10%～12.5%维生素 C 100～200 mg/kg，用葡萄糖溶液稀释至 10%～12.5%，静脉缓慢注射，重症病例每 6～8 小时 1 次，病情好转后改为每日 1 次，连用 2～4 周。

（2）1，6– 二磷酸果糖 100～200 mg/kg，每天 1～2 次，15～20 分钟内静脉滴注，2～4 周为 1 个疗程。

（3）磷酸肌酸钠每次 0.5～1 g，溶于 3～6 mL 注射用水中，缓慢静脉推注，推注时间 2 分钟，每天 1～2 次，疗程 2～4 周。

（4）ATP 20～40 mg、辅酶 A 50～100 U 静脉滴注，每天 1 次，疗程 2～4 周。

2. 抗心律失常治疗

（1）单源偶发期前收缩，可不加抗心律失常药物。

（2）单源频发但没有自觉症状，尤其活动后减少者，可先观察，如果经营养心肌治疗后，期前收缩不减少或增多，或为多源、并行心律，尤其伴有短阵室性心动过速或成对出现者：①首选普罗帕酮（心律平），按照每次 5～8 mg/kg，每 8 小时一次口服，最大量为每次 200 mg，如期前收缩很快控制住，可连服 3 个月以后逐渐停药，注意监测心电图。②如果普罗帕酮不耐受（如严重的昏迷、恶心、呕吐），或出现传导阻滞或出现新的心律失常可换用胺碘酮，按照 5～10 mg/（kg・d），分 3 次口服。该药 7 天左右达到有效浓度，10 天以后需减至原量的 1/2 维持用药，总疗程最好不超过 4 个月。注意皮肤改变并监测心电图、胸部 X 线、甲状腺功能、角膜以及肝功能。③重度房室传导阻滞者可在急性期静脉滴注异丙肾上腺素，按照 0.05～2 μg/（kg・min），如果仍不能有效提升心室率，可安装临时起搏器，如经食管右心房起搏（因局部过热可引起物理损伤，故建议不超过 3 天），如果时间较长可经股静脉下临时右心室起搏器（为减少局部感染，不应超过半个月），多数急性心肌炎在半个月内能够恢复到有效的室率。如仍不恢复可安装永久起搏器。

3. 抗心力衰竭治疗

静脉及口服给药方法同室间隔缺损，但因心肌损伤时，对洋地黄类药物比较敏感，常规剂量容易引起中毒，故洋地黄类的应用比较慎重，应该减至常规剂量的 2/3 或 1/2。卡托普利不必减量。

4. 免疫疗法

大剂量丙种球蛋白按照 2 g/kg，分 2 ~ 3 天静脉滴注，以减轻心肌细胞损害。

5. 心源性休克的治疗

心源性休克是心脏射血功能障碍，而非明显的血容量减少，过度扩容会增加心脏负担，因此全日的入液量不应超过 50 mL/kg。多巴胺可以扩张肾动脉减轻心脏后负荷，同时收缩皮肤等血管提升血压，可按照 2 ~ 5 μg/（kg · min）静脉滴注维持血压；维生素 C 可按照前面剂量静脉推注，30 ~ 60 分钟内可重复应用 1 次，24 小时内按急性期给药；激素在病毒性心肌炎中的应用一直存在争议，但在心源性休克、重度房室传导阻滞和室性心动过速或心肌活检证实为慢性自身免疫性心肌炎症反应者是绝对适应证，可按照氢化可的松 5 ~ 10 mg/（kg · d）或地塞米松 0.2 ~ 0.5 mg/（kg · d）静脉滴注，症状减轻后改为泼尼松 1 mg/（kg · d）口服，逐渐减量停用，疗程 4 ~ 8 周。

（二）快速处理

如果出现严重的心律失常，可根据不同类型加以处理。

1. 室性阵发性心动过速

静脉推注普罗帕酮，按每次 1 mg/kg；或利多卡因，按每次 1 mg/kg 静脉滴注。

2. 严重的房室传导阻滞

静脉滴注阿托品，按每次 0.1 mg/kg；或静脉滴注异丙肾上腺素，每次 0.1 μg/kg，三度房室传导阻滞者可加激素静脉滴注。如有条件可行临时起搏器右心室起搏。

四、预后

心肌炎是后天性心脏病，不遗传。由于有免疫机制的参与，一旦患上心肌炎，又没有特效的抗病毒药物来终止疾病的进程，休息就显得格外重要。营养心肌对心肌酶升高及心电图心肌缺血改变较敏感，如果经济条件允许，应用营养心肌的药物要比抗病毒更有意义。对心律失常的患儿，因为心肌本身有自我修复能力，一些传导阻滞经过休息、营养心肌多能修复，但修复时间由数月到数年不等，除三度房室传导阻滞外，多可恢复。患儿应坚持动态随访，坚定信念。心肌是泵血组织，心肌炎时就有可能出现一过性泵血功能障碍，因此在急性期，尤其有完全性束支传导阻滞者，预后均较差。

（刘云霞）

第三节 急性充血性心力衰竭

一、概述

急性充血性心力衰竭是由各种病因使心脏泵功能减退，心排血量减少，导致静脉淤血、动脉血液灌注不足、机体组织代谢缺氧等的一组临床症状和体征，为儿童常见急症，尤以婴幼儿多见。临床主要表现为肺循环淤血、体循环充血及心功能不全三方面征象。

二、临床表现

心力衰竭的症状及体征主要是由于心脏代偿功能失调、交感神经兴奋、静脉系统充血、血容量增加及水钠潴留。因年龄、病因及血流动力学改变的不同，临床特点在儿童不同年龄组有一定差别。

1. 婴幼儿期症状

新生儿常表现为嗜睡、淡漠、乏力、拒乳或呕吐等症状。婴幼儿期心力衰竭的症状常不典型，一般起病较急，病情进展迅速，可呈暴发型经过。急性心肌炎及心内膜弹力纤维增生症发生心力衰竭时，常为急骤起病。患儿可于数分钟或数小时内突然发生呼吸困难，吸气时胸骨上窝及肋缘均凹陷，呼吸增快，呼吸频率常 > 60 次/分，甚至达 100 次 / 分以上，同时出现呕吐、烦躁、多汗、面色苍白或发绀、四肢发凉、脉搏快而无力、心动过速，可有奔马律、肺部有干啰音，表现为急性充血性心力衰竭。先天性心血管畸形，如间隔缺损等多呈慢性充血性心力衰竭，起病稍慢，症状主要为喂养困难。患儿吮乳少量即出现呼吸困难，疲劳并拒食，体重不增加，烦躁多汗，愿意被抱起并依靠在大人肩上（这是婴儿端坐呼吸的表现），安静时也有呼吸困难，常见干咳，患儿哭声弱，有时声音嘶哑（这是扩张的肺动脉压迫左喉返神经所致）；心前区突出，心尖搏动增强，心界扩大；肝、脾大，其边缘圆钝，并有压痛；肺部往往无湿啰音或仅有喘息音；颈静脉怒张及水肿均不明显，只能通过观察体重增加情况来判断水肿程度。

2. 年长儿期症状

年长儿心力衰竭的表现与成人相似，起病多缓慢。

（1）左心衰竭：可见于风湿性二尖瓣病变及高血压心脏病等，主要症状由急性或慢性肺充血引起。临床表现有：①呼吸困难，常为最早期的症状，开始较轻，仅于活动后出现，患儿活动受限，易疲劳，最后则于休息时也出现，呼吸快而浅。产生呼吸困难的原因主要是肺部充血引起对呼吸中枢的反射刺激增强。呼吸困难常于平卧时加重，故患儿喜取坐位，呈现端坐呼吸现象，坐位时血液因重力的影响多积聚于下肢及腹内，使回到右心室的血量减少，故可减轻肺充血；另外坐位时横膈下降，胸腔易于扩张。夜间阵发性呼吸困难在儿童不多见。②咳嗽，因肺充血、支气管黏膜充血引起，呈慢性干咳。③咯血，因咯血致血液通过肺血管时氧合作用不全。④发绀，一般较重，因肺充血致血液通过肺血管时氧合作用不全。⑤肺部可有喘鸣音或湿啰音。⑥急性肺水肿，由急性左心衰竭引起，肺部充血急剧加重，体液由毛细血管渗出积聚在肺泡内。患儿呼吸极度困难，端坐呼吸，皮肤苍白或发绀，口唇发绀，因心排血量急剧下降，故出现四肢凉、脉搏快而弱或触不到，偶见交替脉，即脉搏一强一弱，血压下降，心动过速常有奔马律，双肺有喘鸣音及湿啰音，患儿频咳血沫痰，严重者有大量血沫性液体由口腔及鼻孔涌出。

（2）右心衰竭：可由左心衰竭引起，因左心衰竭时肺充血、肺动脉压力增高，使右心室收缩期负荷增加；先天性心血管畸形伴有肺动脉高压者常发生右心衰竭。右心衰竭的症状主要为体循环充血所引起，临床表现有：①水肿，开始见于身体下垂部位。严重病例出现原因主要有二：一为肾脏对钠的吸收增高，使细胞外液增加；二为体循环静脉压升高，毛细血管渗入组织间的水分较回流至毛细血管及淋巴管的为多。②肝大常伴有上腹痛，急性心力衰竭者腹痛及肝脏压痛较著，肝脏边缘圆钝，肝大可出现在水肿之前，故为右心衰竭早期症状之一。慢性心力衰竭，长期肝淤血可发生黄疸。③颈静脉怒张，坐位时颈静脉怒张，用手压迫肝脏时更为明显（肝颈静脉回流征）。④食欲缺乏、恶心、呕吐，因胃肠道静脉淤血所致。⑤尿少，并有轻度蛋白尿及少数红细胞，因肾淤血所致。

3. 心功能状态评价

一般心力衰竭的初期可以左心或右心衰竭为主，病情发展则表现为全心衰竭，临床以全心衰竭多见。通常根据患者的病史、临床表现及劳动耐力的程度将心脏病患者心功能状态分为四级。

Ⅰ级：仅有心脏病体征，无症状，活动不受限，心功能代偿。

Ⅱ级：活动量较大时出现症状，活动轻度受限。

Ⅲ级：活动稍多即出现症状，活动明显受限。

Ⅳ级：安静休息即有症状，完全丧失劳动能力。

上述心功能分级用于成人及儿童，对婴儿不适用。有学者认为，大多数婴儿心力衰竭是因较大的左向右分流，致使肺循环血量增多而充血，这与成人以心泵功能障碍为主的情况不同。进行心功能分级应准确描述其喂养史、呼吸频率、呼吸形式，如鼻翼扇动、三凹征及呻吟样呼吸、心率、末梢灌注情况、舒张期奔马律及肝大的程度。

三、辅助检查

1. 胸部 X 线

心影呈普遍性扩大，心搏动减弱。肺纹理增多，叶间胸膜明显，少量胸腔积液，显示肺淤血。根据各心腔大小及肺淤血情况可协助病因诊断。婴儿正常胸腺心脏影可被误诊为心脏增大，应予注意。

2. 心电图检查

可示房室肥厚、复极波及心律的变化，可作为应用洋地黄类药物的参考，有助于病因诊断。

3. 超声心动图检查

对心脏、大血管的解剖结构、血流动力学改变、心功能提供精确的资料，有助于病因诊断及病理生理、心脏收缩及舒张功能的评价。

4. 血气分析及 pH 测定

肺水肿、左心衰竭时出现动脉血氧分压（PaO_2）下降，动脉血二氧化碳分压（$PaCO_2$）上升，发生呼吸性酸中毒。严重心力衰竭，组织灌注不良，酸性代谢产物积蓄，可导致代谢性酸中毒。

5. 血生化及血糖测定

了解血清钠、钾、氯水平。新生儿低血糖可导致心力衰竭。尚可检查心肌缺血、肾功能及贫血等情况，有助于判断病因及指导治疗。

四、诊断

（一）诊断要点

1. 诊断标准

（1）具备以下 4 项者应考虑心力衰竭：①呼吸急促，婴儿 > 60 次 / 分，幼儿 > 50 次 / 分，儿童 > 40 次 / 分；②心动过速，婴儿 > 160 次 / 分，幼儿 > 150 次 / 分，

儿童 > 140 次 / 分；③心脏扩大，为体检、X 线或超声心动图所证实；④烦躁、哺喂困难、体重增加、尿少、水肿、多汗、发绀、呛咳、阵发性呼吸困难，有这些表现 2 项以上。

（2）具备以上 4 项加以下 1 项或以上 2 项加以下 2 项，可确诊心力衰竭。①肝大：婴幼儿在肋下 ≥ 3 cm，儿童 > 1 cm（进行性肝大或伴触痛更有意义）；②肺水肿；③奔马律。

（3）严重心力衰竭而出现周围循环衰竭。

2. 婴幼儿急性心力衰竭诊断标准

（1）安静时心率加快，婴儿 > 180 次 / 分，幼儿 > 160 次 / 分，不能用发热或缺氧解释。

（2）呼吸困难，安静时呼吸突然加快，> 60 次 / 分。

（3）肝大达肋下 3 cm 以上，或短时间内较前迅速增大，不能以横膈下移等解释。

（4）心音低钝，有奔马律，颈静脉怒张，心脏扩大。

（5）突然发生极度烦躁不安，明显发绀，皮肤苍白、发灰，不能用原有疾病解释。

（6）尿少或无尿，颜面及下肢水肿，已排除营养不良、肾炎、维生素 B_1 缺乏等原因。

具有上述第（1）~（4）项，伴或不伴第（5）或第（6）项，即可诊断为心力衰竭。

3. 新生儿心力衰竭的诊断标准

（1）提示心力衰竭：具备以下 4 项中 3 项者考虑为心力衰竭。①心动过速 > 180次 / 分；②呼吸急促 > 60 次 / 分；③心脏扩大（X 线及超声心动图检查），心胸比例 > 0.6；④两肺底出现不固定的湿啰音，X 线表现为肺血流量增多，两肺出现斑片模糊阴影，有时可见叶间裂积液现象。

（2）确诊心力衰竭：具备以上 3 项加以下任何 1 项或以上 2 项加以下 2 项者即可诊断。①肝大 ≥ 3 cm，短期内进行性增大，治疗后缩小；②奔马律，发生于各种原因引起的心力衰竭；③明显肺水肿，为急性左心衰竭的表现。

4. 儿童心功能分级诊断

（1）Ⅰ级：一般体力活动不受限。

（2）Ⅱ级：活动轻度受限，休息时无症状，但中等体力活动时即出现症状，也称轻度心力衰竭。

（3）Ⅲ级：活动明显受限，活动稍多即出现明显症状，也称中度心力衰竭。

（4）Ⅳ级：任何活动均有症状，在休息状态时也有呼吸困难等症状，也称重度心力衰竭。

5. 婴儿心功能分级诊断

（1）0 级：无心力衰竭表现。

（2）Ⅰ级：即轻度心力衰竭。每次哺乳量 < 105 mL，或哺乳时间需 30 分钟以上；呼吸困难；心率 > 150 次 / 分，可有奔马律；肝大肋下 2 cm。

（3）Ⅱ级：即中度心力衰竭。每次哺乳量 < 90 mL，或哺乳时间需 40 分钟以上；呼吸 > 60 次 / 分，呼吸形式异常；心率 > 160 次 / 分，有奔马律；肝大肋下 2 ~ 3 cm。

（4）Ⅲ级：即重度心力衰竭。每次哺乳量 < 75 mL，或哺乳时间需 40 分钟以上；呼吸 > 60 次 / 分，呼吸形式异常；心率 > 170 次 / 分，有奔马律；肝大肋下 > 3 cm，并有末梢灌注不良。

（二）鉴别诊断

1. 毛细支气管炎或肺炎

因有气促、烦躁、心率增快、面色苍白或发绀、肺气肿使肝下移而误诊为心力衰竭，但止咳、平喘、镇静可使病情改善，发绀减轻，心率恢复。如区别不清应按心力衰竭处理。

2. 急性肾小球肾炎

重症者因严重循环充血而出现肺部湿啰音、端坐呼吸、咳粉红色泡沫样痰、颈静脉怒张、水肿、心脏扩大，但不是真正的心力衰竭，超声心动图检查心功能正常，应用呋塞米、扩血管药物可使病情缓解。

五、治疗

注意休息，吸氧，限制水、钠摄入，消除病因及诱因，加强心脏收缩能力，改善血流动力学，维护心脏功能。

（一）一般治疗

保证患儿休息，取半卧位或垫高枕部；吸氧，供给湿化氧并做好护理工作；避免用力，尤其是避免用力排便；给予容易消化及富有营养的食品；防止躁动，必要时用镇静药，如苯巴比妥、吗啡等皮下或肌内注射，但需警惕抑制呼吸。急性心力衰竭或严重水肿者，应限制水和钠盐的摄入，液量应控制在婴儿每日 60 ~ 80 mL/kg，年长儿每日 40 ~ 60 mL/kg，液体应于 24 小时内匀速给予。心力衰竭时，患儿易发生酸中毒、低血糖和低钙血症，新生儿时期更是如此，遇上述情况应及时纠正处理。

加强针对原发病进行的病因治疗是治疗和预防心力衰竭发生的关键。外科手术治疗为先天性心脏病的根治性治疗方法，但内科抗心力衰竭治疗却往往是术前和术后必不可少的治疗手段；感染性心内膜炎或其他感染者应加强抗生素应用控制感染；输红细胞纠正严重贫血；应用抗心律失常药或电学治疗控制心律失常；心包引流缓解心脏压塞；严重肺部疾病患儿可使用辅助呼吸措施改善肺功能；如心力衰竭是由甲状腺功能亢进或维生素 B_1 缺乏、病毒性或中毒性心肌炎等引起者，更应进行原发疾病的治疗。

（二）药物治疗

1. 洋地黄类药物

（1）洋地黄制剂分类：洋地黄能有效增强心脏收缩功能，增强心排血量，降低心室舒张末期压力，改善组织的灌流及静脉淤血的周围循环障碍，临床应用广泛。洋地黄类药物可分为作用缓慢类，如洋地黄毒苷，目前应用极少；作用迅速类，如地高辛、毛花苷 C（西地兰）及毒毛花苷 K。地高辛可口服，也可静脉注射，口服吸收良好，起效快，蓄积少，并可通过胎盘到达胎儿循环，是儿科治疗心力衰竭的主要用药；毛花苷 C 及毒毛花苷 K 仅可用于静脉注射，肌内注射吸收不良。

（2）洋地黄用法

负荷量法：该法主要适用于急性心力衰竭患儿，具体用药次数根据病情决定。常用制剂有地高辛，用于能口服的患儿；不能口服者可选用毛花苷 C 静脉推注。24 小时内给予负荷量地高辛，早产儿 0.02 mg/kg，足月儿 0.02 ~ 0.03 mg/kg，婴儿和儿童 0.025 ~ 0.04 mg/kg；毛花苷 C，剂量为 $<$ 2 岁 0.03 ~ 0.04 mg/kg，$\geqslant$ 2 岁 0.02 ~ 0.03 mg/kg。首次用量为负荷量的 1/2，余半量分 2 次，相隔 6 ~ 12 小时，加入 10% 葡萄糖溶液 10 ~ 20 mL 中静脉推注。如心力衰竭仍未纠正，可在给予负荷量的 12 小时后，再给予维持量，即负荷量的 1/5 ~ 1/4，分 2 次给药，每 12 小时 1 次。

维持量法：该法主要适用于慢性心力衰竭患儿。常用药物为地高辛，每日口服地高辛负荷量的 1/5 ~ 1/4，分 2 次服用，每 12 小时 1 次，一般经过 6 ~ 8 周即 4 ~ 5 个半衰期后即可达到稳定的有效血药浓度。维持时间的长短，应视具体病情而定。心内膜弹力纤维增生症患儿需用 2 年以上，并随患儿的年龄及体重增长相应增加维持量。

（3）使用注意事项：洋地黄的正性肌力作用与用量呈线性关系，但中毒剂量与治疗量也较接近，治疗量为中毒量的 60%，故应用时要慎重。用药前应了解患儿在

2 ~ 3 周内洋地黄使用情况，以防药物过量引发中毒。另外，在心力衰竭严重、肝肾功能障碍、电解质紊乱、心肌炎及大量利尿、低钾血症后，患儿对洋地黄耐受性差，应用时应减量，按常规剂量减少 1/3 用药，且饱和不宜过快。未成熟儿和 < 2 周的新生儿，肝肾功能发育尚不完善，也易引起中毒，洋地黄化剂量应按婴儿剂量减少 1/3 ~ 1/2。钙剂对洋地黄有协同作用，故用洋地黄类药物时应避免同时应用钙剂。

（4）洋地黄毒性反应：儿童出现洋地黄中毒后最常见的表现有心力衰竭症状加重，出现心律失常，如房室传导阻滞、室性期前收缩和阵发性心动过速等，还有厌食、恶心、呕吐、嗜睡、头昏、色视等。

（5）洋地黄中毒的治疗：首先应立即停药。

维持电解质平衡：测定患儿血清地高辛、钾、镁浓度及肾功能，建立静脉输液通道并监测心电图。若中毒较轻，血钾正常，一般在停药 12 ~ 24 小时后中毒症状消失；若中毒较重，血钾低或正常、肾功能正常者，可静脉滴入 0.3% 的氯化钾，每小时 0.3 ~ 0.5 mmol/kg 缓慢滴入，总量不超过 2 mmol/kg，有二度以上房室传导阻滞者禁用。

阿托品：窦性心动过缓、窦房传导阻滞者，可选用阿托品，每次 0.01 ~ 0.03 mg/kg，口服、皮下注射或静脉注射，每日 3 ~ 4 次。

苯妥英钠：对洋地黄中毒所致的房室传导阻滞、室性期前收缩、室上性心动过速及室性心动过速疗效较好，常用剂量为 2 ~ 3 mg/kg（一次用量不应超过 100 mg），溶于生理盐水中缓慢静脉注射，用药时间不应少于 5 分钟。若治疗效果欠佳，15 分钟后可重复用药 1 次。本品碱性强，应避免漏至血管外造成组织损伤。

利多卡因：适用于室性心律失常者，每次静脉注射 1 ~ 2 mg/kg（一次用量不超过 100 mg），5 ~ 10 分钟后可重复用药 1 次，总量不超过 5 mg/kg，治疗有效后改为 20 ~ 50 μg/（kg·min）静脉维持滴注。

地高辛特异性抗体：严重洋地黄中毒伴有低血压、严重心力衰竭、高钾血症及神经系统症状，并有生命危险者，可静脉注射地高辛特异性抗体治疗。

2. 利尿药

利尿药可减少血容量与心脏前负荷，当使用洋地黄类药物而心力衰竭未完全控制，或伴显著水肿者，宜加用利尿药。

（1）对急性心力衰竭、肺水肿者：应选用作用迅速、强效的利尿药，如呋塞米，剂量为每次 1 ~ 2 mg/kg 静脉注射，每 6 ~ 12 小时用药 1 次；也可口服，剂量为每日 1 ~ 4 mg/kg。主要不良反应有脱水、低钠血症、低钾血症、代谢性酸中毒及听神经毒性反应等，婴儿应慎用。

（2）对轻度、慢性心力衰竭患儿：可选用噻嗪类利尿药，如氢氯噻嗪，每日 1 ~ 2 mg/kg，分 2 ~ 3 次口服；还有保钾利尿药，如螺内酯，每次 1 ~ 2 mg/kg，分 2 ~ 3 次口服。因噻嗪类利尿药可导致低钾血症，而螺内酯有保钾、保氯的作用，故两者常同时应用。

3. 血管扩张剂

血管扩张剂可扩张静脉降低心脏前负荷，扩张动脉降低心脏后负荷，常与儿茶酚胺类药物合用，用于急性心力衰竭、严重慢性心力衰竭一般治疗无效者。

（1）硝普钠：对急性心力衰竭，尤其是左心衰竭、肺水肿，伴有周围血管阻力增高者，效果显著。剂量为 0.2 μg/（kg·min），以 5% 葡萄糖溶液稀释后静脉滴注，每间隔 5 分钟加量 1 次，每次增加 0.1 ~ 0.2 μg/（kg·min），直到血压下降。治疗效果明显时，最大剂量不超过 5 μg/（kg·min）。因本药有降低血压的作用，应在动脉血压监护下应用，以防出现低血压。

（2）酚妥拉明：α 受体阻滞剂，以扩张小动脉为主，兼有扩张静脉的作用，作用迅速，持续时间短，静脉注射 15 分钟后作用消失。首次剂量为 0.1 ~ 0.3 mg/kg，之后改为 2.5 ~ 15 μg/（kg·min）静脉滴注。本药有增加去甲肾上腺素释放的作用，易导致心动过速，甚至严重心律失常，故不常用于心力衰竭患儿。

（3）哌唑嗪：首剂用量 5 μg/kg，如无低血压反应，可逐渐增加至 50 μg/kg，每 6 小时 1 次，最大量不超过 0.1 mg/kg。首次用药 30 ~ 90 分钟后，可出现直立性低血压，尤其常见于低血容量及低钠患儿，应密切观察。另外，还有晕厥、头晕、心动过速等不良反应，且长期用药易发生耐药性。

（4）肼屈嗪：主要用于高血压心脏病、扩张型心肌病、二尖瓣或主动脉瓣关闭不全并发心力衰竭的患儿。剂量为每次 0.4 ~ 0.5 mg/kg，分 2 ~ 4 次口服。首剂 0.5 mg/kg，之后根据病情逐渐加量。不良反应有头痛、心动过速、恶心、呕吐，大剂量应用还可发生狼疮综合征。

（5）硝酸甘油：对心脏手术后低心排综合征伴左心室充盈压升高及肺水肿者，可选用静脉输入硝酸甘油。剂量为 5 μg/（kg·min）静脉滴注。前负荷降低时不宜使用，以免造成心排血量减少。

4. 血管紧张素转换酶抑制剂

血管紧张素转换酶抑制剂可减少心脏前后负荷，改善心功能。

（1）卡托普利：本药口服可吸收 65% ~ 75%，作用持续 8 小时，故口服 3 次 / 天为宜，用于心力衰竭患儿，可使体内总钾含量及血清钾浓度增高，无须补钾。新生儿患儿，每次 0.1 ~ 0.5 mg/kg，每 8 ~ 12 小时用药 1 次，最大量为每日 2 mg/kg；> 1 个月的患儿，每次 0.5 ~ 1 mg/kg，每 8 ~ 12 小时用药 1 次，最大量为每日 4 mg/kg。口服药物应从小剂量开始，7 ~ 10 天内逐渐增加到有效量。不良反应有咳嗽、低血压、高钾血症和胃肠道反应。

（2）依那普利：与卡托普利相比，口服起效慢，服药后 4 小时达血药浓度高峰；对水钠排泄作用不明显，但降压作用较明显。口服从小剂量开始，新生儿患儿，每次 0.05 ~ 0.2 mg/kg，每 12 ~ 24 小时 1 次，最大量每日 0.4 mg/kg；> 1 个月的患儿，每次 0.05 ~ 0.25 mg/kg，每 12 ~ 24 小时 1 次，最大量每日 0.5 mg/kg。之后 1 ~ 2 周内逐渐加量。本剂也可静脉注射，用量为每次 5 ~ 10 μg/kg。

（3）贝那普利：药动学与依那普利相近。口服用量从每日 0.1 mg/kg 开始，于 1 周内逐渐增加至每日 0.3 mg/kg，分 1 ~ 2 次口服。

5. 儿茶酚胺类药物

（1）多巴胺：多在心力衰竭伴血压下降时应用，常用中小剂量，静脉输入后，可使心指数增高，尿量增多，尿钠排泄增多，但对周围血管阻力及心率无影响。治疗心力衰竭时，开始剂量为 2 ~ 5 μg/（kg · min），如有严重低血压时，可增加为 5 ~ 10 μg/（kg · min）。多巴胺宜用 5% ~ 10% 葡萄糖溶液或生理盐水配制，应避免与碱性溶液混合，以免降低其活性。静脉滴注时应慎重，液体外漏后可造成局部组织的坏死。主要不良反应为恶心、呕吐、心动过速、心律失常等。

（2）多巴酚丁胺：可增加心肌收缩力及心排血量，不影响周围血管阻力。初始剂量为 2 ~ 3 μg/（kg · min），可逐渐增加至 20 μg/（kg · min）。必要时监测血流动力学指标、心率及血压。以上两种药物虽作用迅速，但维持时间都较短，用药常使用输液泵维持静脉滴注，以达到持久的作用效果。

6. β 受体阻滞剂

β 受体阻滞剂可减慢心率和降低心脏前后负荷，常与洋地黄类药物联合应用治疗慢性心力衰竭。此类药物起效时间较长，常在 2 ~ 3 个月后才可发挥效应，因此应用多从小剂量开始，视病情逐渐增加剂量。

（1）美托洛尔（倍他乐克）：口服初始剂量为每日 0.2 ~ 0.5 mg/kg，分 2 次口服，后用量逐渐增加，4 周内达到每日 2 mg/kg，疗程不应短于 8 周，可持续用药 3 ~ 6 个月或更长时间。

（2）卡维地尔：口服初始剂量为 0.08 mg/kg，分 2 次服用，后逐渐增量，12 周内达到每日 0.4 mg/kg，可用到 6 ~ 12 个月。不良反应有头晕、低血压、头痛、哮喘、心动过速等。哮喘、慢性支气管炎、心动过缓、血压过低及二度房室传导阻滞者禁用。

7. 改善心肌代谢药

（1）辅酶 Q_{10}：用量为 1 mg/（kg · d），分 2 次服。

（2）1，6- 二磷酸果糖：用量为 100 ~ 250 mg/kg 静脉输入，每日 1 次，7 ~ 10 天为 1 个疗程。

（三）其他治疗

1. 抗心律失常的治疗

心力衰竭时患儿出现的心律失常主要为室性期前收缩、室性心动过速等室性心律失常。此处需特别提出的是，因多种抗心律失常药物在应用中可能造成心律失常，在治疗心力衰竭导致的心律失常时应慎重用药。现公认胺碘酮为相对较安全、有效的抗心律失常药物，宜小量应用，常用初始剂量为 5 ~ 10 mg/（kg · d），分 3 次口服，4 ~ 8 次后，病情好转可改为 5 ~ 6 mg/（kg · d）继续应用。

2. 急性左心衰竭的处理

（1）患儿取坐位，双下肢下垂于床边，以利呼吸，并可减少静脉回流。

（2）吸氧：维持动脉血氧分压在 60 mmHg 以上，严重者可用机械通气。

（3）镇静：静脉或皮下注射吗啡 0.1 ~ 0.2 mg/kg，必要时可间隔 2 ~ 4 小时重复应用。

（4）利尿：静脉注射强效利尿药，如呋塞米每次 1 ~ 2 mg/kg，可有效减少循环血量，减轻心脏负荷。

（5）硝酸甘油：为降低心脏的前后负荷，尤其是前负荷，可静脉注射硝酸甘油，剂量为 1 ~ 5 μg/（kg · min）。

3. 其他

同种心脏移植术、基因治疗和心肌细胞移植等，可用于心力衰竭的治疗。

（刘云霞）

病例 主动脉缩窄

一、基本信息

患儿，男，13 岁 11 个月，于 2024-07-17 入院。

主诉：发现血压升高 1 年余。

现病史：患儿于 2022 年 11 月体检时发现血压升高，为 131/91 mmHg，2023 年 10 月体检血压为 167/104 mmHg，偶有头晕、头痛，无视物模糊，无抽搐，无气促、胸痛、胸闷，无乏力，无晕厥、大汗淋漓，无发热、发绀，无活动耐力下降，无血尿、泡沫尿，平时未定期监测血压，未予特殊处理。今为进一步治疗就诊，门诊测血压 159/109 mmHg，以“高血压”收入院。自发病以来，患儿精神状态良好，食欲食量良好，睡眠情况良好，大小便未见明显异常。

既往史：否认肝炎、结核病等传染病病史。

二、检查

1. 体格检查

T 36.7 ℃, P 104 次 / 分, R 20 次 / 分, BP 147/92 mmHg; 体重 44.8 kg, SpO_2 100%; 神志清楚, 精神反应可; 咽无充血, 双侧扁桃体无肿大, 未见分泌物及疱疹。双肺呼吸音清晰, 未闻及啰音, 无胸膜摩擦音; 腹平软, 肝脾肋下未触及, 肠鸣音正常; 神经系统查体无异常。

2. 专科检查

BP 147/92 mmHg，SpO_2 100%。四肢血压：左上肢 134/72 mmHg，右上肢 144/74 mmHg，左下肢 101/59 mmHg，右下肢 104/67 mmHg。心音有力，心律齐，未闻及明显杂音。

3. 辅助检查

24 小时动态血压：动态血压平均值增高，血压负荷重度增加。心电图：窦性心律，不完全性右束支传导阻滞。24 小时动态心电图：窦性心律；ST 段未见缺血性改变；心率变异性稍增大。心脏四项二维超声检查提示：先天性心脏病，主动脉缩窄，升主动脉正常，主动脉弓内径 15 mm，主动脉峡部缩窄，局部内径 4.9 mm（z 值 –10.9），峡部远段呈窄后扩张，内径约 17 mm。降主动脉血流速度增快，峰值流速

4.1 m/s，峰值压差 67 mmHg。头部 MRI：双侧后交通动脉未见显示，考虑发育变异。头部 MRA 未见明显异常。附见：鼻窦炎、鼻中隔偏曲、双侧下鼻甲肥厚。肾及肾上腺 MRI 平扫 + 增强（3.0T）检查：双侧肾上腺 MRI 平扫及增强未见明显异常，请结合临床。胸部、全腹 CTA 检查提示：主动脉缩窄；腹主动脉与肠系膜上动脉夹角小，考虑肠系膜上动脉压迫综合征；肠系膜上动脉与右肾动脉共同开口；右侧多余肾动脉，左侧副肾动脉形成；右肺中叶内侧段少许纤维条索灶；上纵隔及腋部可见多发大小不一的淋巴结；主动脉上隐窝少量积液。胸部正位检查提示：未见异常。

三、诊断

初步诊断：高血压。

诊断依据：患儿，男，13 岁 11 个月，收缩压最高 167 mmHg，故诊断。目前高血压病因分析可能的原因如下。①肾脏疾病：儿童高血压以该类疾病最常见，故需考虑。需考虑先天性肾实质性病变、肾肿瘤、继发性肾脏病变（结缔组织病、糖尿病）、肾血管病（肾动脉和肾静脉狭窄、阻塞）、肾周围病变（炎症、脓肿、肿瘤、创伤、出血）等，但患儿无血尿、蛋白尿，未诉腰痛，无水肿等，不支持，完善泌尿系统彩超以协助诊断。②心血管病变：如主动脉缩窄，但该病表现为上肢血压增高，与本病相符，进一步完善心脏彩超及心脏 CT 明确。③内分泌疾病：肾上腺皮质疾病，包括原发性醛固酮增多症、嗜铬细胞瘤、神经母细胞瘤、甲状腺功能亢进等均可诱发血压增高，完善相关肾上腺彩超及甲状腺功能以协助诊断。④颅内病变：患儿近期有头晕，可自行缓解，无头痛，如颅内肿瘤、出血、水肿、脑炎等可致颅内压增高伴高血压，完善头部 MRI 协助诊断。

最终诊断：主动脉缩窄；继发性高血压；高眼压症；不完全性右束支传导阻滞。

四、诊疗经过

结合患儿临床表现、辅助检查，经术前讨论，该患儿有手术指征。排除手术禁忌证，于 2024–07–25 行胸主动脉支架置入术 + 左心造影 + 左心导管检查。术中升主动脉造影显示：主动脉峡部狭窄，最窄处内径约 5.2 mm，主动脉弓及狭窄近端内径约 12.7 mm，狭窄远端降主动脉扩张，宽约 14.3 mm，狭窄段长 23.6 mm。导管从左心室（LV）—升主动脉（AAO）—降主动脉（DAO）测压，LV：106/3（37）mmHg，AAO：102/62（75）mmHg，DAO：74/60（65）mmHg，AAO–DAO 压差为 28 mmHg。术后压力：AAO 96/66（76）mmHg，DAO 102/67（79）mmHg，AAO–DAO 压差为 6 mmHg。

术中选择 CP 覆膜支架 14 mm × 28 mm（Covered CP Stent，型号：Cvrd.CP8 Z28，NuMed）及 BIB 球囊 14 mm × 40 mm（Balloon in Balloon，型号：BB038，NuMed）。置入后升主动脉取侧位造影显示支架位置良好（原狭窄处被支架完全覆盖），支架内血流通畅，支架内径 13.7 mm，使用 ProGide 血管缝合器缝合血管，局部加压包扎。术后恢复良好，无并发症。

术后复查心电图：窦性心律，不完全性右束支传导阻滞。胸部正侧位片：胸主动脉支架置入术后复查，心肺未见异常。心脏超声：主动脉缩窄支架置入术后 1 天，主动脉峡部显示支架回声，内径约 10 mm，收缩期降主动脉血流通畅，心脏功能正常。

五、出院情况

患儿无头晕、头痛，无发热，无咳嗽，无胸痛。查体：T 36.7 ℃，P 92 次 / 分，R 20 次 / 分，左上肢 BP 125/79 mmHg，右上肢 BP 124/74 mmHg，左下肢 BP 126/87 mmHg，右下肢 BP 134/75 mmHg；神志清，精神可，皮肤红润，无发绀和皮疹、出血点，浅表淋巴结不大；口唇红润，口腔黏膜光滑，咽无充血，扁桃体未见肿大；颈软，呼吸平顺，双肺呼吸音粗，未闻及啰音；腹部查体无特殊；手术区伤口无渗血、渗液，伤口敷料干燥；双侧足背动脉搏动有力，对称；心音有力，心律齐，未闻及明显瓣膜区杂音；四肢肌力及肌张力正常，神经系统查体未见异常。出院后口服苯磺酸氨氯地平，每次 5 mg qd，家中监测血压水平，定期心内科门诊复查。

六、讨论

主动脉缩窄是一种先天性疾病，其特征是主动脉弓变窄，通常位于左锁骨下动脉之外。这种狭窄会造成阻塞，导致严重的心血管并发症，包括全身性高血压、左心室肥厚，最终导致心力衰竭。这种疾病是通过结合临床评估、先进的成像技术（例如超声心动图和 MRI）及心导管插入术等侵入性手术来诊断的。治疗策略通常涉及手术或经导管干预，以减轻阻塞并预防长期并发症，例如再缩窄和动脉瘤形成。尽管取得了成功的短期结果，但仍需要持续监测来管理残余风险并确保持续的心血管健康。

主动脉缩窄的形成与妊娠 4 ~ 8 周主动脉弓的形成异常有关。主动脉缩窄通常位于左锁骨下动脉远端，邻近动脉导管连接部位，占所有先天性心脏病的 4% ~ 8%。主动脉缩窄不仅仅表现为主动脉局部狭窄，还包括多个节段狭窄或长段发育不良。遗传因素在主动脉缩窄的发展中也发挥着重要作用。特纳综合征与主动脉缩窄密切相关。主动脉缩窄好发于男性，男女比例约为 2 ： 1。

1. 分类

（1）根据是否合并其他心内畸形分为孤立性主动脉缩窄、主动脉缩窄合并室间隔缺损、主动脉缩窄合并其他心内畸形。

（2）根据缩窄的范围和程度分为单纯性主动脉缩窄、主动脉弓发育不良两类。

（3）根据临床表现与发病年龄，可分为婴儿型与成人型。

2. 临床表现

根据诊断时的年龄和缩窄的严重程度而有很大差异。新生儿经常出现心力衰竭的症状，包括喂养不良、烦躁、呼吸窘迫和嗜睡。当动脉导管闭合后可能出现休克、急性心力衰竭等，危及生命。年龄较大的儿童和成人表现为左心室肥厚、心力衰竭、主动脉夹层及脑血管事件，上肢高血压、下肢灌注不足出现头痛、鼻出血或运动时下肢不适、间歇性跛行、运动后腹痛等。对于年长儿，出现上肢血压升高，肱、股动脉延迟（与肱动脉或桡动脉脉搏相比，股动脉脉搏减弱或延迟）。建议测量四肢血压，上肢和下肢之间的收缩压梯度大于 20 mmHg 表明有明显的缩窄。

背部、肩胛骨之间或左心前区闻及连续的或收缩期杂音、胸骨左缘可闻及杂音。对于婴儿，可能会发现呼吸急促、肝大和灌注不足的体征，例如下肢出现青紫或发凉。

3. 辅助检查

心电图：左心室高电压。胸部 X 线片：“3 字征”。超声心动图：可清晰显示主动脉弓部的形态、缩窄的具体部位、压差。心脏 CT 和 MRI 均可直观显示主动脉缩窄部位、主动脉弓直径、主动脉弓发育情况、侧支循环的建立情况，以及其他结构异常。心导管检查术和主动脉血管造影：可以精确测量缩窄处的压力梯度并进行详细的解剖学评估，这对于行主动脉球囊血管成形术或支架置入术等介入手术至关重要。

4. 治疗

《儿童常见先天性心脏病介入治疗专家共识》推荐介入治疗指征：①主动脉缩窄外科手术后再狭窄，经导管测量的跨缩窄段收缩期压差 > 20 mmHg，缩窄段形态适宜介入治疗者。②主动脉缩窄外科手术后再狭窄，缩窄段形态适宜介入治疗，经导管测量的跨缩窄段收缩期压差 < 20 mmHg，但伴有下列情况之一者：明显的侧支血管形成、单心室循环、左心收缩功能下降。

经导管介入治疗：包括球囊血管成形术和支架置入术，对于年龄较大的儿童、青少年，球囊血管成形术会增加主动脉瘤形成的风险。支架置入术，以在球囊扩张后保持主动脉开放，由于其耐用性和预防再缩窄的有效性，是年龄较大的儿童和成人的首选。

无论采用何种治疗方式，主动脉缩窄终身存在相关并发症风险，包括高血压、再缩窄、动脉瘤形成、脑动脉瘤，需要心内科终身随访。

5. 常见并发症

（1）高血压：即使主动脉阻塞得到充分缓解，高血压也可能持续存在。高血压的持续存在是长期的动脉血管变化造成的，包括动脉顺应性降低、压力感受器敏感性改变和血管反应性异常。这些患儿的高血压若不控制会增加早发冠状动脉疾病、左心室肥厚、心力衰竭和脑血管事件的风险。

（2）术后再缩窄：初次治疗后 10% ~ 20%的患儿会发生再缩窄或主动脉狭窄复发，这种并发症在婴儿期手术常见，可能需要通过球囊血管成形术或手术进行重复干预。

（3）动脉瘤形成：修复部位的动脉瘤是严重的长期并发症，特别是对于接受补片修复或锁骨下皮瓣技术的患儿。这些动脉瘤可能是真动脉瘤或假性动脉瘤，并可能造成破裂的风险，导致危及生命的出血。通过心脏 MRI 进行长期监测（通常每 5 年一次），以便及早发现这些动脉瘤。

（4）冠状动脉疾病：主动脉缩窄的患儿患冠状动脉疾病的风险增加，这可能导致心绞痛、心肌梗死或心源性猝死。即使在成功修复后，这种风险仍然存在，并且由于全身性高血压的存在而变得更加复杂。

（5）脑血管事件：脑卒中和其他脑血管事件是主动脉缩窄患儿的潜在并发症，尤其是高血压控制不佳的患儿。脑血管事件还可导致颅内动脉瘤的形成，动脉瘤可破裂并导致蛛网膜下隙出血。

（6）主动脉瓣疾病：二叶式主动脉瓣是高达 50%的主动脉缩窄患儿常见的先天性畸形。二叶式主动脉瓣导致进行性主动脉瓣狭窄、反流或两者兼而有之，从而需要在以后的生活中进行瓣膜修复或更换。此外，二叶式主动脉瓣会增加主动脉根部扩张和夹层的风险。

（7）左心室功能障碍：全身性高血压或残余缩窄引起的慢性压力超负荷可导致左心室肥厚并最终导致心力衰竭。

6. 长期心血管管理的必要性

手术患儿的短期前景良好，但长期生存数据仍不确定，从长远来看，主动脉缩窄、全身性高血压、脑卒中和不良心脏事件的复发并不罕见。这些发现强调了持续监测和跨专业团队护理方法的重要性，这对于减轻高发病率和死亡风险至关重要。鉴于潜在并发症，主动脉缩窄患儿需要在先天性心脏病门诊进行终身随访。常规可每 3 ~ 5

年行心脏 MRI 或 CT 检查和必要的心导管造影（对于监测动脉瘤的形成、术后再狭窄至关重要），应密切监测血压，口服降压药，预防高血压并发症出现。并建议进行生活方式的改变，包括有益于心血管健康的饮食、定期体育锻炼和体重控制。适度的运动可改善心血管健康并预防肥胖症。社会心理支持、患儿教育和家庭参与（药物依从性及治疗重要性的教育、识别并发症的症状教育、定期医师随访等）同等重要。

（刘云霞）

病例　川崎病

一、基本信息

患儿，男，3 岁 11 个月，于 2024–10–09 入院。

主诉：发热 6 天，眼红 2 天。

现病史：患儿于 6 天前无明显诱因出现发热，热峰 39.5 ℃，高热、寒战、畏寒，无抽搐，予退热药口服处理后体温难以降至正常，间隔 4 小时体温反复，伴咽痛、左侧颈部包块痛及明显触痛，偶有单声或双声咳嗽，偶有干呕，伴腹痛，偶有下肢痛，无皮疹，无肢体活动障碍；2 天前出现眼红，至当地社区医院就诊予“克拉霉素（2024–10–07 至 2024–10–08）口服”等治疗，症状无好转，眼红加重，1 天前至外院予“头孢呋辛静脉滴注”，症状无明显好转。今为进一步治疗就诊，收入院。自发病以来，患儿精神状态一般，稍烦躁，食欲食量欠佳，睡眠情况一般，大便干结，平素 2 ~ 3 天 1 次大便，小便量可。

既往史：1 岁余高热抽搐 1 次。否认肝炎、结核病等传染病病史。

二、检查

1. 体格检查

T 39.2 ℃，P 131 次 / 分，R 25 次 / 分；神清，精神可；全身皮肤、黏膜无黄染和发绀，颈部可触及 1 ~ 2 cm 肿大淋巴结，表面皮肤无红肿，结膜充血；口唇干红皲裂，咽充血，双侧扁桃体Ⅱ度肿大，未见分泌物；肺部、心脏、腹部查体无异常；手足稍硬肿；神经系统查体无异常。

2. 辅助检查

血常规（静脉血）：白细胞计数 24.28×10^9/L ↑，中性粒细胞绝对值 18.80×10^9/L ↑，

红细胞计数 3.56×10^{12}/L ↓，血红蛋白 97 g/L ↓，血小板 454×10^{9}/L，ESR 50 mm/h ↑；超敏 CRP 154.5 mg/L ↑；钙素原检测 0.415 ng/mL；钠 132.1 mmol/L ↓，钾 3.65 mmol/L ↓，CRP 181.0 mg/L ↑，三酰甘油 1.86 mmol/L ↑，铁蛋白 245 ng/mL ↑，白蛋白 34.1 g/L ↓，B 型利钠肽 42 pg/mL ↑；尿液分析全套：白细胞 67/μL ↑；凝血四项未见明显异常；A 群链球菌快速检测阴性。

心电图：窦性心动过速。胸部 X 线：两肺纹理增粗。心脏超声：左、右冠状动脉开口位置正常，内径分别为 LCA：2.6 mm、LAD：1.8 mm、RCA：1.8 mm，管壁及管周回声未显示明显异常，管腔内未显示明显栓子回声，心脏功能正常。阑尾及系膜淋巴结 + 颈部淋巴结 + 下消化道超声：双侧颈部淋巴结炎性增大，腹腔未见明显增大阑尾及淋巴结声像，腹腔未见明显包块及游离积液声像。

三、诊断

诊断：川崎病。

鉴别诊断：腺病毒感染。患儿有结膜充血、发热表现，需警惕，但患儿无眼部分泌物，无呼吸系统症状，血常规提示中性粒细胞增高，淋巴细胞不高，CRP、ESR 增高，有不支持之处，完善病原学检查协诊。

四、诊疗经过

治疗给予丙种球蛋白 2 g/kg 静脉滴注，阿司匹林 30 mg/（kg·d）口服。静脉滴注丙种球蛋白 36 小时后无发热，体温稳定，监测血常规及炎症指标均下降至正常，监测心脏彩超冠状动脉无扩张及病变。

五、出院情况

患儿双眼结膜轻度充血，口唇干红，无发热、咳嗽、吐泻等，足端可见轻度红肿，无脱皮。出院后继续口服阿司匹林 50 mg qd（8 ~ 12 周），定期复查心脏超声。

六、讨论

川崎病（KD）是儿童时期较为常见的急性系统性血管炎，全身炎性反应可导致多器官功能损害，出现心血管系统损害、休克综合征和巨噬细胞活化综合征等严重并发症。

KD 主要临床特征为全身炎性反应，可出现多器官功能损害、巨噬细胞活化综合征（MAS）等严重并发症，部分患儿可并发巨大的冠状动脉瘤（CAA），到成人期仍存在，引起急性冠脉综合征。KD已不再被认为是一种自限性疾病而需要积极治疗。

KD的早期识别、静脉应用丙种球蛋白（IVIG）治疗时机、IVIG无反应型KD的补救治疗、重症KD治疗方案的选择等对于患儿远期预后具有重要影响。KD患儿临床特征并不同时出现，部分临床特征可短暂出现后消退。发热是普遍存在的，通常是典型的弛张热。在未适当治疗的情况下，发热平均持续11天，也可持续3～4周。发热出现被认为是疾病第1天，不再强调发热5天以上，更能反映临床实际情况。双侧非渗出性结膜炎是KD球结膜充血的典型表现，口唇黏膜改变包括红斑、干燥、裂口、脱皮、嘴唇出血、“草莓舌”和口咽黏膜弥漫性充血。KD患儿皮疹范围广，多在发热后3～5天内出现，主要累及躯干和四肢，90%以上为弥漫性红斑或丘疹，无疱疹及结痂。掌跖红斑及指（趾）端硬肿是KD急性期的特征。指（趾）端脱皮通常在发热后的2～3周内出现，是KD亚急性期的重要特征。颈部淋巴结肿大约见于65%的KD患儿，直径＞1.5 cm的单侧淋巴结肿大，活动度差，无波动感，对抗生素治疗无反应。KD严重并发症：心血管系统损害，包括冠状动脉损害严重导致冠状动脉扩张或冠状动脉瘤，患有多个巨大CAA患儿可并发系统性动脉瘤，主要累及腋动脉、髂总动脉、股骨动脉、锁骨下动脉等，发生率为14.2%；约20%的KD患儿存在心肌受累，出现左心室功能障碍，部分患儿急性期出现二尖瓣反流、主动脉瓣和三尖瓣反流。

KD休克综合征（KDSS）表现为血流动力学不稳定和器官功能障碍，可出现不同程度的血压下降；MAS多发生在KD急性期，MAS具有潜在的生命威胁，早期识别和治疗MAS对于获得良好预后至关重要。KD关节炎分为早发性和迟发性两种类型。神经系统：易激惹、无菌性脑膜炎。胃肠道：呕吐、腹痛、麻痹性肠梗阻、肝损害、胆囊扩张（积液）、胰腺炎、黄疸，部分患儿出现咽旁或咽后壁软组织水肿和非化脓性蜂窝织炎。泌尿系统：无菌性脓尿、蛋白尿等。KD实验室检查主要有白细胞增多、贫血和急性期反应物升高。急性期反应物如ESR和CRP升高较多见，但有时仅略有增加。IVIG治疗可使ESR增高，因此ESR不应用于评估对IVIG治疗的反应。部分患儿可出现降钙素原（PCT）异常增高。低白蛋白血症和低钠血症与病情严重性和预后相关。

1. KD诊断

KD主要临床特征：①发热；②双侧球结膜充血；③口唇及口腔的变化，如唇红、草莓舌、口咽部黏膜弥漫性充血；④皮疹（包括卡介苗接种处发红）；⑤四肢末梢改变，急性期手足发红、肿胀，恢复期甲周脱皮；⑥非化脓性颈部淋巴结肿大。

具有 5 ~ 6 项主要临床特征的患儿，以及 4 项主要临床特征且合并冠状动脉异常的患儿，可定义为 KD。上述临床特征不足 4 项的患儿，不论是否合并冠状动脉异常均应诊断为不完全 KD。

2. 鉴别诊断

麻疹、猩红热、腺病毒、EB 病毒等感染所致的发热出疹性疾病，可出现与 KD 相同的临床症状，需根据临床症状及病原学检查区分。但 KD 患儿可能同时合并细菌或病毒感染，因此明确的病原感染并不能排除 KD 的诊断和 IVIG 的治疗。药物过敏反应、Stevens-Johnson 综合征、结节性多动脉炎、自身炎症综合征等容易与 KD 混淆。

3. 治疗

IVIG 联合阿司匹林是 KD 的一线治疗方案，可快速控制炎症和发热，并显著降低 CAA 的发生率。IVIG 应在病程 7 天内使用，IVIG 无反应型 KD 患儿常用的补救治疗包括：①第 2 次 IVIG（2 g/kg）；②第 2 次 IVIG 联合激素（用量及方法同强化治疗）；③英夫利西单抗（IFX）。KD 整体预后良好，存活率高，早期诊断和 IVIG 治疗仍然是预防 CAA 的最关键方法。心电图和超声心动图的心脏学评估在长期随访中至关重要，多个复杂 CAA 或者内径 8 mm 以上巨大 CAA，远期发生心脏事件的风险较高。

（刘云霞）

第六章 心内科疾病中医治疗

第一节 感染性心内膜炎

一、概述

因细菌、真菌、立克次体等微生物直接感染而引起的心内膜炎称为感染性心内膜炎。临床表现以发热、进行性贫血、杵状指、脾大、栓塞现象和心脏杂音变化为主要特征。本病约占住院患者的0.1%，以青壮年居多，男性患者较女性患者多见，占54%～69%。根据本病的发病特点和临床表现，本病属中医的“温病”“心悸（怔忡）”“胸痹”等范畴。

二、发病机制

中医学认为，感染性心内膜炎多由先天心脏禀赋不全，或饮食失节，或房事过度，耗伤气血阴精，致正气不足，温热邪毒乘虚而入，内犯于心，阴伤血涩，而致病。本病病情多按温病传变规律发展。初起热郁肺卫，累及心脏；若郁表之邪不解，则传入气分，或温热之邪直犯气分，正邪相争，内扰于心；进一步发展，卫气之邪不解，迅速传变入里，或温热之邪亢盛，直犯营血，灼伤营阴，使心失所养，甚则热势炽盛，逆传心包，内侵入心，心脉受损；病至后期，余邪未尽，阴液已伤，热留阴分，或素体阴虚，复感温热之邪，更耗阴血，以致阴虚血热，久病阴伤及气，致使气阴俱损，心失所养。综上所述，本病病位其始在肺，主脏在心，随着病情发展，逐渐涉及肝、脾，最后累及肾等脏腑。正气不足，温热邪毒乘虚而入，内犯于心是本病的发病关键。

三、诊断及鉴别诊断

（一）诊断标准

（1）血培养阳性，出现新的心脏杂音或原有杂音发生变化，伴有栓塞现象、发热、贫血等。

（2）先天性心脏病或已有瓣膜损害的患者，出现新的心脏杂音或原有杂音发生变化，伴有栓塞现象或持续发热、贫血和脾大。

符合以上标准之一者可诊断本病。

（二）鉴别诊断

1. 风湿热

风湿热主要表现有发热、多汗、关节疼痛、出现新的心脏杂音或杂音变化、血沉增快、白细胞增多等，易与感染性心内膜炎混淆。但风湿热无进行性贫血、脾大、皮肤瘀点及其他栓塞现象。超声心动图发现赘生物与血培养阳性对感染性心内膜炎与风湿热有明确的鉴别意义。但两病可同时存在，此时，应结合各自的证据，做出二者并存的诊断，且给予兼顾两者的治疗。

2. 系统性红斑狼疮

系统性红斑狼疮以发热、心脏杂音、贫血、脾大、关节酸痛、血尿为主要表现者，与感染性心内膜炎十分相似。但系统性红斑狼疮特有的皮肤损害，可能伴有的雷诺现象、白细胞降低、血中找到狼疮细胞、抗核抗体等血清免疫学阳性结果、血培养阴性、应用抗生素无效而肾上腺皮质激素效果良好的治疗反应等，有利于两者的鉴别。

3. 心房黏液瘤

心房黏液瘤有发热、易改变的心脏杂音、关节痛、血沉增快、贫血与栓塞现象等易与感染性心内膜炎相混淆。但心房黏液瘤血培养阴性，尤以超声心动图有黏液瘤特征性的表现，较易与感染性心内膜炎进行鉴别。

本病还需与先天性心脏病的各种心脏外感染、心脏手术后的其他感染、结核病、上呼吸道感染等疾病相鉴别。

四、治疗

（一）辨证论治

本病初起，邪在肺卫者，应解表清热；热入气分宜清热生津；热入营血当清营凉血；病至后期，余邪未尽，则当滋阴清热。

1. 热郁肺卫证

症状：发热，微恶风寒，少汗或无汗，头身疼痛，胸闷心悸，或咳嗽，或咽喉痒痛。舌尖红，苔薄黄，脉浮数。

证候分析：温热毒邪外袭，郁于肌表，则发热、微恶风寒、少汗或无汗、头身疼痛；外邪循经犯肺，肺失宣降，则咳嗽；咽喉为肺之门户，邪毒循经上犯咽喉，故咽喉痒痛；温热毒邪由肺卫肌表侵入血脉，循脉内舍于心，心神不宁则心悸；心肺郁滞，胸阳不展则胸闷；舌尖红，苔薄黄，脉浮数为热郁肺卫之象。

治法：解表清热。

方药：银翘散加减。药用金银花、淡竹叶、荆芥、牛蒡子各 10 g，连翘 12 g，鲜芦根 15 g，薄荷 6 g（后下），生甘草 4 g。

方解：金银花、连翘辛凉透邪，清热解毒；荆芥疏风发汗逐邪；牛蒡子、薄荷散风热利咽喉；淡竹叶清上焦邪热；鲜芦根清热生津；生甘草清热解毒。

加减：肺失清宣，症见咳嗽痰多者，加杏仁 10 g、浙贝母 15 g；风邪束表，症见四肢关节疼痛者，加羌活、独活各 10 g；风热扰心，症见心悸胸闷明显者，加郁金、瓜蒌各 10 g，灵磁石（先煎）20 g。

2. 气分热盛证

症状：壮热，不恶寒，反恶热，大汗出，口渴喜冷饮，心悸胸闷，或胸痛气急，甚则不能平卧；或惊厥抽搐，或腹满胀痛，便秘尿赤。舌质红，苔黄燥，脉洪大或滑数。

证候分析：气分热盛，蒸腾于外，故体表壮热、不恶寒、反恶热；热迫津液外泄，故大汗出；热盛伤津，欲饮水自救，则口渴喜冷饮；热入胸膈，气郁不畅，胸阳不展，心神不宁，则胸闷心悸、胸痛气急，甚则不能平卧；热盛动风，则惊厥抽搐；热结肠腑，腑气不通，故腹满胀痛、便秘尿赤；舌质红，苔黄燥，脉洪大或滑数均为里热炽盛之征。

治法：清热生津。

方药：白虎汤加味。药用生石膏 30 g（先煎），知母、石斛、玄参各 10 g，牡丹皮 10 g，粳米 12 g，生甘草 3 g。

方解：生石膏辛甘大寒，以制气分之热；知母、玄参、石斛养阴清热生津；牡丹皮凉血清热；粳米、生甘草既能益胃护津，又可防生石膏大寒伤中之弊，一举两得。

加减：夹有表证，症见恶风、头身疼痛者，加金银花、连翘各 15 g；胸络不和，胸痛者加郁金、川芎各 10 g，丹参 20 g；腑气壅滞，腹满胀痛，大便秘结症重者，加生大黄 5 g（后下）、芒硝 10 g（冲服）；热盛动风，惊厥抽搐者，加钩藤 15 g（后下）、羚羊角粉 1 g（冲服）。

3. 热入营血证

症状：发热持续，身热夜甚，口干不欲饮，心悸心烦，夜寐不安，斑疹隐隐或显露，或衄血、咯血、吐血，甚则神昏谵语。舌质红绛，苔黄或少，脉细数。

证候分析：热入营血，营阴受损，则发热持续、口干不欲饮、身热夜甚；营分邪热，扰乱心神故心悸心烦、夜寐不安；热盛动血，迫血妄行，则斑疹隐隐或显露，或吐血、衄血、咯血；心主血藏神，血热炽盛，扰乱心神，则神昏谵语；舌质红绛，苔黄或少，脉细数均为热入营血、营阴受损之象。

治法：清营凉血。

方药：清营汤加减。药用水牛角 30 g（先煎），生地黄 15 g，玄参 10 g，竹叶 10 g，黄连 5 g，牡丹皮 10 g，丹参 15 g。

方解：水牛角、生地黄清营凉血；生地黄、玄参养阴清热；竹叶、黄连清热解毒；牡丹皮凉血散瘀；丹参活血消瘀。

加减：气虚见面色苍白、言语无力者，加黄芪、太子参各 15 g；血热瘀结，症见肝大、脾大、肢体偏瘫者，加红花 6 g、桃仁 10 g；热盛动血，迫血妄行，症见发斑、吐血者，加旱莲草 10 g、藕节 15 g；热扰心神见神昏谵语者，加安宫牛黄丸化服或鼻饲。

4. 阴虚内热证

症状：低热缠绵，潮热盗汗，手足心热，颧红唇赤，口燥咽干，心悸易惊，便秘尿少。舌质红，苔少或光剥，脉细数。

证候分析：阴虚生内热，故见低热、潮热、盗汗、手足心热；虚热（火）上炎，故颧红唇赤；虚热上扰心神，则心悸易惊；阴液不足，脏器失于濡润，故口燥咽干、便秘尿少；舌质红，苔少或光剥，脉细数均为阴虚内热之象。

治法：滋阴清热。

方药：青蒿鳖甲汤加味。药用青蒿 15 g，鳖甲（先煎）15 g，生地黄 12 g，知母 10 g，牡丹皮 9 g，秦艽 10 g，地骨皮 10 g，银柴胡 10 g。

方解：青蒿芳香清热透络，引邪外出；鳖甲滋阴退热，入络搜邪；生地黄、知母养阴清热；牡丹皮凉血清热；秦艽、地骨皮、银柴胡清退虚热。

加减：盗汗明显者，加浮小麦 30 g、碧桃干 15 g；心神失养，症见失眠者加柏子仁 10 g、酸枣仁 12 g；兼脾胃气虚，运化失司，症见便溏纳呆者，去生地黄、知母，加陈皮 6 g、炒白术 10 g。

（二）中成药

1. 六神丸

适应证：适用于本病气分热盛证或气营两燔者。

用法：每次 10 ~ 15 粒，口服，每日 2 ~ 3 次。

2. 银翘散片

适应证：适用于本病初起，热邪郁于肺卫者。

用法：每次 2 ~ 4 片，口服，每日 2 ~ 3 次。

3. 清开灵颗粒剂

适应证：适用于本病高热不退、烦躁不安者。

用法：每次 1 ~ 2 袋，口服，每日 2 ~ 3 次。

4. 双黄连粉针剂

适应证：适用于本病热郁肺卫证。

用法：双黄连粉针剂每次每千克体重 60 mg 加入 5%或 10%葡萄糖溶液中，浓度不超过 1.2%，静脉滴注，每日一次。

5. 清开灵注射液

适应证：适用于本病热陷心包，见神昏谵语者。

用法：清开灵注射液 20 ~ 40 mL 加入 5%或 10%葡萄糖溶液 250 ~ 500 mL 中，静脉滴注，每日一次。

6. 醒脑静注射液

适应证：适用于本病热入营血证。

用法：醒脑静注射液 10 ~ 20 mL 加入 5%或 10%葡萄糖溶液或生理盐水中，静脉滴注，每日一次。

7. 注射用穿琥宁

适应证：适用于本病气分热盛证和气营两燔证。

用法：注射用穿琥宁 400 ~ 800 mg 加入 5%或 10%葡萄糖溶液或生理盐水中，静脉滴注，每日一次。

（三）专病方

1. 五味消毒饮加减方

蒲公英、地丁草、天葵子、野菊花各 30 g，当归、金银花、生地黄、白芍、陈皮、二芽（麦芽、谷芽）、半夏各 15 g。以上药用水煎 2 次，取汁 300 mL，每次服用 150 mL，每日 2 次，早、晚饭后服，适用于亚急性心内膜炎。

2. 地黄玄参膏

熟地、当归、枸杞子、黄柏、知母、山萸肉、白芍、生地黄、玄参、肉苁蓉、麦冬、天花粉、天冬、黄芩各 32 g，五味子、红花、生甘草各 15 g，麻油熬，黄丹、铅粉各半收膏，石膏 120 g 搅匀，贴心前区，适用于阴虚内热型心内膜炎。

（四）针灸

1. 体针

体针以辨证施治为主。①热郁肺卫者，取风池、风门、大椎、肺俞、列缺等穴，用泻法。②气分热盛者，选用大椎、曲池、商阳、解溪等穴，用泻法，高热不解配十宣；便秘、腹痛配合谷、上巨虚、天枢穴；口渴引饮配尺泽穴，点刺出血。③热入营血者，取曲泽、中冲、少冲、委中穴，用泻法，或点刺出血。神昏者可加取十宣穴放血，有瘀斑者可加取血海穴。

2. 灸法

灸法用于慢性病患者，以改善体质，增强抗病能力，促进恢复。可用隔姜灸、无瘢痕灸，或温和灸法，以皮肤发热红润为度。

3. 耳针

耳针取神门、肾上腺、耳尖穴，强刺激，留针 15 ~ 30 分钟。

五、预防与康复

（1）预防本病的关键是预防细菌感染。有瓣膜损害或先天性心脏病的患者，应增强体质，及时处理各种感染灶，在进行各种手术或器械检查前后，应给予抗生素预防治疗。

（2）急性期应以卧床休息为主，初愈患者应适当休息，限制活动，随体力恢复而逐渐增加活动，直至正常。

（3）饮食宜以清淡、易消化的半流质或流质为主，忌食辛辣油腻之品，饮食中应富含蛋白质和维生素，以增强人体抗病能力。

（孙龙飞）

第二节　风湿性心脏病

一、概述

风湿性心脏病是指风湿热累及心脏时所诱发的心脏病变。本病在我国发病率较高，在成人心血管疾病中，本病约占40%，多见于20～40岁，女性多于男性，约有1/3的患者以往无明显风湿热病史。风湿热急性发作后，若波及心脏会导致心瓣膜显著损害，而成为风湿性心瓣膜病。临床上以单纯二尖瓣病变最为常见，占70%～80%；二尖瓣合并主动脉瓣病变次之，占20%～30%。本病多发于冬春季节，寒冷、潮湿和拥挤环境下，初发年龄多在5～15岁，复发多在初发后3～5年内。

二、发病机制

中医学认为，风湿性心脏病多属于“怔忡”“喘证”“水肿”“胸痹”等范畴。我国古代医籍虽无该病的病名，但对其生理、病理早有所认识，如《素问·痹论》：“心痹者，脉不通，烦则心下鼓，暴上气而喘。”“脉必不已，复感于邪，内舍于心。”本病的主要症状如水肿、气喘、咯血、心悸，古代文献也有不少论述。《素问·平人气象论》：“颈脉动、喘、疾咳，曰水。目窠微肿，如卧蚕起之状，曰水。”又《素问·水热穴论》：“水病下为胕肿，大腹，上为喘呼不得卧者。”说明本病病机与水有密切关系。《外台秘要》：“心咳，咳而唾血”，指出因心脏病而引起咯血。祖国医学认为本病的病因主要与素体虚弱、外邪侵袭有关。病位在心，根源在体虚，先天不足或病后体虚，气血不足，卫外不固，易感风、寒、湿、热之邪，内合于心而出现各种变证。

其病机主要是风寒湿邪内侵，内舍于心，致心脉痹阻，心气不足，心失所养，心神不安，症见心悸、怔忡。甚而阳气衰微，无以温煦气化，而致面色㿠白，颧面暗红，四肢逆冷，舌质黯红，口唇青紫。心为火脏，火衰则脾阳亏虚，脾虚弱不能制水，水气横溢而成水肿；脾虚不能滋生肺金则肺气虚，气虚不能生津而成水；水气射肺则为咳为喘；水气凌心则悸。本病病程一般较长，病久则心血不足，气血两虚，心阴也亏，心火独亢，灼烁肺金，则为咯血；气虚不摄血，也可咯血。本病的治疗原则重在治水。治疗关键在于调整肺、脾、肾三脏的功能，使肺之通调、脾之健运、肾之开合恢复正常，其中尤以脾肾为重要。健脾治水为治疗本病的主法，可辅以镇心安神、肃肺平喘、止咳化痰、补气益血等。

三、诊断

（一）诊断

1. 病史、症状

典型表现为心脏炎、多发性游走性关节炎、皮肤环形红斑、皮下结节与舞蹈症等。发病前 1 ~ 3 周，半数患者可有急性扁桃体炎、咽喉炎等上呼吸道感染或猩红热病史。问诊要询问患者有无“上感”、发热、乏力、皮疹，家庭居住环境等；有无心悸、胸闷、胸痛；有无大关节痛，是否呈游走性。

2. 体检发现

①心脏普遍增大，心动过速与体温不成比例，心尖部第一心音减弱，舒张期奔马律；心尖部Ⅱ级以上高调、收缩全期杂音，并可有柔和、短促的低调舒张中期杂音（Carey-Coombs 杂音）。②双肺底可出现细湿啰音等心力衰竭体征。③部分有心包摩擦音，可同时伴有胸膜摩擦音。④关节红、肿胀，活动受限。⑤少数患者在躯干或四肢的内侧皮肤可见淡红色环形红斑，中央苍白，在大关节伸侧，尤其是肘、膝及腕关节，枕骨区或胸、腰椎棘突等部可见 2 ~ 5 mm 大小的皮下小结，无压痛，不与皮肤粘连，可移动。⑥儿童可见手足无意识不协调的动作、挤眉弄眼等舞蹈症表现。⑦心外的风湿表现，可有胸膜炎、肺炎、腹膜炎、肾炎、脉管炎、脑病表现。近年来环形红斑、皮下小结、舞蹈症较少见。

3. 辅助检查

①咽拭子培养链球菌阳性。②抗链球菌溶血素 O（ASO）≥ 500 U 或抗 DNA 酶 > 20 万 U/L，ESR 增快，CRP 阳性。③心电图：轻度狭窄心电图可正常。房室传导阻滞、期前收缩、心房颤动、窦性心动过速、P-R 间期延长，ST-T 改变，心肌损伤时 ST 段压低，急性心包炎时出现弓背向下的 ST 段抬高。左心房肥大可出现二尖瓣 P 波，即 P 波幅度增大和有切迹。有肺动脉高压者呈现电轴右偏及右心室肥厚。④ X 线：心界大，早期出现左

心房增大，食管造影在侧位片可见在食管中 1/3 处因扩大的左心房而产生的压迹。后前位片在心影右缘可见左、右心房重叠的双心房影，主动脉结小，肺动脉段隆突。长期肺淤血的病例，肺组织内含铁血黄素沉着，肺野内可见致密的粟粒状阴影。心包积液时心脏可呈烧瓶样改变。⑤超声：M 型超声心动图可见二尖瓣叶呈同向运动和城墙样改变。B 超可见心腔扩大，心肌搏动幅度减低，心包腔可见液性暗区，并可明确瓣膜狭窄的程度、瓣叶厚度及活动度，以及有无二尖瓣反流。右心导管检查，右心导管检查可以测定肺动脉压及反映左心房压的肺毛细血管嵌入压，并可计算心排血量及二尖瓣口面积。⑥放射性核素心肌扫描：心肌呈花斑样改变，心腔扩大。

4. 诊断标准

上述典型（主要）表现中具备 2 项，或具备 1 项典型（主要）表现且过去曾患过风湿热或风湿性心脏病，同时在关节炎、发热、ESR 增快、CRP 阳性、白细胞增多、P–R 间期延长、ST–T 改变、Q–T 间期延长或心律失常中出现 2 项，则高度可疑有急性风湿热。若同时有 ASO 及抗 DNA 酶升高，近期患过猩红热，咽拭子培养发现 A 群链球菌阳性多可确诊。

（二）鉴别诊断

应注意与感染性心内膜炎、病毒性心肌炎、类风湿关节炎、Poncet 综合征、急性化脓性关节炎、链球菌感染后状态、结缔组织病等鉴别。

四、辨证分型

1. 风湿痹阻

心悸、烦闷不安、动则尤甚，一个或多个关节疼痛、屈伸不利，或伴有发热、恶风、口渴。舌红苔黄，脉数或滑数或结代。

2. 气阴两虚

关节疼痛、屈伸不利，五心烦热、神疲少言、胸闷胸痛、气短，动则更甚，心悸、失眠、乏力、口渴欲饮。舌质淡、苔白，脉濡或细数或结代。

3. 阳虚水泛

面色晦暗、畏寒肢冷、动则气喘、重者喘不得卧、腰以下肿甚，心悸、怔忡、腰膝酸软、乏力。舌体胖、质淡，脉沉细或结代。

4. 瘀血阻肺

两颧紫红、唇甲青紫、咳嗽喘促、胸闷胸痛，甚则咯血，心悸、怔忡、气短、乏力。舌质青紫或见瘀斑，脉细数或结代。

五、辨证施治

1. 风湿痹阻

治法：清热除湿，通阳宣痹。

方药：桂枝白虎汤（《木刻本叶氏医案》）加减。生石膏 30 g，知母 15 g，桂枝 12 g，赤芍 12 g，防己 15 g，茯苓 15 g，生薏苡仁 18 g，秦艽 15 g，甘草 6 g，苦参 12 g。心悸怔忡、烦闷不安者，加龙齿、磁石、琥珀；胸闷胸痛者，加五灵脂、山楂、降香；关节疼痛、屈伸不利者，加威灵仙、豨莶草、乌梢蛇；上肢痛重，加桑枝、羌活；下肢痛重，加川牛膝、独活。

2. 气阴两虚

治法：益气养阴，祛风通络。

方药：炙甘草汤（《伤寒论》）加减。炙甘草 15 g，党参 15 g，麦冬 15 g，五味子 6 g，玄参 15 g，生地黄 15 g，桂枝 8 g，秦艽 12 g，防风 12 g，龙骨 30 g，牡蛎 30 g。关节疼痛、屈伸不利者，加忍冬藤、千年健；血瘀甚者，加土鳖虫、生蒲黄；心悸怔忡、烦闷不安者，加炒枣仁、柏子仁、琥珀；头晕心悸、面色少华者，加龙眼肉、阿胶、大枣。

3. 阳虚水泛

治法：温阳利水，活血化瘀。

方药：真武汤（《伤寒论》）加减。熟附子（先煎）15 g，肉桂 15 g，丹参 20 g，茯苓 20 g，干姜 6 g，白术 15 g，泽泻 20 g。水肿甚者，加猪苓、玉米须、防己、车前子；咳喘气急、不能平卧者，加葶苈子、杏仁、桑白皮；血瘀甚者，加益母草、桃仁、红花；乏力、气短、自汗者，加人参、五味子、煅龙骨、煅牡蛎或参蛤散。

4. 瘀血阻肺

治法：活血化瘀，宣肺平喘。

方药：桃红饮（《类证治裁》）加减。桃仁 12 g，红花 8 g，郁金 12 g，杏仁 10 g，丹参 18 g，赤芍 15 g，苏子 12 g，葶苈子 12 g，大枣 4 枚。喘息不得卧、自汗出者，加人参、五味子、煅龙骨；烦躁不安、大汗出、肢冷尿少、水肿显著者，加人参、附子；痰中带血，甚至大量咯血者，加田七粉、牡丹皮、仙鹤草、茜草。

（孙龙飞）

第七章　心电图

第一节　心房肥大

一、概述

心房肥大是心房肌压力增高及血容量增加导致负荷过重引起的心房扩张而较少出现心房肌增厚，心电图无法准确鉴别心房的肥厚或扩大，故统称为心房肥大。心房肥大是各种器质性心脏病常见的病理性改变之一。

二、右心房肥大

右心房长期负荷过重，可致右心房压力增高，出现右心房肥大，P 波振幅增高，P 波时限正常。

（一）病因与发病机制

因为右心房除极的开始与结束都早于左心房，所以右心房肥大时，除极时间不超过正常时限，只表现为 P 波振幅增高，常见于先天性心脏病、慢性肺心病所致的右心房肥大，又称肺型 P 波。许多生理性和病理性因素都可引起一过性肺型 P 波，如运动、心动过速、胸腔内压力增加、房内传导阻滞、急性右心室心肌梗死、肺栓塞等，甲状腺功能亢进也可引起肺型 P 波。

（二）心电图表现

1. P 波电压增高

Ⅱ、Ⅲ、aVF 导联出现高而尖的 P 波，振幅≥ 0.25 mV，称为肺型 P 波。

2. 心房复极波异常改变

右心房肥大时由于心房除极向量增大，心房复极向量（Ta 波）也随之增大，其方向与 P 波相反，表现为 PR 段轻度下移。P 波时限在各个导联上一般均小于 0.11 秒。因为右心房开始除极较早，即使除极时间延长，也不会延长至左心房除极结束之后。

（三）心电图诊断标准

1. P 波高尖

在肢体导联中，Ⅱ、Ⅲ、aVF 导联 P 波振幅≥ 0.25 mV。在胸导联中，V_1、V_2 导联 P 波呈正向时，其振幅≥ 0.15 mV；如 P 波呈正负双向时，其振幅的代数和≥ 0.20 mV。

2. P 波时限

P 波时限一般＜ 0.11 秒。

（四）鉴别诊断

1. 假性肺型 P 波

左心房肥大时下壁导联 P 波电压也可能增高，类似肺型 P 波。仔细观察，可发现增高的是 P 波的第 2 波峰（反映左心房除极），而不是第 1 波峰（反映右心房除极），V_1 导联 P 波终末电势（$PtfV_1$）绝对值（V_1 导联负向波的深度乘以时间）≥ 0.04 mm · s。若患者合并高血压，可同时出现左心室肥大的心电图改变。

2. 低钾血症

低钾血症可能出现 P 波增高，但还可出现低钾血症的其他心电图改变，如 U 波增高、TU 融合、ST 段压低和 Q–T 间期延长等。

3. 先天性 P 波

先天性 P 波胸导联改变如同肺型 P 波，不同点为Ⅰ导联电压明显增高，超过Ⅱ、Ⅲ、aVF 导联的 P 波。

4. 一过性肺型 P 波

急性右心室梗死、肺栓塞由于急性右心室负荷过重，右心房内压力增高，可出现一过性肺型 P 波，持续时间短暂，可结合临床及其他心电图改变做出鉴别诊断。

5. 心房梗死

心房梗死可产生高大变形的 P 波，酷似心房肥大，但心房梗死常出现 PR 段明显压低或抬高。

（五）临床意义及评价

引起右心房肥大的病因有原发性肺动脉高压、肺心病、房间隔缺损、右心室双出口、法洛四联症、三尖瓣下移畸形（埃布斯坦畸形）、甲状腺功能亢进性心脏病等。病因得到根治以后，右心房肥大可以逐渐减轻甚至消失。器质性心脏病患者 P 波增大的程度在加重，病情在进展。肺型 P 波如果合并右心室肥大的心电图改变，则右心房肥大的可能性大大增加。一过性肺型 P 波可见于右心房压力负荷一过性增加的疾病，如急性右心室梗死、肺栓塞等。偶尔肺型 P 波可间歇出现，多与心率增快有关，反映间歇性右心房内阻滞，多无病理意义。

三、左心房肥大

长期左心房负荷增重，为适应病理生理变化的需要，左心房随之肥大，心房除极时间延长，而引起 P 波时限延长，P 波双峰间距增大。

（一）病因与发病机制

心脏电活动中，右心房先除极，随后左心房除极，左心房除极时间延长，左心房肥大时表现为 P 波时限延长，常见于风湿性心脏病二尖瓣狭窄、高血压心脏病、冠心病等，也称二尖瓣型 P 波。左心功能不全引起左心房负荷增加、左心房内传导阻滞也可引起二尖瓣型 P 波。

（二）心电图表现

左心房肥大时 P 向量环向左后上增大，环体时间延长。

1. P 波时限延长

P 波时限≥ 0.11 秒。V_1、V_2、V_3 导联出现以负向波为主的正负双向型 P 波，$PtfV_1$ 绝对值≥ 0.04 mm · s。

2. P 波呈双峰形

Ⅰ、Ⅱ、aVL、V_4 ~ V_6 导联 P 波常呈双峰形，第 2 峰 > 第 1 峰，峰间距≥ 0.04 秒。

3. 合并房性心律失常

早期以房性期前收缩多见，以后逐渐发展为房性心动过速、心房扑动、心房颤动，以心房颤动最常见。

（三）心电图诊断标准

（1）P 波宽大呈双峰形，在Ⅰ、Ⅱ、aVL、V_4 ~ V_6 导联时限≥ 0.11 秒，两峰间距≥ 0.04 秒。

（2）V_1 导联 P 波呈正负双向，$PtfV_1$ 绝对值≥ 0.04 mm · s。

（四）鉴别诊断

房间传导阻滞、左心房负荷增加、心房梗死、慢性缩窄性心包炎等均可出现二尖瓣型 P 波，应注意鉴别。

1. 左心房内不完全性房间传导阻滞

左心房内 Bachman 束发生断裂、变性或纤维化可导致左心房内不完全性房间传导阻滞，可见于冠心病、高血压等。其心电图表现类似二尖瓣型 P 波，不同点在于各种检查手段均不能证明左心房肥大的存在。

2. 左心功能不全引起的左心房负荷增加

心电图常可出现 $PtfV_1$ 绝对值≥ 0.04 mm · s，也可出现 P 波增宽和 P 波双峰。临床上有引起左心功能不全的病因和临床表现，心电图改变多为一过性。

3. 慢性缩窄性心包炎

由于瘢痕组织压缩心房，除了产生二尖瓣型 P 波外，还可出现 QRS 波群低电压，多数导联 T 波普遍低平、倒置。鉴别时主要依据临床病史和临床资料。

（五）临床意义及评价

凡是引起左心房负荷增加的疾病，最终都将导致左心房肥大。常见的病因是风湿性心脏病、二尖瓣病变，故又有二尖瓣型 P 波之称，其他病因有高血压、心肌病等。左心房肥大常伴发各种类型的房性心律失常。左心房肥大的程度越严重，房性心律失常的发生率越高。药物或电除颤复律难以转复窦性心律。$PtfV_1$ 绝对值≥ 0.04 mm · s 不仅是诊断左心房肥大的一项敏感指标，在很多场合还有其特殊的诊断价值。例如，急性心肌梗死患者出现 $PtfV_1$ 绝对值≥ 0.04 mm · s，反映左心功能不全，随着病情变化而改变；慢性肺心病患者出现 $PtfV_1$ 绝对值≥ 0.04 mm · s，反映合并有冠心病的可能。

四、双侧心房肥大

同时具有左心房肥大和右心房肥大的心电图特征。

（一）病因与发病机制

在心脏电活动中，右心房先除极，左心房后除极。当双侧心房肥大时，右心房与左心房除极时间均延长，使得各自增大的除极向量均能在心电图上显示出来。

（二）心电图特征

（1）P 波高尖，其振幅≥ 0.25 mV，P 波时限≥ 0.11 秒。

（2）V_1 导联 P 波呈正负双向，正向波高尖，振幅≥ 0.15 mV，负向波宽而深，$PtfV_1$ 绝对值≥ 0.04 mm · s。

（三）临床意义

心电图诊断双侧心房肥大不像诊断双侧心室肥大那样困难，因为右心房肥大和左心房肥大各自影响 P 波的不同部分。双侧心房肥大常见于严重器质性心脏病，例如，严重的先天性心脏病患者，开始自左向右分流，当肺动脉压力超过左心室压力以后，又出现右向左分流，引起双侧心房负荷增重。其他病因有风湿性心脏病、扩张型心肌病等。双侧心房肥大易致各种类型的房性快速心律失常，同时伴发多种类型的室性心律失常。

（李欢欢）

第二节　心室肥大

一、概述

心室肥大可为单侧或双侧，其主要病理改变为心室纤维增粗、增长，而肌纤维数量并不增多。在心室肥厚的同时，常伴有心室扩张，故一般统称为心室肥大。引起左心室肥大的机制不外乎收缩期负荷过重和舒张期负荷过重。前者常见的病因为高血压、主动脉狭窄，后者常见的病因为主动脉瓣关闭不全、左向右分流的先天性心脏病等。在一定时间内，前者以心室肥厚为主，后者以心室扩张为主。不论心室肥厚或心室扩张，都会影响到心肌的除极和复极过程，其心电图主要表现为心室肌除极向量增大，QRS 波群电压增高和心电轴偏移，QRS 波群时限延长和 ST-T 改变。

二、左心室肥大

（一）心电图表现

1. QRS 波群电压增高

（1）肢体 QRS 波群电压增高：当 QRS 向量偏向左上时，RaVL ＞ 1.2 mV，R Ⅰ +S Ⅲ ＞ 2.5 mV。当 QRS 向量向左下偏移时，RaVF ＞ 2.0 mV。

（2）胸导联 QRS 波群电压增高：左胸导联 R 波增高，RV_5 ＞ 2.5 mV。右胸导联 S 波增深，RV_5+SV_1 ＞ 4.0 mV（男性）或 RV_5+SV_1 ＞ 3.5 mV（女性）是诊断左心室肥大比较敏感的指标。

2. QRS 波群时限延长

左心室肥大时，QRS 波群时限可轻度延长，但很少超过 0.11 秒。

3. QRS 电轴左偏

约 65% 的左心室肥大者电轴轻度左偏，一般不超过 -30°。电轴左偏对诊断左心室肥大仅有参考价值。

4. 继发性 ST-T 改变

在 QRS 波群主波向上的导联，如 Ⅰ、Ⅱ、aVL、左胸导联 ST 段下移＞ 0.05 mV，T 波低平、双向或倒置。右胸导联可出现对应性 ST-T 改变：ST 段斜直型抬高，T 波高耸。如果兼有 QRS 波群电压增高和 ST-T 改变，则左心室肥大的诊断很少为假阳性。

5. 其他心电图改变

胸导联 R 波递增不良（有时 V_1、V_2 甚至 V_3 导联均呈 QS 型）、左胸导联 Q 波缩小或消失、U 波倒置等。

（二）心电图诊断标准

（1）肢体导联 QRS 波群电压增高，RaVL ＞ 1.2 mV，R Ⅰ +S Ⅲ ＞ 2.5 mV，

RaVF > 2.0 mV。

（2）胸导联 QRS 波群电压增高，RV_5 > 2.5 mV，RV_5+SV_1 > 4.0 mV（男性）或 RV_5+SV_1 > 3.5 mV（女性）是诊断左心室肥大比较敏感的指标。

（3）QRS 波群时限延长，但一般不超过 0.11 秒。

（4）QRS 电轴左偏，但一般不超过 -30°。

（5）ST-T 改变，左胸导联 ST 段下移 > 0.05 mV，T 波低平、双向或倒置。

（三）鉴别诊断

应注意与引起左胸导联电压增高的情况，如胸壁较薄（瘦长体形）的年轻人、预激综合征等相鉴别。

1. 左胸导联高电压

某些胸壁薄的儿童、青少年在 V_5、V_6 导联出现高 R 波（R 波电压 > 2.5 mV），可能被误诊为左心室肥大。其与左心室肥大的不同点如下：临床无引起左心室肥大的病因，肢体导联 QRS 波群电压多正常，左胸导联无 ST-T 改变。

2. 前间壁心肌梗死

某些左心室肥大者 V_1、V_2 甚至 V_3 导联出现 QS 型，可能被误诊为前间壁心肌梗死。其与前间壁心肌梗死不同点如下：① QS 波不会累及 V_4 导联，也不会出现于Ⅰ、aVL 导联。② QS 波光滑锐利，无顿挫。③可伴有右胸导联 ST 段斜直型抬高和 T 波高耸，且稳定不变。④降低一个肋间记录 V_1 ~ V_3 导联可有 r 波出现。⑤ V_5、V_6 导联无病理性 Q 波出现，V_5、V_6 导联电压增高。

3. B 型预激综合征

B 型预激综合征在胸导联可出现高 R 波及继发性 ST-T 改变，鉴别点在于 P-R 间期缩短及预激波的存在。

（四）临床意义与评价

高血压患者出现明确左心室肥大心电图改变者，病死率高于相同水平血压而无左心室肥大者。心电图检查诊断左心室肥大敏感性较差，远不如超声心动图检查等先进诊断技术，但其费用低廉、操作简便、重复性好，仍不失为诊断左心室肥大的辅助检查方法。在诊断中应注意结合临床分析。但心电图诊断左心室肥大的特异性较好，心电图出现左心室肥大的明确表现则高度提示器质性心脏病的存在，心电图还可作为肥厚型心肌病的筛选方法。

三、右心室肥大

（一）心电图表现

1. QRS 波群电压改变

（1）肢体导联 RaVR > 0.5 mV，R Ⅲ > RaVF > R Ⅱ。

（2）胸导联 RV_1 > 1.0 mV，RV_1+SV_5 > 1.2 mV，RV_1 导联 R/S > 1 是诊断右心室肥大的一个重要条件。

2. QRS 电轴右偏

正常成人电轴右偏很少超过 +90°，电轴右偏超过 +110° 也是诊断右心室肥大的重要条件之一。

3. ST–T 改变

V_1 导联 ST 段轻度下移，T 波双向或倒置。特别在 V_1 导联呈 qR 型或 R 型，V_1 的 R/S > 1 时，出现 ST 段下移、T 波倒置，则诊断意义较大。R 波增大越显著，ST–T 改变越明显。

4. rS 型右心室肥大

在慢性肺心病患者，常出现 rS 型右心室肥大（偶尔也可见于其他原因引起的右心室肥大），V_1 ~ V_6 导联均出现 rS 型，偶呈 QS 型，额面电轴右偏，并可出现肺型 P 波与肢体导联 QRS 波群低电压。

（二）心电图诊断标准

1. QRS 波群电压改变

肢体导联 RaVF > 0.5 mV，R Ⅲ > RaVF > R Ⅱ；胸导联 RV_1 > 1.0 mV，RV_1+SV_5 > 1.2 mV，V_1 导联 R/S > 1，是诊断右心室肥大的一个重要条件。

2. QRS 电轴右偏

电轴右偏超过 +110° 也是诊断右心室肥大的重要条件之一。

3. 显著顺钟向转位

V_1 ~ V_6 导联均呈 rS 型。

4. ST–T 改变

V_1 导联 ST 段轻度下移，T 波双向或倒置。特别在 V_1 导联呈 qR 型或 R 型，V_1 导联 R/S > 1 时，出现 ST 段下移、T 波倒置，则诊断意义较大。R 波增大越显著，ST–T

改变越明显。

（三）鉴别诊断

应注意与引起 QRS 电轴右偏和右胸导联高 R 波的情况等进行鉴别。

1. 左后分支阻滞

右心室肥大常出现 QRS 电轴右偏。左后分支阻滞胸导联 QRS 波群无明显改变，可伴有下壁、后壁心肌梗死。

2. 正后壁心肌梗死

右心室肥大 V_1、V_2 导联常出现高 R 波，应与正后壁心肌梗死相鉴别。正后壁心肌梗死 V_1、V_2 导联 R 波增宽（0.04 ~ 0.06 秒），T 波高耸，后壁可见病理性 Q 波。

3. 前间壁心肌梗死

右心室肥大时 V_1、V_2 导联常出现 qR 型，应与前间壁心肌梗死相鉴别。其不同点如下：

（1）前者降低一个肋间描记 V_1 ~ V_3 导联可出现 rS 型，后者无变化。

（2）前者 V_1 ~ V_3 导联 ST 段压低、T 波倒置；后者 ST 段弓背向上抬高，有一定的变化规律。

（3）前者尤其是慢性肺心病引起的右心室肥大随着病情好转，V_1 ~ V_3 导联 QS 型可逐渐转变为 rS 型，后者持续不变。

（4）前者多伴有 QRS 电轴右偏、肺型 P 波，后者无此心电图变化。

（四）临床意义及评价

正常情况下，右心室壁厚度只有左心室壁厚度的 1/3，其除极产生的向右前的 QRS 向量基本上被左心室除极产生的向左后的 QRS 向量所抵消。右心室轻度肥厚时，其产生的除极向量仍然被抵消，只有当右心室肥厚达相当程度时，其产生的向量才会影响 QRS 波群综合向量的方向和大小，心电图才会表现右心室肥大的特征。因此，心电图诊断右心室肥大敏感性比左心室肥大低，仅为 20% ~ 40%，但特异性高。诊断时需结合临床。临床上闻及有类似功能性杂音的患者心电图出现 rSR 型右心室肥大，高度提示房间隔缺损。若出现不明原因的呼吸困难，患者心电图出现急性右心室负荷过重的表现时，高度考虑肺栓塞的可能性。肺动脉狭窄和法洛四联症均出现右心室肥大，可根据导联 QRS 波群和 T 波变化进行鉴别。

四、双侧心室肥大

双侧心室产生的向量相等，可相互抵消，心电图无心室肥大的表现；如果一侧心室产生的向量占优势时，则表现为该侧心室肥大的图形，通常以左心室肥大多见。少数情况下，双侧心室肥大的心电图特征都能表现出来。

（一）心电图诊断标准

（1）心电图同时出现右心室肥大和左心室肥大的一项或多项诊断标准。

（2）胸导联出现左心室肥大图形，同时出现以下心电图改变之一者：①额面QRS电轴右偏超过+90°。②显著顺钟向转位。③ V_1 导联 R/S ＞ 1。④ V_5 ~ V_6 导联 R/S＜ 1。⑤右心房肥大。⑥ aVR 导联 R/Q ＞ 1，R 波振幅＞ 0.5 mV。

（二）临床意义及评价

心电图诊断双侧心室肥大敏感性很差，特异性较好。一些左向右分流的先天性心脏病出现双侧心室肥大，提示出现肺动脉高压和艾森门格（Eisenmenger）综合征，应用时应结合临床分析。

（李欢欢）

第三节　非心脏病的心电图异常

一、概述

心电图异常往往提示有心脏病，如心肌梗死、心肌损害、心包疾病、先天性心脏病、风湿性心脏瓣膜疾病、肺心病、心脏肥大、心律失常等的心电图都有特征性表现。但有些心脏病患者心电图可无异常表现；同样，心电图表现异常者不一定都是心脏病。这是因为，可引起心电图异常的因素很多，包括全身其他系统疾病、药物影响、酸碱平衡及电解质紊乱影响、生理性因素、精神心理因素、环境因素等。仔细甄别异常心电图的病因，对临床诊断、治疗十分重要。

二、自发性气胸

心电图表现：①心电轴右偏；②Ⅰ、Ⅱ、Ⅲ导联呈 RS 型，即所谓“$S_{Ⅰ}S_{Ⅱ}S_{Ⅲ}$综合征”；③ QRS 波低电压及电交替，甚至胸前导联 R 波缺失。

发生原理：气胸时心脏在胸腔内的位置可发生改变，心尖向后转位，心脏随呼吸而有规律地“摆动”，心电向胸壁传导减弱。

三、肺气肿

心电图表现：①Ⅱ、Ⅲ、aVF 导联 P 波电压增高；②额面 P 波电轴 60° ~ 90°，如额面 P 波电轴 > 80° 时诊断把握度大；③胸前导联 QRS 波低电压，QRS 波振幅随呼吸变异明显，特别是在 V_1 和 V_2 导联。

发生原理：肺气肿时肺动脉压增高，右心负荷加重，右心室至右心房的压力传导增大，使右心房结构重塑，P 波电压增大。肺含气量增加使胸廓电传导减弱，产生 QRS 波低电压。呼吸周期中胸腔容积变化幅度大，故有随呼吸改变的 QRS 波振幅变化。

四、胸腔积液

心电图表现：① P-QRS-T 电压降低，胸前导联明显；② QRS 波电交替等。

发生原理：大量胸腔积液时，可造成电传导短路，心电图表现为胸前导联 P-QRS-T 低电压。左胸腔大量积液，心脏向右移位，V_5、V_6 导联 QRS 波振幅降低；右胸腔大量积液使心脏向左移位，V_1、V_2 导联 QRS 波振幅降低。

五、脑源性疾病

心电图表现：①巨大 T 波伴 Q-T 间期延长（多由 T 波增宽所致）；② ST 段压低或上抬，也可弓背向上抬高，类似急性心肌梗死；③ U 波增大，可直立也可倒置，T 波与 U 波融合；④ QRS 波群改变，可出现 Q 波、QS 波、QRS 波振幅增高或时限延长，QRS 波终末部分异常宽大；⑤窦性心动过缓等心律失常。

发生原理：脑源性心电图异常发生率非常高，脑出血（80% ~ 94%）、蛛网膜下隙出血（73% ~ 89%）、脑梗死（81% ~ 92%）、脑肿瘤（97% ~ 100%）可发生心电图异常。可能主要与丘脑下部自主神经中枢功能障碍、电解质紊乱、“心脏应激”性改变（包括心内膜下出血，应激性心血管反应，应激状态下的神经内分泌变化，如儿茶酚胺分泌增加、肾素 - 血管紧张素 - 醛固酮系统激活，以及同时伴有心血管病变）有关。

六、低钾型周期性瘫痪与低钾血症

心电图表现：①U 波增大，T 波与 U 波融合，同导联 U 波 > T 波；②ST 段压低；③T 波低平、双向或倒置；④窦性心动过速与各种心律失常，以快速性心律失常为主。

发生原理：低钾型周期性瘫痪的心电图异常主要是发作时的低钾血症所致。低钾血症主要见于食用粗制棉籽油，因棉酚对肾的损害而致肾排钾过多，造成顽固、持续性低血钾，引起心电图异常。两种情况的心电图改变与低钾血症的程度呈正比。

七、高钾型周期性瘫痪与高钾血症

心电图表现：①T 波高尖变窄，呈“帐篷样”改变；②P 波先宽、后低平甚至消失；③P–R 间期先短后长，甚至发生房室传导阻滞；④ST 段压低，QRS 波群增宽；⑤Q–T 间期延长；⑥室性心动过速、心室颤动等严重心律失常。

发生原理：主要由高钾血症引起。高钾血症对窦房结频率影响不明显，对房室传导和室内传导有先快后慢的双重作用。钾的改变使心肌复极速度极不一致，很容易造成折返，发生室性心动过速或心室颤动。

八、进行性肌营养不良

心电图表现：①V_1 导联 R 波增大或 R/S 振幅比值增大；②Ⅰ、aVL、V_5、V_6 导联深而窄的 Q 波，为本病特征；③窦性心动过速、房内传导阻滞或束支传导阻滞、心房颤动、室性心动过速等；④PtfV_1 增大。

发生原理：本病 75% ~ 95% 发生心电图异常，多因心脏受累引起，可发生心房扩大。心电向量图检查可发现心脏基底部电活动相对减弱。进行性肌营养不良属隐性遗传病，患者几乎均为男性。其他肌源性疾病也可有类似的心电图改变。

九、甲状腺功能亢进

心电图表现：①窦性心动过速、期前收缩、心房颤动等快速性心律失常；②P 波高大；③Q–T 间期缩短；④V_5、V_6 导联可表现为 QRS 波高电压，伴或不伴 ST–T 改变。

发生原理：甲状腺功能亢进时增高的甲状腺素使机体代谢旺盛，需氧量增加，造成高动力循环状态，致心动过速。心肌耗氧量增加，易发心肌缺血；心肌对儿茶酚胺的敏感性增强，易发生期前收缩、心房颤动等心律失常。此外，甲状腺素可能引起心肌及传导系统淋巴细胞浸润、心肌变性或纤维化，也可能与伴发低钾血症有关。

其他高动力循环的情况也见于严重贫血、维生素 B_1 缺乏症、大量进食、妊娠、发热、体力活动、情绪激动、湿热环境、类癌综合征、肝硬化、某些骨病（如变形性骨炎）、多发性骨纤维异样增殖症等，心电图可表现为 V_5、V_6 导联 QRS 波高电压，伴或不伴 ST–T 改变。

十、甲状腺功能减退

心电图表现：①窦性心动过缓；② P–QRS–T 低电压，也可发生 T 波倒置；③ P–R 间期和 Q–T 间期延长；④可发生室性心律失常。

发生原理：甲状腺功能减退时，心肌代谢障碍，心肌退行性变及纤维化，心肌细胞间质中有黏蛋白、黏多糖沉积，心肌内儿茶酚胺受体密度减少、受体结合力降低，心肌对儿茶酚胺的敏感性降低及甲状腺素水平降低所致的全身低代谢状态，可致上述心电图表现。

十一、糖尿病

心电图表现：① ST–T 改变，常为 ST 段压低，T 波低平、双向或倒置；②肢体导联 QRS 波低电压；③心律失常；④可有左心室肥厚的心电图表现。

发生原理：糖尿病可引起心肌功能障碍，心脏微血管病变，可致心肌细胞结构性改变；心脏自主神经功能异常，可致心脏调节及电活动异常，故可发生相应的心电图异常。

十二、胃、食管疾病引发的疼痛

症状发作时，心电图可出现 ST 段压低、T 波低平或倒置，出现房性、室性期前收缩，疼痛好转则异常心电图可恢复正常。胆道疾病疼痛发作时，可引起所谓的“胆心综合征”，心电图表现为窦性心动过缓、过速或心律不齐，多导联 ST–T 改变，症状缓解后心电图也恢复正常。其原因主要是：心脏与胆囊同受自主神经支配，二者在胸 4、5 脊神经处有交叉。当胆囊感染、胆道阻力增加时，出现反射性心脏反应，甚至引起冠状动脉收缩导致相应心电图改变。急性胰腺炎患者 90% 出现窦性心动过速，半数有 ST 段压低及 T 波倒置，1/4 有 Q–T 间期延长；其他可见 ST 段抬高、一过性 Q 波、U 波倒置等。多为一过性，随病情改善而恢复。

十三、药物影响

①锑剂（抗吸虫药）可致心电图 T 波低平、双向或倒置，出现 U 波及 T 波与 U 波融合，Q–T（U）间期延长，ST 段轻度压低或抬高，各种心律失常，特别是多源性室性期前收缩、室性心动过速或心室颤动。②心电图出现窦性心动过速，可因抗胆碱能药物（如阿托品、山莨菪碱）或拟交感类药物（如麻黄碱、儿茶酚胺类），以及平喘所用的 β_2受体激动剂（如沙美特罗、沙丁胺醇）等引起。③窦性心动过缓可因 β 受体阻滞剂（如普萘洛尔、美托洛尔）等引起。

十四、其他心脏外因素

吸烟、喝咖啡、饮酒、精神紧张、情绪激动、失眠、过劳、低血糖、消化不良等均可引起心电图上的窦性心动过速。憋气、体位变化（如下蹲动作）、咳嗽等可引起心电图上的窦性心动过缓。这些情况都不意味着心脏病。少年、儿童等胸壁薄、瘦高体形者出现胸前导联 QRS 波高电压，而肢体导联无高电压，且无 ST–T 改变者，往往不是心室肥厚。此外，导联连接错误、操作失误及交流电或肌电干扰导致心电图的图形失真或紊乱，也应及时识别，避免误诊。

临床实践中发现心电图异常，须结合病史、临床表现综合判断。有些非心脏病的心电图异常不需特殊处理，可随原发病好转而恢复。有些心电图异常，即使不是心脏病，却也预示风险，需要紧急处理，如高钾血症。有的需要在原发病治疗过程中给予适当对症治疗，如窦性心动过速等心律失常。

（李欢欢）

第四节 期前收缩

一、概述

（一）定义

期前收缩是在窦性或异位心律的基础上，心脏某一起搏点比基本心律提前发出的激动，过早地引起了心脏某一部分或全部发生除极。期前收缩在心电图上表现为提前出现的 P’波或 P’–QRS–T 波群或 QRST 波群，其后有一较基本周期延长的代偿间期

（插入性除外）。对期前收缩的概念理解如下：

（1）期前收缩必须是提前发生的心搏。人们易将期外收缩与期前收缩混淆，如逸搏是期外收缩，但为延后发生的激动；并非所有提前搏动均为期前收缩，如并行心律、心室夺获和反复心搏等虽提早发生，但其发病机制及心电图表现有一定的特殊性，不能称为期前收缩。

（2）期前收缩除发生在窦性心律的基础上之外，也可以发生在异位心律的基础上，如心房颤动伴室性期前收缩。

（3）期前收缩也可由正常起搏点发出，临床上确实存在一类罕见而特殊的心电图表现，即窦性期前收缩。

（二）分类

（1）根据起源部位不同，期前收缩可分为房性、交界性、室性期前收缩。其中以房性期前收缩最常见，室性期前收缩次之，交界性期前收缩居第三位。

（2）根据频率不同，期前收缩可偶发，也可频繁而规律发生。≤ 5 次 / 分者为偶发性期前收缩，＞ 5 次 / 分者为频发性期前收缩。在频发性期前收缩中，期前收缩与主导节律可以成对或成组出现，称为联律。常见的联律有二联律和三联律，前者指每个窦性搏动后跟随一个期前收缩，连续出现 3 次或 3 次以上；后者指每两个窦性搏动后跟随一个期前收缩，连续出现 3 次或 3 次以上。

（3）根据起搏点多少分为单源性、双源性、多源性期前收缩。

（4）根据期前收缩的发病机制分为折返性、并行心律性、异位自律性增高性和触发活动性期前收缩。

（5）根据期前收缩提早程度分为收缩早期、中期、晚期及舒张早期、中期、晚期期前收缩。

（6）根据病因分类如下。①无器质性心脏病的期前收缩：期前收缩可发生于健康人，健康人动态心电图的期前收缩检出率为 50% ~ 60%。近年来发现一种正常的心脏解剖变异左心室假腱索，常伴有室性期前收缩。②器质性心脏病的期前收缩：期前收缩更常见于器质性心脏病患者，如冠心病、心肌病、心肌炎、瓣膜病、甲状腺功能亢进等。期前收缩可无明显的诱因，也可由于疲劳过度、吸烟、饮酒、喝咖啡或浓茶、情绪波动、饱餐等情况诱发。

（三）发病机制

期前收缩的发病机制，目前认为主要有以下 4 方面：①异位起搏点自律性增高；②折返激动；③触发活动；④并行心律。

1. 异位起搏点自律性增高

心脏自律性细胞位于窦房结、心房传导系统、房室结远端、希氏束－浦肯野系统。自律性的产生机制在于上述细胞的自发舒张除极化或自发4相除极化。自律性细胞内在节律的快慢取决于如下因素：①最大静息电位；②阈电位；③动作电位4相除极的斜率。在病理情况下，非自律性细胞，如心房、心室的心肌细胞，当其静息电压下降至 –60 mV 以上，达到阈电位水平时，也可出现自律性，即自律性增高。在正常情况下，窦房结发出的冲动频率最快，从而使其他起搏点的自发除极未能达到阈值即被打断，故不能产生动作电位。在某些病理情况下，如自主神经功能改变、心肌炎、坏死、缺血、电解质紊乱等，异位起搏点自律性增高或阈电位下降，能在窦房结之前发出激动，产生期前收缩。

2. 折返激动

折返激动是指心脏某一部位在一次激动后，激动沿着传导途径再次返回该部位，引起二次激动的现象。发生折返激动的必要条件如下：①存在解剖或功能上具有不同不应期的两条传导径路；②其中一条径路存在单向传导阻滞；③另一条径路存在缓慢传导，使折返激动与单向传导阻滞同径路时，才能使其脱离不应期而恢复应激性。在折返激动中，如果折返一次即为折返性期前收缩，由折返激动形成的期前收缩，其激动来自基本心律的起搏点而并非来自异位起搏点，折返激动是临床最常见的期前收缩发病机制。

3. 触发活动

触发活动产生于心肌纤维的后除极，后除极可发生在心脏复极时，也可发生在复极完成后。后除极是由前一个动作电位引起的静息电位震荡，当静息电位震荡达到阈电位水平时，即引起单个或连续的动作电位。在心电图上可表现为单个期前收缩、联律甚至心动过速。触发活动可发生于低钾血症、高钙血症、心肌缺血、心肌梗死和药物中毒等情况中。

4. 并行心律

心脏内除窦房结起搏点外，还存在着一个经常发放激动的异位起搏点。该异位起搏点周围有传入保护阻滞圈的保护，使其免受主导节律的影响。这两个起搏点并行地发放激动。当异位起搏点无传出阻滞及周围心肌正好处于应激期时，便可形成异位搏动，出现并行心律性期前收缩。其心电图特点是期前收缩的联律间期不等，两异位起搏之间时距相等或成倍数关系，常出现融合波。

（四）期前收缩的代偿间歇

期前收缩的代偿间歇是指期前收缩的联律间期（期前收缩前间期）和代偿间期（期前收缩后间期）之和，即期前收缩前后两个基本心搏的时距。

1. 联律间期

联律间期是指期前收缩与其前相邻的基本心搏的时距。联律间期的测量需根据起源于心脏不同部位的期前收缩而定。房性期前收缩的联律间期为房性 P’波与其前窦性 P 波的时距（P–P’间期）；室性期前收缩的联律间期为期前收缩的 QRS 波群与其前 QRS 波群的时距；交界性期前收缩的联律间期也以其 QRS 波群与其前的 QRS 波群时距表示，若交界性期前收缩只有逆行 P 波而无 QRS 波群，则以 P–P 间期表示。

2. 代偿间期

代偿间期也称期前收缩后间期，是指期前收缩与其后相邻的基本心搏的时距。代偿间期是代偿间歇的一个组成部分。代偿间期的长短取决于窦房结是否被期前收缩提前释放，窦性周期是否发生了节律重整。如果期前收缩传至窦房结使其提前释放，窦性周期重建，虽然窦性激动仍按固有频率发生，但下一次窦性激动必定提前出现，这样代偿间期与窦性周期相同，包含期前收缩的 P–P 间期短于两个窦性周期之和，代偿间歇不完全。如果期前收缩未能传至窦房结，窦性周期未发生重建，窦性激动仍规律出现，代偿间期必定长于窦性周期，包含期前收缩的 P–P 间期等于 2 倍窦性周期之和，代偿间歇完全。

二、房性期前收缩

在窦性激动尚未发出之前，心房异位起搏点提前发生 1 次激动引起心脏除极，称为房性期前收缩。

（一）心电图表现

（1）提前出现的 P’波，P’波形态和窦性 P 波不同，其后可有或无 QRS 波群，QRS 波群形态呈室上性。

（2）P’–R 间期 > 0.12 秒。

（3）常伴有不完全性代偿间歇。

（4）P’波的方向依异位激动点在心房的位置不同而异。一般应用Ⅱ导联定上下、V_1 导联定左右的原理即可确定心房异位起搏点的位置。PⅡ直立，说明异位起搏点在心房上部，反之在心房下部；PⅠ直立说明异位起搏点在左心房，反之在右心房。

（二）房性期前收缩时常见的各种干扰现象

期前的房性激动在传导过程中遇到生理性不应期而未能下传或下传延迟是常见的房性期前收缩合并的干扰现象。此现象以生理性不应期为基础，故属生理现象。识别这些干扰现象的意义是避免将干扰当阻滞处理。房性期前收缩未下传、房性期前收缩伴差传是与房性期前收缩相伴的干扰现象，其本质是房性期前收缩。

1. 干扰性 P’–R 间期延长

提前的房性激动能下传心室，激动在房室交界区适逢生理性相对不应期使房室传导时间延迟，P’–R 间期 > 0.20 秒。

2. 房性期前收缩伴室内差异性传导

此种房性期前收缩下传到心室时，由于左右束支不应期不一致，其中一束支尚处于不应期，故只能沿一侧束支下传，使 QRS 波群呈束支传导阻滞图形。房性期前收缩时出现差异性传导现象的机制如下：右束支的不应期比左束支稍长，当提前发生的激动传到左右束支时，就有可能落在右束支的不应期里，只能靠左束支下传激动心室，就好像发生了右束支传导阻滞，所以此时心电图呈右束支传导阻滞图形。而当左束支的不应期病理性延长时，期前收缩就可能落在左束支的相对不应期里，只能靠右束支下传激动心室，就好像发生了左束支传导阻滞，所以此时心电图呈左束支传导阻滞图形。

3. 房性期前收缩未下传

提前的房性激动未能下传到心室，此为激动在房室交界区适逢生理性有效不应期使房室传导中断，P’波后无 QRS 波群，有时 P’波藏于其前的窦性 T 波之中，使 T 波变形，应注意识别 T 波的变化。房性期前收缩二联律未下传易误诊为窦性心动过缓。

三、交界性期前收缩

在窦性激动尚未发出之前，房室交界区提前发生 1 次激动引起心脏除极，称为交界性期前收缩。交界性期前收缩心电图表现如下：

（1）提前出现的 QRST 波群，其前无窦性 P 波，QRS 波群正常。

（2）P’波呈逆行性，可出现在 QRS 波群之前、之中或之后。出现在 QRS 波群之前者，P’–R 间期 < 0.12 秒；出现在 QRS 波群之后者，R–P’间期 < 0.20 秒；出现

在 QRS 波群之中者，P’波与 QRS 波群融合不可见，但可导致 QRS 波群出现顿挫。

（3）常伴有完全性代偿间歇。

四、室性期前收缩

在窦性激动尚未到达心室之前，心室中某一异位起搏点提前发生激动引起心室除极，称为室性期前收缩。

室性期前收缩的激动起源于浦肯野纤维或心室肌细胞，沿心室肌传导，心室的除极过程与正常的除极过程大不相同，两个心室不再同时除极，而是一前一后除极，且传导速度很慢，因而 QRS 波群宽大畸形。由于除极进行缓慢，常持续到复极开始，故 ST 段常缩短甚至消失。除极速度变慢还可导致复极从首先除极处开始，使 T 波较大且与 QRS 波群主波方向相反，为继发性 T 波改变。室性期前收缩的激动起源于心室，与心房激动无关，所以 QRS 波群前无相关 P 波，但舒张晚期出现的室性期前收缩，可以晚到窦性 P 波已经出现，两者一前一后，巧合到一起，但 P 波并不提前出现，且该 P 波与 QRS 波群无关。室性期前收缩的异位激动距窦房结较远，因而其中的大多数不能逆传侵入窦房结，不能引起窦房结的节律重整，所以室性期前收缩后代偿间期多呈完全性代偿。

（一）心电图表现

（1）提前出现宽大畸形的 QRS 波群，通常时限 > 0.12 秒，其前无相关 P 波。

（2）代偿间歇绝大多数完全，如室性期前收缩侵入窦房结使之节律重整，则代偿间歇不完全。

（3）继发性 ST–T 改变，即室性期前收缩的 T 波与 QRS 波群主波方向相反。

（二）分类

根据室性期前收缩的联律间期和 QRS 波群形态的不同，室性期前收缩可分为单源性、多源性、多形性室性期前收缩及室性期前收缩伴室性并行心律 4 类。

（1）单源性室性期前收缩：在同一导联上 QRS 波群形态相同，且联律间期固定的室性期前收缩。

（2）多源性室性期前收缩：在同一导联上 QRS 波群形态不同，联律间期不固定的室性期前收缩。

（3）多形性室性期前收缩：在同一导联上 QRS 波群形态不同，但联律间期固定的室性期前收缩。

（4）室性期前收缩伴室性并行心律：在同一导联上 QRS 波群形态相同，但联律间期不固定的室性期前收缩。

（李欢欢）

第五节 窦房传导阻滞

一、概述

窦房结是人类正常心搏的起始部位。窦房结位于右心房和上腔静脉连接处，呈纺锤形。窦房结主要由起源于右冠状动脉的窦房结动脉供血，也有部分人由起源于左冠状动脉的回旋支近端供血。窦房结主要受右迷走神经和右交感神经丛的控制。右迷走神经对窦房结有抑制作用，刺激右迷走神经可引起窦性心动过缓或窦性停搏，而刺激右交感神经丛可使心率增快。

窦房传导阻滞（sinoatrial block，SAB）是指窦房结与心房之间发生的阻滞。其主要原因是窦房结周围组织发生病变，使从窦房结发出的激动不能顺利到达心房，因而出现窦房结和心房肌之间传导时间延长或不能传出，导致心房和心室停搏。窦房传导阻滞是激动产生后传出受阻或不能传出，属于传出性阻滞。依据阻滞程度不同分为一度窦房传导阻滞、二度窦房传导阻滞、高度窦房传导阻滞和三度窦房传导阻滞。

二、常见病因

窦房传导阻滞可分为急性窦房传导阻滞和慢性窦房传导阻滞。

（一）急性窦房传导阻滞

（1）多数人窦房结动脉是单支型的，很少有人呈双支型。任何原因导致窦房结动脉病变，都会使窦房结的血供产生影响。急性心肌缺血是最常见的病因，如急性心肌梗死，尤以急性下后壁心肌梗死时较易发生窦房传导阻滞。

（2）急性心肌炎、白喉、流感、风湿热和急性心包炎都可导致窦房结周围组织发生器质性损害，这些也是导致急性窦房传导阻滞的主要病因。

（3）窦房结内神经末梢分布丰富，任何影响神经及其介质的因素，都可使窦房结细胞的生物电活动发生改变，如交感神经或迷走神经张力的变化。内分泌系统尤其是甲状腺和肾上腺都有直接或间接作用。另外，电解质紊乱如血钾异常（高钾血症或低钾血症）及高碳酸血症等也可发生窦房传导阻滞。

（4）药物中毒可引起窦房传导阻滞，如洋地黄、奎尼丁、维拉帕米、胺碘酮、β受体阻滞剂及普罗帕酮等中毒，以及快速静脉推注硫酸镁也可引起。

（5）少数患者原因不明。

（6）个别病例可为家族性的。

（二）慢性窦房传导阻滞

冠心病、高血压心脏病、风湿性心脏病、心肌病、先天性心脏病、慢性炎症所致的窦房结及其周围组织病变，以及随着年龄的增长窦房结功能减退等，使窦房结内P细胞（起搏细胞）数量减少或窦房结区域的退行性硬化、纤维化、脂肪化或淀粉样变等，都可以发生慢性窦房传导阻滞。

三、发病机制

由于窦房结发出的激动电位很小，体表心电图上描记不出来，只有用窦房结电图才能记录到。窦房结发出的激动要通过窦房交接区至周围心房肌，使心房肌除极产生心房波，即窦性P波，以此来间接测出窦房结的电激动。

窦房传导阻滞与窦性停搏不同，前者窦房结仍按时、有规律地发出激动，但激动从窦房交接区向外传至心房肌时，发生传导延缓或不能传出。

四、心电图表现

（一）一度窦房传导阻滞

一度窦房传导阻滞是指窦房结发出的电脉冲在通过窦房连接部位时发生传导速度减慢，但每个窦性电脉冲均能传导至心房，产生窦性P波，并引发心房收缩。但从体表心电图上无法判断一度窦房传导阻滞，只有捕捉到一度窦房传导阻滞突然消失的瞬间才有可能做出诊断。有以下两种情况时可做出诊断：

（1）一度窦房传导阻滞与二度窦房传导阻滞同时存在时，在心电图上有时可以做出诊断。其特点是在一组无窦性心律不齐的窦性心律后，出现长间歇。该长间歇比一个窦性周期长，比两个窦性周期短（即长间歇小于正常窦性周期的2倍），以此可推论长间歇前面正常的窦性心律为一度窦房传导阻滞，而无窦性P波的长间歇为二度窦房传导阻滞。

（2）当发生在长间歇后有次长间歇存在，而次长间歇加长间歇等于窦性周期的3倍时，即可诊断为一度窦房传导阻滞。据此特点可与窦性停搏、窦性心律不齐、未下传的房性期前收缩等截然分开。

（二）二度窦房传导阻滞

二度窦房传导阻滞是指窦房结发出的电脉冲在通过窦房连接部位时不仅传导速度减慢，而且出现传导脱落，依据阻滞程度的不同分为二度Ⅰ型、二度Ⅱ型和二度Ⅲ型窦房传导阻滞。

1. 二度Ⅰ型窦房传导阻滞

二度Ⅰ型窦房传导阻滞依据P–P间期的变化特点可分为3型，即典型文氏型、变异型文氏型和不典型文氏型。

典型文氏型窦房传导阻滞（又称Okada Ⅰ型窦房传导阻滞）：表现为窦性激动经窦房连接部位传导至心房的速度逐渐减慢，传导时间逐渐延长，直至最后一个窦性激动完全不能下传至心房，导致一次窦性P波的脱落，每次脱落的第一次窦房传导因较长时间的间歇后可恢复至原来的传导速度。体表心电图的诊断有赖于P–P间期的文氏变化规律。心电图特点：①必须为窦性心律、窦性P波。② P–P间期逐渐缩短直至因窦性P波脱落而出现一个长的P–P间期，并且周而复始。③长P–P间期小于最短P–P间期的2倍。

变异型文氏型窦房传导阻滞（又称Okada Ⅱ型窦房传导阻滞）：①必须为窦性心律、窦性P波。②窦性P–P间期逐渐缩短，其后P–P间期不变或稍长，最后出现一个无窦性P波的长间隙。③无窦性P波的长间隙，即长P–P间期短于2倍的基本窦性P–P间期。

不典型文氏型窦房传导阻滞（又称Okada Ⅲ型窦房传导阻滞）：当出现不典型文氏型窦房传导阻滞时，窦房传导的增量并非逐渐减少，而是逐渐增加。在心电图上表现为P–P间期逐渐延长，继而突然明显延长，形成一个无窦性P波的长间歇，长间歇略短于2个窦性周期。

2. 二度Ⅱ型窦房传导阻滞

二度Ⅱ型窦房传导阻滞又称莫氏Ⅱ型窦房传导阻滞，表现为窦房结的传导经窦房连结部位传导至心房的速度、时间固定，但间歇性发生窦性激动传出阻滞。心电图特点为在规律窦性P–P间期中突然出现一个长的P–P间期，此间期为窦性P–P间期的整数倍。

3. 二度Ⅲ型窦房传导阻滞

二度Ⅲ型窦房传导阻滞为窦房传导间期不定型的二度窦房传导阻滞。心电图特点是 P–P 间期长短不一，与呼吸周期无关。如与二度Ⅰ型窦房传导阻滞交替出现或间歇出现，则更证明是二度Ⅲ型窦房传导阻滞。

（三）高度窦房传导阻滞

高度窦房传导阻滞是指 2 个或 2 个以上的窦性激动不能传入心房。心电图特点如下：

（1）窦性心律中突然发生长的 P–P 间期，且长的 P–P 间期总是短的 P–P 间期的整倍数，并且可反复出现。

（2）在高度窦房传导阻滞时其传导比例可以是恒定的，也可以是几种传导比例同时存在。

（3）在高度窦房传导阻滞时，心脏停搏过久，常易出现交界性逸搏及逸搏心律，或室性逸搏、室性逸搏心律。

（四）三度窦房传导阻滞

三度窦房传导阻滞又称完全性窦房传导阻滞，表现为窦房结发出的电脉冲完全不能经窦房连接部位传导至心房而使心房收缩。体表心电图特征为无窦性 P 波，但可有心房、房室交界区或心室发出的逸搏心律。三度窦房传导阻滞与窦性停搏的鉴别有时十分困难，如在监护中发现有房性逸搏或出现一、二度窦房传导阻滞，则有助于三度窦房传导阻滞的诊断。

五、心电图鉴别诊断

（一）窦房传导阻滞与窦性心律不齐鉴别

窦房传导阻滞时可出现 P–P 间期的规律性变化。

（1）心电图各导联出现类似文氏周期的变化。

（2）该文氏周期周而复始。

（3）窦性心律不齐时 P–P 间期与呼吸有关，呈逐渐缩短又逐渐延长的特点。而窦房传导阻滞的 P–P 间期变化是有一定规律的，呈逐渐缩短，最后出现一次接近 2 倍短 P–P 间期的长间期。

（二）窦房传导阻滞与窦性停搏鉴别

两者均出现长的 P–P 间期，但二度窦房传导阻滞的长 P–P 间期为基本窦性心律 P–P 间期的整数倍，并且长度相等的长 P–P 间期可反复出现。而窦性停搏时长 P–P 间期与短间期无整倍数关系，并且在一份心电图中很少见停搏间期相等的窦性停搏。窦性停搏时往往存在低位节律点也被抑制，一般情况下不易出现逸搏。而在高度窦房传导阻滞时，即使心脏停搏过久，也常易出现交界性逸搏及逸搏心律，或室性逸搏及室性逸搏心律。

（三）窦房传导阻滞与窦性心动过缓鉴别

窦房传导阻滞有时可表现为 2 ∶ 1 窦房传导，即每隔 1 次窦性激动发生 1 次窦性不下传，表现为心率缓慢（30 ～ 40 次 / 分），其难与窦性心动过缓区分。如在体力活动或静脉注射阿托品后，窦房传导功能改善，心率突然加倍，则可确定为二度Ⅱ型窦房传导阻滞。

（四）窦房传导阻滞与高钾血症时窦室传导鉴别

高钾血症发生窦室传导时，窦房结发出的电脉冲直接通过结间束传导至房室交界处而不激动心房，心电图上也无 P 波，但与三度窦房传导阻滞不同，无逸搏或逸搏心律。

（李欢欢）

第六节 心室颤动

一、概述

心室颤动是指心室处于紊乱而不定型的非同步电活动状态，各部心室肌呈互不协调的蠕动，使心室完全失去了排血功能。其发病机制基本同心房颤动，可以由心室局部病灶发生快速电激动（自律性异常）所形成，也可由反复性折返激动和触发活动引起。任何原因导致的心肌缺氧、电解质紊乱、药物中毒均能诱发心室颤动。心室颤动是心搏骤停中的一种心电图表现。

二、心电图表现

（1）QRS–T 波基本形态消失。

（2）出现波幅不同、极不均匀的小圆钝波。

（3）频率为 100 ～ 500 次 / 分，多为 200 次 / 分左右。

三、分型

1. 依心室颤动波大小分型

（1）粗波型，心室颤动波振幅＞ 0.5 mV，见于原发性心室颤动。

（2）细波型，心室颤动波振幅≤ 0.5 mV，见于继发性心室颤动。

2. 依心室颤动波频率分型

（1）快速型，心室颤动波频率＞ 100 次 / 分，预后相对较好。

（2）缓慢型，心室颤动波频率≤ 100 次 / 分，预后差，多为濒死表现。

（李欢欢）

第七节 窦性心律失常

一、概述

激动起源于窦房结的心律称为窦性心律。窦性心律失常是指激动仍发于窦房结，但速率和节律发生变异。常见的窦性心律失常包括窦性心动过速、窦性心动过缓、窦性心律不齐和窦性停搏。

二、正常窦性心律

心脏的正常活动是由窦房结以一定频率匀齐发放的激动所控制的，这种心律称为正常窦性心律。窦房结的活动产生的电位极为微弱，因而在心电图上无法直接观察到窦房结的活动规律。但在一般情况下，窦房结均能激动心房产生 P 波，所以通过心房的电活动可间接得知窦房结的活动规律。

（一）心电图表现

（1）P 波为窦性，即 Ⅰ、Ⅱ、Ⅲ、aVF 导联直立，aVR 导联倒置（窦房结发放激动传至心房，心房的除极方向从右上指向左下）。

（2）P 波频率成人为 60 ~ 100 次 / 分。

（3）P–P 间期相差 < 0.12 秒（节律规则）。

（4）P–R 间期为 0.12 ~ 0.20 秒（激动经正常传导途径以正常传导速度至心室）。

（5）QRS 波时间 ≤ 0.10 秒（激动在心室内传导正常）。

（二）分析

在分析心律失常时，只要窦性 P 波规律出现，不论 QRS–T 形态如何发生变化，或窦性 P 波因干扰、受阻一时未能显现，仍诊断为窦性心律。在完全性房室脱节时，窦房结控制心房，异位节律点控制心室，便形成了窦性心律与异位心律同时并存的节律。在异位心律中偶尔夹杂着窦性 P 波，又无连续性，则不能诊断为窦性心律。

三、窦性心动过速

窦性心动过速指窦房结发出的激动频率超过正常窦性心律的上限。由交感神经兴奋及迷走神经张力降低引起者称为生理性窦性心动过速。由窦房结本身结构或电活动异常造成者称为不良性窦性心动过速。

（一）心电图表现

1. 生理性窦性心动过速

生理性窦性心动过速主要与交感神经兴奋性增高及副交感神经张力降低有关，可由剧烈运动、情绪激动、过量吸烟、饮酒、饮浓茶等引起，也可因发热、感染、缺氧、贫血、外伤、休克及心肺疾患所导致，还可由应用交感神经兴奋药物及迷走神经抑制剂如肾上腺素、麻黄碱、咖啡因、阿托品等造成。

（1）窦性 P 波。

（2）P 波频率 > 100 次 / 分（成人一般不超过 160 次 / 分），儿童 > 120 次 / 分，婴儿 > 150 次 / 分。

（3）P–R 间期为 0.12 ~ 0.20 秒。

（4）QRS 波群时间 ≤ 0.10 秒。

（5）部分可引起 ST 段下斜型压低或 T 波低平、倒置。

（6）心率过快时，TP 段缩短，故使 P 波常与前面的 T 波重叠。

2. 不良性窦性心动过速

不良性窦性心动过速指无明显生理、病理诱因出现的静息状态下的窦性心率增快。发病机制可能与窦房结自律性增高，窦房结自主神经调节异常，使交感神经张力过度增高，而副交感神经张力降低有关。其临床表现主要以持久的心悸、心率增快为特征，可伴发气短、头昏、眩晕，甚至接近晕厥，少数可发生心动过速性心肌病，甚至出现心力衰竭。

（1）P 波频率 > 100 次 / 分，形态与窦性心律一致。

（2）动态心电图监测白天清醒时心率 > 100 次 / 分，而夜间睡眠中心率相对减慢或正常，平均窦性心率明显增快（ > 90 次 / 分）。

（3）卧位时窦性心率相对较慢（60 ~ 135 次 / 分），立位时窦性心率明显增快（90 ~ 160 次 / 分），由平卧位变为直立位时窦性心率增快超过 25 次 / 分。

（4）短时间轻运动可使窦性心率不适当增快，达 140 次 / 分以上。

（5）电生理检测心内激动顺序与窦性心律一致，即心房激动顺序在界嵴呈头尾激动型，程序刺激时不能诱发室上性心动过速。心动过速的发作与终止均呈渐进性变化。

（二）分析

生理性窦性心动过速的临床意义取决于其发生的原因，本身并无重要意义。不良性窦性心动过速呈慢性病程，临床表现轻重不一，早期识别和治疗可提高生活质量。

四、窦性心动过缓

窦房结激动的频率低于正常窦性心律的下限，称为窦性心动过缓，多与迷走神经张力增高有关，也可由窦房结本身病变引起。

（一）心电图表现

（1）窦性 P 波。

（2）成人 P 波频率 < 60 次 / 分（一般在 45 次 / 分以上），儿童 P 波频率 < 80 次/ 分，婴儿 P 波频率 < 100 次 / 分。

（3）P–R 间期为 0.12 ~ 0.20 秒。

（4）QRS 波群时间≤ 0.10 秒。

（5）常伴有窦性心律不齐。

（二）分析

窦性心动过缓可见于运动员及强体力劳动者，也可由心脏疾患、梗阻性黄疸、颅内高压、电解质紊乱及药物所致。显著的窦性心动过缓（< 40次/分）可影响血流动力学，引起头昏、胸闷甚至晕厥等症状。在某些病理情况下，出现窦性心动过缓可能是严重心律失常的先兆。

五、窦性心律不齐

窦房结不规则地发放激动，引起心率快慢不匀齐，称为窦性心律不齐，可分为呼吸性、非呼吸性、室相性三种类型。

（一）心电图表现

（1）窦性P波。

（2）P–P间期相差 > 0.12秒（或0.16秒）。

（3）P–R间期为0.12 ~ 0.20秒。

（4）显著的窦性心律不齐可出现交界性逸搏。

（二）类型

1. 呼吸性窦性心律不齐

心率快慢的变化与呼吸运动周期有关，吸气增快，呼气变慢，屏气后心律转为规则。

2. 非呼吸性窦性心律不齐

心率快慢与呼吸运动周期无关。

3. 室相性窦性心律不齐

室相性窦性心律不齐见于二度、三度房室传导阻滞，或交界性、室性期前收缩时，夹有QRS波的P–P间期短于不夹有QRS波的P–P间期。

（三）分析

窦性心律不齐常见于健康人。呼吸性窦性心律不齐多发生于儿童及青年；非呼吸性窦性心律不齐多见于心脏病、颅内高压，以及应用洋地黄、β受体阻滞剂的患者；室相性窦性心律不齐发生在二度、三度房室传导阻滞，或交界性、室性期前收缩时，其临床意义取决于病因。

六、窦房结游走性心律

起搏点由窦房结的不同部位（头、体、尾）发出，称为窦房结内游走性心律。起搏点游走于窦房结与房室交界区之间，称为窦房结至交界区游走性心律。这种游走性心律是迷走神经及药物暂时顺序抑制窦房结各部的结果。

（一）心电图表现

1. 窦房结内游走性心律

（1）窦性 P 波。

（2）在同一导联中 P 波形态略有差异，但不出现逆行 P 波。

（3）P–R 间期≥ 0.12 秒，但不完全相等。

（4）P–R 间期明显不等，其变化有规律性：P–P 间期短，P 波大，P–R 间期长（起搏点在头部）；P–P 间期长，P 波小，P–R 间期短（起搏点在尾部）。

2. 窦房结至交界区游走性心律

（1）在同一导联中，P 波周期性由直立转为倒置（起搏点在窦房结——窦性 P 波；起搏点在交界区——逆行 P 波）。

（2）P–R 间期随心率呈现规律性变化，由≥ 0.12 秒（起搏点在窦房结——心率快）逐渐转变为≤ 0.12 秒（起搏点在交界区——心率慢）。

（3）P 波、P–R 间期与心率的改变是逐渐过渡的。

（二）分析

窦房结游走性心律不齐一般见于健康人，急性风湿热可出现游走性心律。若因洋地黄引起，则应立即停用。

（李欢欢）

病例　急性 ST 段抬高心肌梗死

一、基本信息

患者，男，56 岁。

主诉：突发胸痛 6 小时。

既往史：否认高血压、冠心病、脑梗死、糖尿病病史。

二、检查

1. 体格检查

P 61 次 / 分，BP 122/70 mmHg；患者面色苍白，大汗淋漓，心律齐。

2. 辅助检查

急查常规心电图：可见窦性 P 波规律出现，R–R 间期规则，心室率 61 次 / 分。广泛导联（Ⅰ、aVL、V_1 ~ V_6）ST 段抬高改变，T 波直立。Ⅲ、aVF 导联 ST 段水平型压低 0.1 mV（图 7–1）。诊断：窦性心律，急性广泛前壁心肌梗死。

急查心肌三项：超敏肌钙蛋白 I > 24.998 U/L，肌酸激酶同工酶 > 294.00 U/L，肌红蛋白 3119.2 ng/mL。

急诊行冠状动脉造影提示：LM 未见明显异常；LAD 近段闭塞；LCX 近段轻度狭窄；RCA 近段轻度狭窄，中段少许斑块形成，远段中度狭窄（图 7–2）。

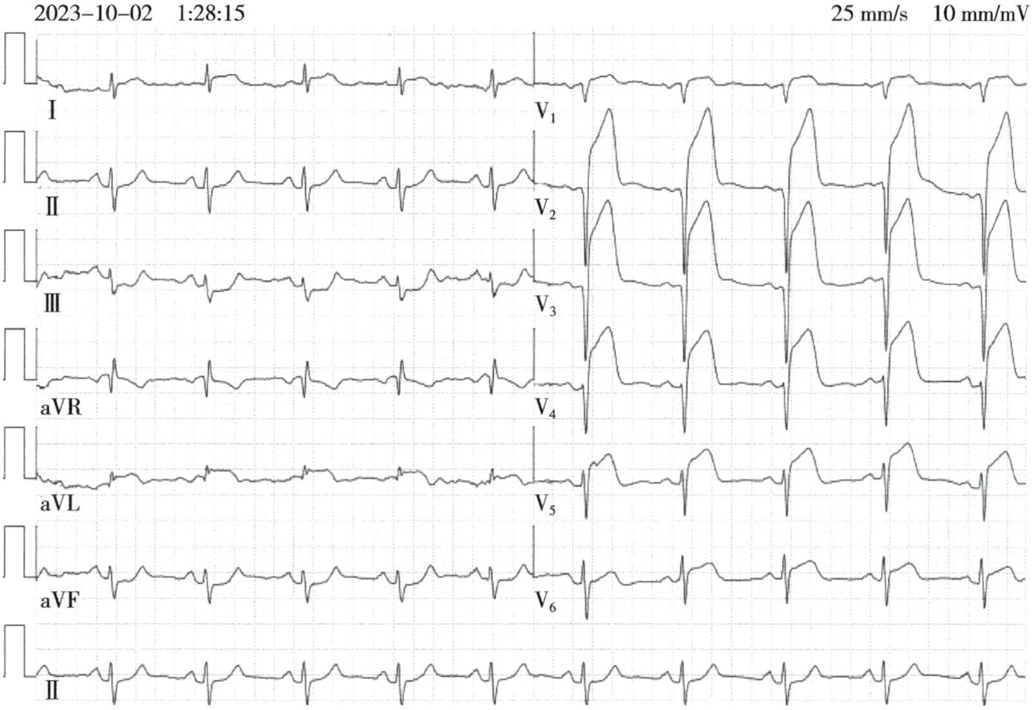

图 7–1 心电图

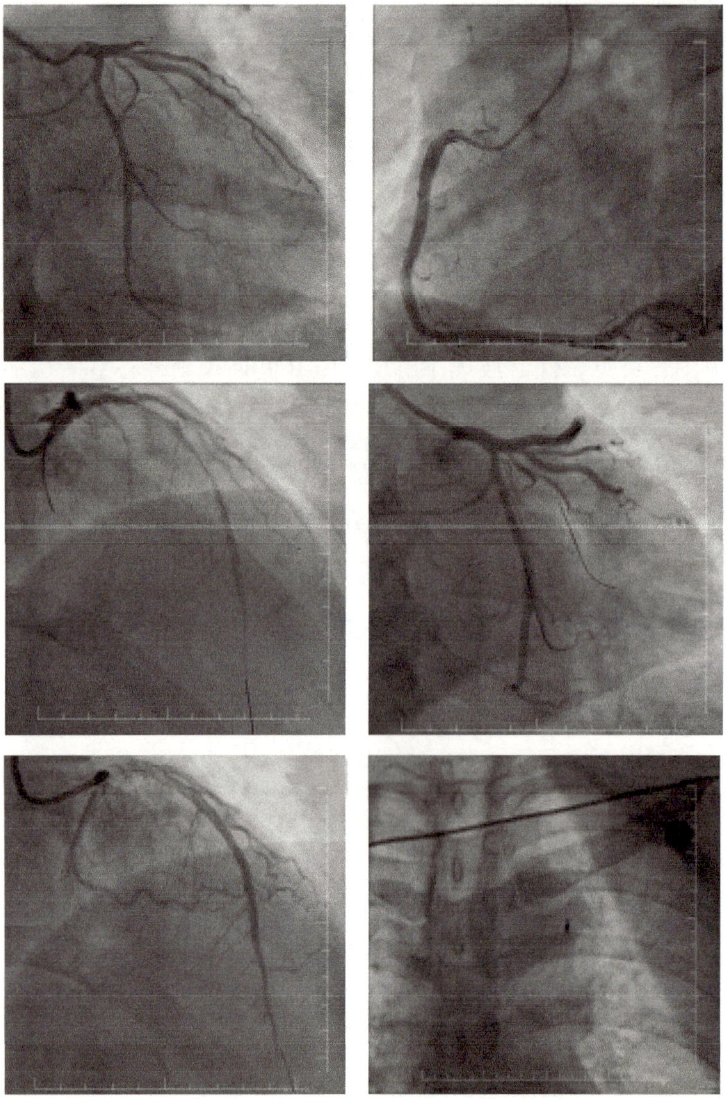

图 7-2 冠状动脉造影

三、讨论

急性 ST 段抬高心肌梗死是急性心肌缺血性坏死，其典型症状为胸骨后或心前区剧烈压榨性疼痛，含服硝酸甘油不能有效缓解，疼痛可放射至肩背部、左上肢、颈部或下颌部等，患者常伴大汗、恶心、呕吐，部分患者可发生晕厥，是冠心病的严重类型，为致死致残的主要原因。早期、快速并完全地开通梗死相关动脉是改善 ST 段抬高心肌梗死患者预后的关键。

1. 典型心电图特点

（1）梗死部位相关导联的 ST 段异常抬高，伴或不伴病理性 Q 波，r 波减低。

（2）常伴对应导联镜像性 ST 段压低改变。

（3）随着时间的推移，ST–T 呈动态改变。

2. 诊断

依据患者的典型症状、心电图以及心肌酶指标可初步诊断，PCI 可确诊。

3. 鉴别诊断

（1）与变异型心绞痛的鉴别：变异型心绞痛胸痛发作时含服硝酸甘油无效，钙通道阻滞剂治疗能缓解。随着胸痛症状的缓解，抬高的 ST 段逐渐恢复正常，心肌坏死标志物在正常范围。胸痛持续时间较短，常持续数分钟至十几分钟，一般不超过半小时。

（2）与急性心包炎的鉴别：急性心包炎患者常有发热症状，心电图表现为广泛导联 ST 段呈凹面向上型抬高，同一导联 PR 段偏移的方向与 ST 段偏移的方向相反。

（李欢欢）

病例 窦室传导

一、基本信息

患者，男，55 岁。

主诉：咳嗽半个月，意识障碍半天。

现病史：患者于半个月前无明显诱因出现咳嗽、咳黄色黏痰且不易咳出，伴胸闷、喘气，无胸痛，无恶心、呕吐，无腹泻，未做特殊处理。5 天前患者食欲缺乏，无法自行进食，小便量少。今日患者开始出现意识障碍，呼之不应，口唇发绀，无抽搐，无大小便失禁，由“120”急送入院。

二、检查

1. 体格检查

T 36.5 ℃，P 64 次 / 分，R 20 次 / 分，BP 147/62 mmHg；嗜睡，全身皮肤和黏膜未见黄染、出血点，全身浅表淋巴结未触及肿大，双下肢无水肿。

2. 辅助检查

入院急查常规心电图：P 波消失，R–R 间期规则，心室率 60 次 / 分，QRS 波弥漫性增宽，QRS 波时限约 160 毫秒，Ⅰ导联 R/S ＜ 1，V_3 ~ V_6 导联 T 波基底部较窄，T 波直立高尖，Q–T 间期约 500 毫秒（图 7–3）。诊断：窦室传导节律（提示高钾血症）。急查血，提示血钾 9.33 mmol/L。

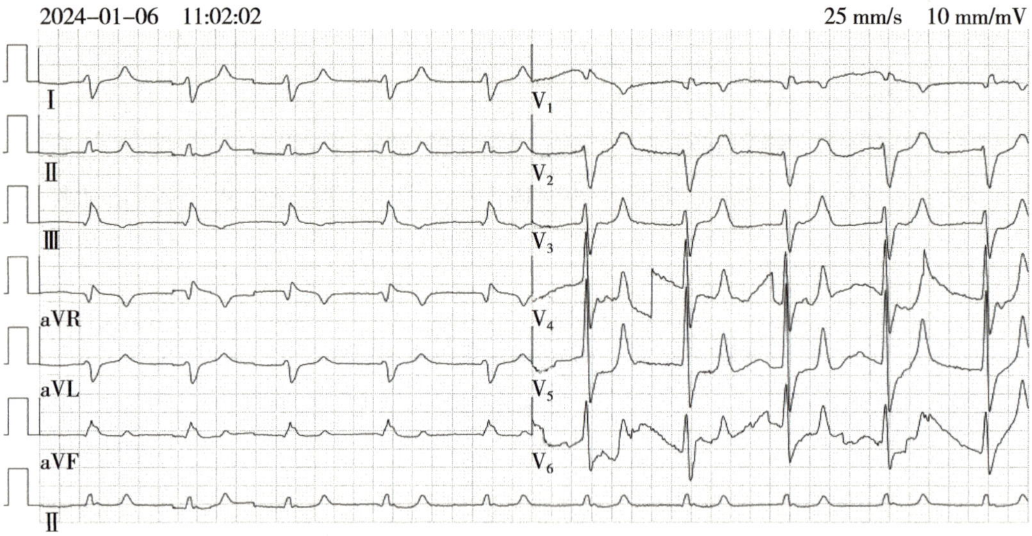

图 7–3 心电图

三、讨论

窦室传导是高钾血症病程中的一种特征性心电图表现，随着血钾浓度的升高，心房肌电活动最先受到抑制，表现为 P 波振幅减小甚至消失；血钾升高的同时，心室肌传导性也受到了抑制，表现为 QRS 波弥漫性增宽，T 波增高变尖，呈“帐篷样”T 波，但结间束对高钾不敏感，窦性激动仍能沿着结间束下传心室，形成窦室传导节律。部分患者伴随着高钾纠正，窦室传导消失。窦室传导是识别重症高钾血症的重要指标，提示病情危重，应积极进行临床干预。

1. 心电图特点

（1）随着血钾浓度的升高，P 波振幅逐渐减小直至消失。

（2）随着血钾浓度的升高，QRS 波形呈弥漫性增宽，酷似室性节律。

（3）随着血钾浓度的升高，T 波开始高尖耸立，以后逐渐变低。

2. 窦室传导节律需与室性节律进行鉴别

窦室传导通常发生于高钾血症，心电图上常可看到窄而高尖的 T 波，QRS 波时限常较宽，可达 200 毫秒，多见于肾病患者；而室性心动过速无特征性 T 波改变，心室率基本规则，常伴有血流动力学改变，多见于有器质性心脏病的患者。

（李欢欢）

病例　急性肺栓塞

一、基本信息

患者，男，32 岁。

主诉：突发意识障碍 1 小时余。

既往史：既往有左下肢骨折手术史，否认高血压、糖尿病、冠心病等病史。

二、检查

1. 体格检查

平车推入病房，神志昏迷，GCS 评分 E1V1M1；双侧瞳孔散大，直径约 5.0 mm，对光反射消失；气管插管接呼吸机辅助通气，持续胸外心脏按压，心率 117 次 / 分，血压、血氧饱和度测不出；全身皮肤及巩膜未见明显黄染，球结膜无水肿，颈软；双肺听诊呼吸音粗，可闻及干、湿啰音，心音低钝，腹部平软，双下肢无水肿，肢端末梢冰凉，病理反射未引出。

2. 辅助检查

入院急查常规心电图：可见窦性 P 波规律出现，R–R 间期规则，心室率 117 次 / 分。QRS 波时限 117 毫秒，V_1、V_2 导联 QRS 波呈 rSR’ 型，Ⅰ导联 R/S ＜ 1，V_3 ～ V_6 导联 ST 段上斜型下移 0.03 ～ 0.04 mV，T 波倒置；Ⅱ、Ⅲ、aVF 导联出现 Q 波、T 波倒置改变（图 7–4）。心电图诊断：窦性心动过速，$S_{Ⅰ}Q_{Ⅲ}T_{Ⅲ}$（急性肺栓塞待排除），不完全性右束支传导阻滞，ST–T 改变。

急查胸痛三联 CTA 提示：双侧肺动脉栓塞；全主动脉 CTA 未见明显异常；冠状动脉右优势型；双侧冠状动脉主干及分支未见明显异常。

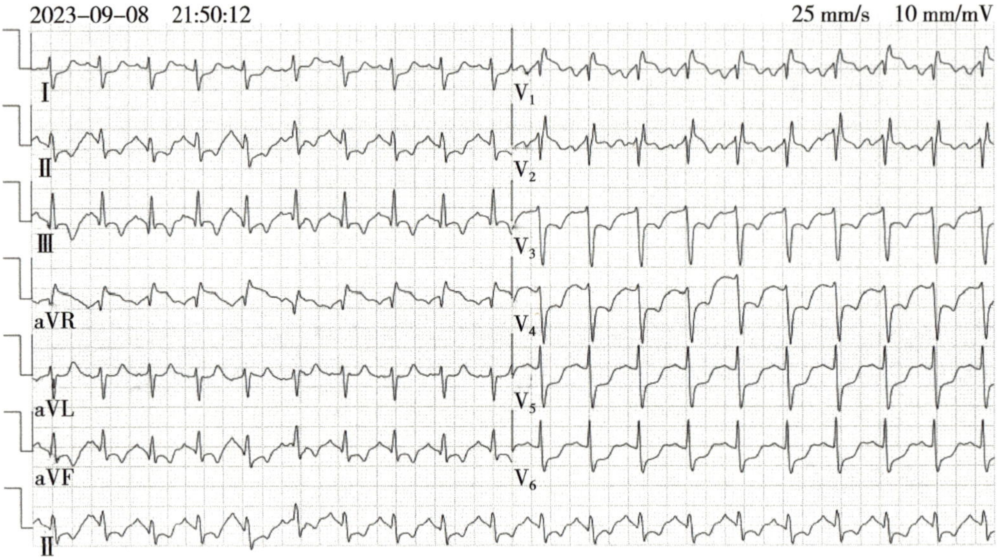

图 7-4 心电图

三、讨论

肺栓塞是由内源性或外源性栓子堵塞肺动脉引起肺循环和右心功能障碍的综合征。来自静脉系统或右心的栓子进入肺循环，造成肺动脉主干或者分支的广泛栓塞，同时并发广泛肺小动脉痉挛，使肺循环受阻，从而使肺动脉压急剧升高，引起右心室扩张和右心衰竭。急性肺栓塞是常见的致死性心血管系统疾病。

1. 典型心电图特点

（1）$S_{Ⅰ}Q_{Ⅲ}T_{Ⅲ}$；右胸导联 T 波倒置，伴或不伴右束支传导阻滞。

（2）窦性心动过速，肺型 P 波。

（3）胸导联顺钟向转位。

2. 诊断

急性肺栓塞不仅临床表现缺乏特异性，常规检查如胸部 X 线、心电图、血气分析、超声心动图等也缺乏特异性。多排螺旋 CT、放射性核素肺通气灌注扫描、肺动脉造影能明确诊断。

3. 鉴别诊断

急性肺栓塞应与急性血管功能障碍、心脏压塞、急性冠脉综合征及主动脉夹层进行鉴别。

（李欢欢）

病例 预激综合征合并心房颤动

一、基本信息

患者，女，46 岁。

主诉：胸痛 4 小时余。

二、检查

1. 体格检查

BP 67/42 mmHg，神志清楚，面色苍白，心率 246 次 / 分，心律不齐。

2. 辅助检查

急诊查常规心电图：窦性 P 波消失，代之以 f 波，R–R 间期长短不一，绝对不等，最短 R–R 间期为 180 毫秒；心室率极快，平均心室率 246 次 / 分；QRS 波群宽大畸形、宽窄不一，QRS 时限 100 ~ 160 毫秒，QRS 波起始部分可见粗钝的 delta 波，胸前导联 QRS 波主波向上（图 7–5）。诊断：心房颤动伴心室预激（高危旁路）。患者遂在地西泮镇静状态下采用 100 J 双向直流电同步电复律一次，成功转为窦性心律。复律后心电图提示：窦性心律，A 型预激综合征（图 7–6）。

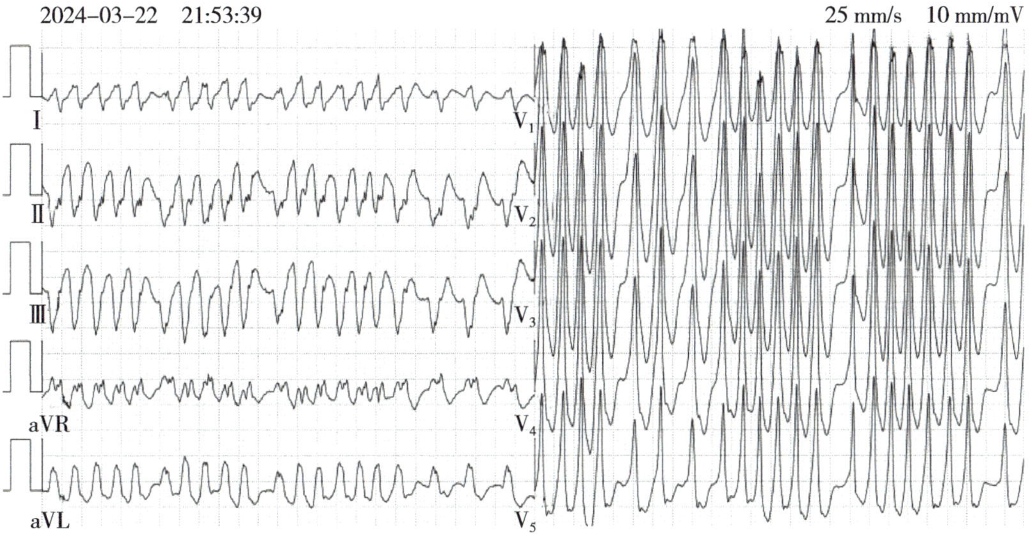

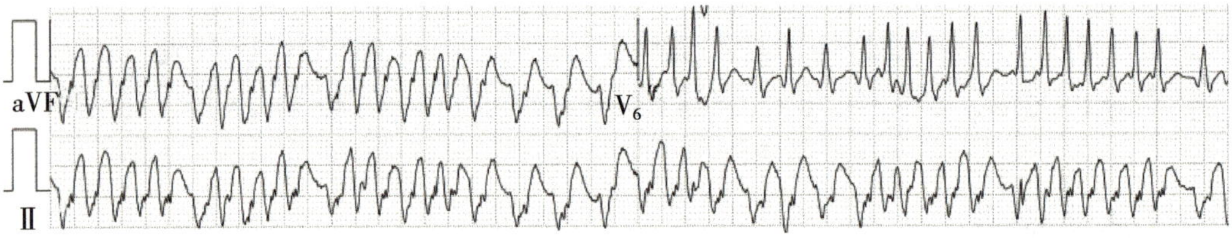

图 7-5　心电图

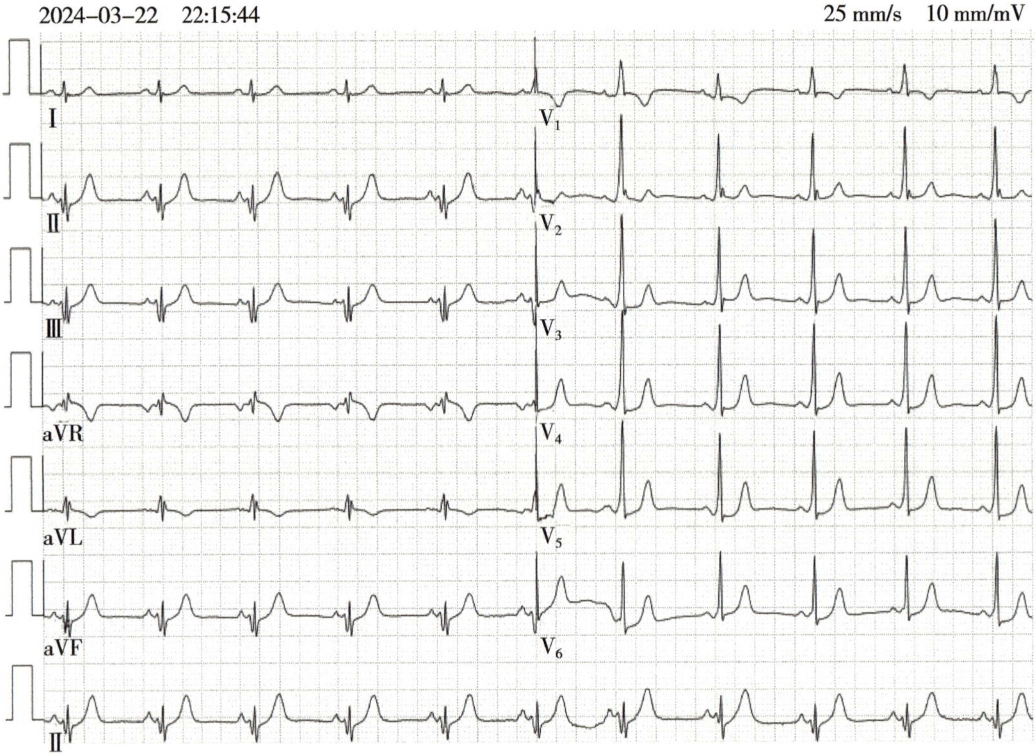

图 7-6　复律后心电图

三、讨论

预激综合征合并心房颤动时，过快的心房率可通过房室之间的异常传导通路（旁路）前传至心室肌，前传的旁路传导速度快、不应期短，常会导致患者出现过快的心室率。当 R–R 间期 < 250 毫秒时提示旁路的有效不应期极短（高危旁路），有蜕变为心室颤动的风险，从而引起患者血流动力学障碍，出现低血压、晕厥甚至死亡，需要紧急处理。

1. 诊断

常规心电图是诊断预激综合征合并心房颤动最简单可靠的方法。心电图特点如下：①窦性 P 波消失，代之以大小不等、形态各异的颤动波；② QRS 波宽大畸形（QRS 波时限 > 0.10 秒），R–R 间期绝对不等，心房颤动时心房冲动经由旁路和房室结下传的时间不同步，导致 QRS 波宽窄不一、形态多变；③心室率常 > 200 次 / 分，多伴有低血压等血流动力学变化；④转复为窦性心律时 QRS 波前常可见粗钝的 delta 波，P–R 间期缩短。

2. 鉴别诊断

（1）心房颤动伴室性心动过速的心电图特点：R–R 间期基本规则或绝对规则；QRS 波畸形程度一致，与心室率快慢无关；QRS 波与室性期前收缩的特点一致；QRS 波时限 > 120 毫秒。

（2）心房颤动伴束支传导阻滞的心电图特点：R–R 间期绝对不规则，心室率极快时可基本规则；心室率可快可慢，QRS 波畸形程度与心室率快慢无关；QRS 波形态多呈典型的完全性右束支传导阻滞或完全性左束支传导阻滞图形；QRS 时限一般 > 120 毫秒，但 < 160 毫秒。

（3）心房颤动伴束支蝉联现象的心电图特点：R–R 间期绝对不规则，心室率极快时可基本规则；心室率增快时易出现畸形程度不一致的 QRS 波群；V_1 导联 QRS 波多呈 rsR’ 型；QRS 波时限常 < 120 毫秒；QRS 波易变性大，可呈不同程度束支传导阻滞图形，与时相有密切关系。

（李欢欢）

病例　左后分支型室性心动过速

一、基本信息

患者，男，40 岁。

主诉：心悸 4 小时。

二、检查

1. 体格检查

P 167 次 / 分，BP 130/80 mmHg，神志清楚，心律齐。

2. 辅助检查

立即查常规心电图：各导联未见 P 波，R–R 间期规则，心室率 167 次 / 分，律齐。QRS 波时限约 130 毫秒，形态规整，呈类右束支传导阻滞图形，V_1、V_2 导联 QRS 波呈 qR 型，Ⅱ、Ⅲ、aVF 导联主波向下，V_5、V_6 导联 R/S ＜ 1。电轴左偏 –87°（图 7–7）。诊断：左后分支型室性心动过速。给患者静脉滴注维拉帕米后，成功转为窦性心律。复律后心电图提示窦性心动过速（心室率 102 次 / 分）（图 7–8）。

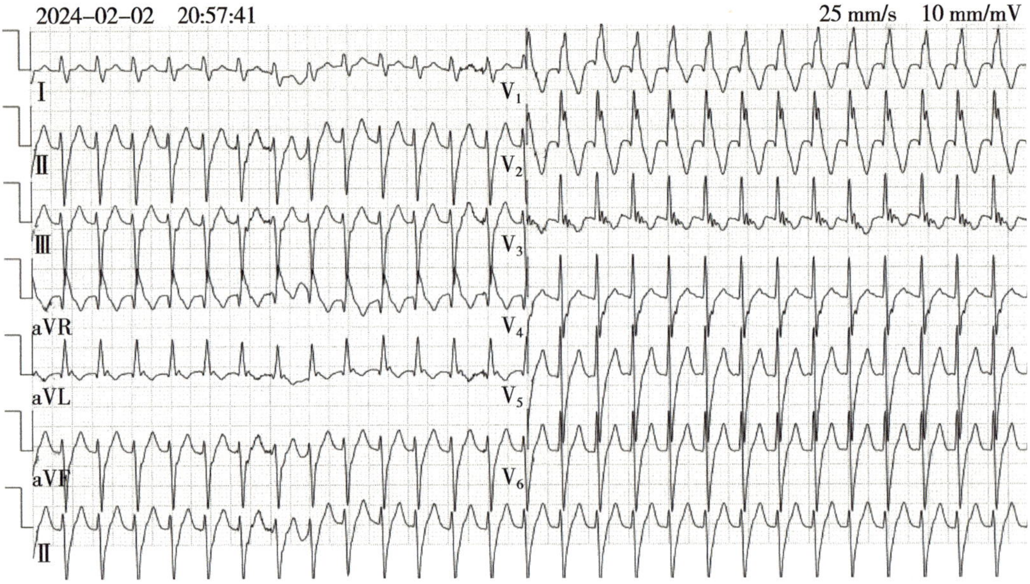

图 7–7 心电图

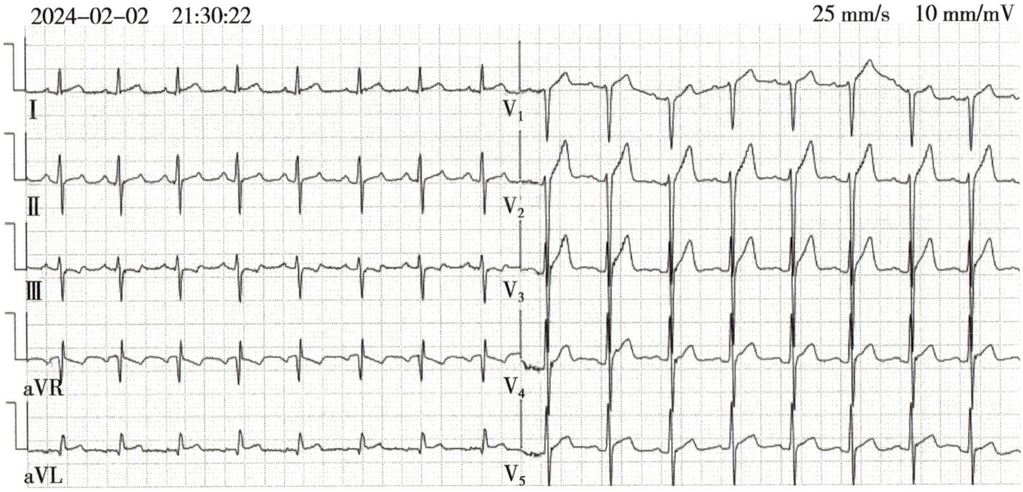

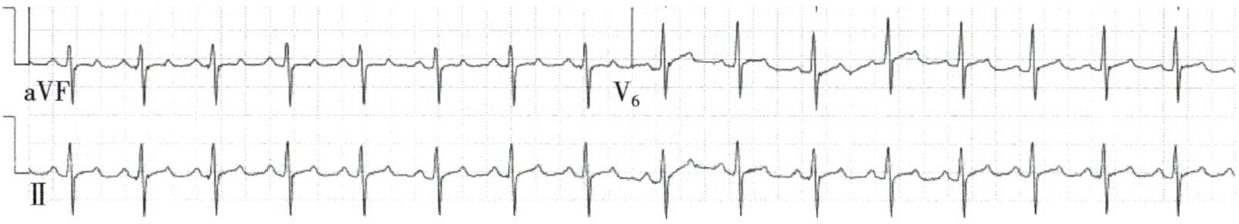

图 7-8 复律后心电图

三、讨论

左后分支型室性心动过速由 Bernard Belhassen 医师等在 1981 年首次报道，因此又被称为 Belhassen 型室性心动过速。绝大多数 Belhassen 型室性心动过速是异常浦肯野纤维和心室肌参与的折返性心动过速，其对维拉帕米敏感。左后分支型室性心动过速常发生在 15 ～ 40 岁的男性，患者通常无结构性心脏病，可通过射频消融术进行根治。

1. 心电图特点

（1）胸导联 QRS 波呈类右束支传导阻滞图形，QRS 波时限一般 < 140 毫秒。

（2）V_1 ～ V_6 导联的 S 波逐渐加深，V_5、V_6 导联的 R/S < 1。

（3）心电轴左偏或极度右偏。

（4）下壁导联（Ⅱ、Ⅲ、aVF）QRS 波主波向下。

（5）有时可见室房分离。

2. 鉴别诊断

（1）与室上性心动过速伴右束支传导阻滞的鉴别：室上性心动过速伴右束支传导阻滞时，QRS 波时限常 ≥ 120 毫秒，V_1 导联 QRS 波多呈 rsR’型，V_5、V_6 导联 QRS 波常呈 Rs 型，S 波宽钝，心室率快（ > 100 次 / 分），窦性心律时可有右束支传导阻滞的图形表现可鉴别。

（2）与室上性心动过速经房室旁路前传的鉴别：室上性心动过速经房室旁路前传时 QRS 波起始部可见 delta 波，窦性心律时 delta 波更明显，可资鉴别。

（李欢欢）

第八章　心内科疾病介入治疗

第一节　先天性冠状动脉瘘

一、概述

先天性冠状动脉瘘是一种少见的心血管畸形，是指冠状动脉主干或其主要分支与某一心腔或大血管之间存在直接交通，引起从高压的冠状动脉到低压心腔的分流。发病率占先天性心脏病的 0.2% ~ 0.4%。

二、病理解剖

冠状动脉瘘的发病机制为：在胚胎发育过程中，心肌肌小梁窦状间隙与冠状动脉相通，随着心肌发育，窦状间隙被压缩并逐渐退变为毛细血管，由于胚胎期某些原因致心肌局部区域发育停止，窦状间隙不退化而持续存在便形成了冠状动脉瘘。畸形可发生在单支、两支或三支冠状动脉上，异常地引流至任何心腔或大血管，形成左向右或右向左分流。

血流动力学改变与瘘口部位及大小有关，冠状动脉主干或主要分支与某一心腔或其他大血管之间相通，可引起高压动脉与低压心腔的分流。当瘘口引流至右心系统，则产生左至右分流的先天性心脏病表现；若瘘口引流至左心系统，则产生类似主动脉瓣关闭不全的表现。临床症状与瘘口处分流量大小相关，若分流量大，则可产生肺动脉高压、心力衰竭、心肌灌注不足等现象；分流量小多无症状。冠状动脉瘘在儿童期症状较轻或无症状，常在体检时发现心前区连续性杂音。随着年龄增长症状会逐年加重，出现不同程度的乏力、心悸、气短、肺动脉高压、心律失常、心肌缺血而致心绞痛、充血性心力衰竭、感染性心内膜炎、动脉瘤形成、瘘管破裂和心肌梗死等并发症，因此，目前认为即使早期诊断时无临床症状也应该选择根治性治疗。

三、分型

Sakarupara 根据瘘管开口位置将先天性冠状动脉瘘分为 5 种类型：Ⅰ型引流入右心房；Ⅱ型引流入右心室；Ⅲ型引流入肺动脉；Ⅳ型引流入左心房；Ⅴ型引流入左心室。

Wearn 将冠状动脉心腔瘘分为 3 型：Ⅰ型为动脉心腔型，即冠状动脉直接瘘入心腔；Ⅱ型为动脉窦状隙型，指冠状动脉与心肌的窦状隙网相交通；Ⅲ型为动脉毛细血管型，指冠状动脉注入毛细血管，通过 Thebesius 系统与心腔相通。

四、诊断

本病比较少见，临床表现和体征多不典型，而心电图又无特异性改变，在诊断方面存在一定难度。

1. 症状

一般患儿多无症状，常在体检时发现心脏杂音，随年龄增长逐渐出现心功能不全的表现，活动后出现心悸、气短、疲乏无力等症状，年龄较大者会出现酷似心绞痛的症状。

2. 体征

由于瘘管引流的心室腔不同和瘘管大小各异，杂音的部位、性质和响亮程度与瘘入的心腔或血管的部位、压力及瘘口的大小有关。当冠状动脉瘘引流入右心系统时，心前区可闻及连续性杂音；瘘口在右心室时，杂音在胸骨左缘 4 ~ 5 肋间处最响，性质为舒张期为主的连续性杂音；瘘入右心房时，则以胸骨右缘第 2 肋间处最响；瘘入左心室以胸骨左缘第 4 ~ 5 肋间最响，仅可闻及舒张期杂音。杂音舒张期增强，是因为心肌舒张时冠状动脉灌注量增多而致。随着肺动脉压力增高，杂音可为两期性或单纯收缩期杂音。

3. 胸部 X 线

胸部 X 线显示心脏常增大，心胸比值多 > 0.55，心脏增大与肺血流量增多不成比例，心脏轮廓异常，个别可见异常血管影，瘘口较大的畸形血管且明显扩张的冠状动脉瘘。X线平片上有时可见心脏异常搏动膨突影或呈半圆形影。根据左向右分流量的大小，可出现不同程度的肺充血、肺动脉段变凸和相应房室增大等改变。如瘘入左心腔者肺血流量多正常，而左心室常增大。

4. 心电图

年龄较大者多有左心室肥厚或双心室肥厚或有ST–T下移，T波低平、倒置，室性心律失常。

5. 超声心动图

超声心动图可见扩张的冠状动脉引流于异常心腔或血管的开口，部分患者能够确定瘘道的部位和大小。彩色多普勒检查可见扩张的冠状动脉及扩大的心腔，显示瘘口处异常的彩色血流信号。

6. 心导管检查和心血管造影

冠状动脉瘘引流至右心系统时心导管检查发现右心系统有不同程度的血氧含量增高，而引流至左心系统时血氧改变不明显。瘘口较小或畸形血管扩张不明显的冠状动脉瘘，X线平片和彩色多普勒检查多不能发现明显的异常征象，必须采用主动脉根部或选择性冠状动脉造影，全面、直观、准确地显示正常冠状动脉情况与畸形血管的走行、瘘口的部位。选择性冠状动脉造影可见粗大、异常的冠状动脉纡曲盘绕，引流至相通的心腔或血管显影。在造影过程中，应多角度、多体位造影，以充分显示瘘口和畸形血管的情况，造影结束后应反复测量瘘口及靶血管的大小，为治疗提供准确的依据。因此，冠状动脉造影是目前诊断冠状动脉瘘最好的检查方法。

五、鉴别诊断

冠状动脉瘘应该与以下疾病进行鉴别。

1. 动脉导管未闭

在胸骨左缘第2 ~ 3肋间可闻及连续性杂音，胸部X线肺血流量增多，心脏增大多表示导管较粗，杂音较响，患者幼年时常有肺炎病史，而本病在这方面表现不明显。若胸骨左缘可闻及酷似室间隔缺损的反流性收缩期杂音和连续性杂音，须与室间隔缺损合并动脉导管未闭鉴别，主要鉴别要点是连续性杂音的位置变异和缺乏肺动脉高压的体征，单纯右心导管检查帮助不大，主要依靠升主动脉和冠状动脉造影进行鉴别。

2. 主动脉左心室隧道、主动脉右心房交通

此两种疾病与冠状动脉瘘的根本区别在于前两者的冠状动脉均正常。冠状动脉异常起源于肺动脉与冠状动脉瘘的鉴别要点为前者主动脉造影时只见到一支冠状动脉，延迟相可见另一支冠状动脉通过侧支血管显影，造影剂最后流入肺动脉内。

对于具有胸痛或心绞痛等症状，而临床上出现难以解释的心脏杂音者，应尽早行选择性冠状动脉造影。

六、适应证

符合下列条件者选择经导管闭塞术。

（1）非多发冠状动脉瘘开口，单发瘘口且易于安全到达的瘘口。

（2）冠状动脉瘘管长而扭曲，且瘘口较细小。

（3）冠状动脉瘘合并冠状动脉根部扩张，扩张的冠状动脉远端为盲端而瘘口邻近无重要冠状动脉分支，堵塞的冠状动脉下游无大的分支血管供应心肌组织。

七、禁忌证

（1）冠状动脉瘘发生在单一冠状动脉或左主干上。

（2）多发性冠状动脉瘘口。

（3）欲封堵的冠状动脉处下方有正常冠状动脉分支供血，封堵后易发生心肌梗死。

（4）冠状动脉瘘管过粗难以封堵者。

八、术前准备

（1）与一般心导管的手术前检查一样，要详细向患者本人或家属交代病情及手术过程中可能发生的各种并发症，并让患者本人或家属完成签字确认。

（2）手术前药物应用包括静脉使用抗生素、手术前半小时用镇静药和选择合适的麻醉方法。心功能不全的患者应该在心力衰竭控制后方可考虑进行介入治疗。

（3）心导管检查

①经股动脉和股静脉穿刺，分别导入 5 ~ 6 F 的动脉鞘和静脉鞘。行双侧股动脉插管，一侧血管用于放置封堵器械，另一侧用于封堵后进行造影，观察是否存在分流。动静脉穿刺成功后立即进行全身肝素化（50 ~ 100 U/kg）。

②左、右心导管检查，沿动脉鞘或静脉鞘分别导入 5 ~ 6 F 的猪尾导管和 5 ~ 6 F

的右心导管，测定上腔静脉、下腔静脉、右心房、右心室、肺动脉、主动脉和左心室的压力和血氧饱和度，并计算左右心排血量、左向右的分流量（Qp/Qs）和肺血管的阻力。

（4）心血管造影

①升主动脉造影：将猪尾导管放在升主动脉的起始部进行造影，观察主动脉和左右冠状动脉的走行及分支，重点观察冠状动脉瘘的起始、动脉走行方向及瘘口部位等。

②选择性冠状动脉造影：根据主动脉造影的结果，选择 3.5 或 4.0 的 5 ～ 6 F Judkins 左或右冠状动脉造影导管行左或右冠状动脉造影，再将导管深入冠状动脉瘘内用手推法造影，以确定冠状动脉瘘的数目、大小、走行方向、开口位置及与正常冠状动脉之间的关系。由于冠状动脉瘘的血管走行迂回曲折，为完全了解冠状动脉瘘的局部解剖结构，选择将要堵闭位置的最好 X 线图像，通常要进行多个体位的造影，并选择其中的一个作为封堵时采用的标准体位。

九、操作步骤与技巧

1. 经动脉直接封堵法

对瘘道较短的冠状动脉瘘可直接将导管送至瘘管最窄处的最末端，用封堵器进行封堵，同时做对侧股动脉插管，送入第 2 根导管至主动脉根部或冠状动脉内造影，观察封堵后的分流情况。输送长鞘必须经动脉侧鞘管输送到冠状动脉瘘的预定堵闭处，此点非常重要。对于冠状动脉增宽、纡曲盘绕，为更好地将输送长鞘运送到预定处，可以将 0.889 mm × 2600 mm 或 0.965 2 mm × 2600 mm 的导引导丝先通过冠状动脉瘘到达冠状动脉瘘开口的远端，然后再沿导丝送入输送长鞘；有时选用冠状动脉的导引导管会有一定的帮助，这是因为导引导管的顶端有一个恰当的弧度，便于进入冠状动脉瘘管内。

2. 经静脉途径逆行封堵法

当冠状动脉瘘的异常血管曲折盘绕，管道途径较长，从动脉途径难以封堵或瘘口开口于右心房者，可采用建立动静脉轨道法经静脉逆行封堵。方法是将端孔导管送至异常冠状动脉内，用 0.813 mm × 2600 mm 或 0.889 mm × 2600 mm 的超滑或交换导丝经导管通过流入心腔瘘口处至右心房，从股静脉侧送入网套导管至右心房内张开，套住导丝并拉出股静脉。再由静脉侧沿交换导丝送入传送鞘管至瘘道口上方，选择适宜的封堵器置于瘘管的心腔开口处，而不在异常血管内封堵，避免堵塞正常小血管分支而致心肌损伤。

3. 冠状动脉瘘的堵闭试验

冠状动脉瘘的堵闭试验是堵闭冠状动脉瘘的重要一步。其方法为用一球囊预先完全堵闭冠状动脉瘘，然后观察 15 分钟以上，如果出现心电图 ST 段下移、T 波倒置或心律失常，患者有心前区疼痛等心肌缺血的表现或原有的心功能不全加重，应立即停止冠状动脉瘘的关闭。近年来选用可控封堵材料进行冠状动脉的栓塞，堵闭瘘口处患者出现上述情况时，能够迅速收回封堵器材，可以不用球囊试验法，但要严密观察患者症状、心率（律）、血压和心电图变化。用封堵器封堵后，观察心电图 15 ~ 20 分钟，无 ST–T 改变、听诊心杂音消失、重复造影无反流后再释放封堵器。如果出现心绞痛和心电图异常，应立即回收封堵器，给予肝素和硝酸甘油等药物，重新调整封堵器位置或更换合适的封堵器。若经过上述处理，患者仍然有症状，应停止手术。

4. 完全释放封堵器

在确认冠状动脉瘘完全堵闭并取得很好的临床效果时，通过另一导管再进行选择性冠状动脉造影，如果发现仍然有血流到达封堵的远端，可以再逐次充填一个或多个弹簧圈器。在确定没有分流后，完全释放封堵器，拔除鞘管，局部压迫止血。

十、术后处理

封堵术后常规使用抗生素预防感染，并且需要继续应用肝素治疗 3 ~ 5 天，防止血栓堆积于封堵器上方的冠状动脉内，造成正常的冠状动脉分支闭塞而出现心肌梗死。目前对术后抗凝治疗的时间和药物尚有争议，因为抗凝时间过长会造成封堵后的残余分流。可以同时应用小剂量肝素和扩冠药物 3 ~ 5 天，根据症状随时减量或停药，术后不需长期服用阿司匹林。

十一、并发症与处理

1. 封堵器脱落造成栓塞

主要原因是术中未能精确测量冠状动脉直径、瘘口大小，或堵塞器大小选择不当、术中堵塞装置应用不规范导致脱落。解决办法是采用可控弹簧圈或封堵器较安全，如果封堵器大小或位置不当均可以回收。若封堵器已脱落，可以依其栓塞的位置来决定采用介入治疗或手术取出。

2. 心肌缺血或急性心肌梗死

栓塞之后可能影响冠状动脉供血，发生心肌缺血。可以采用可控性封堵材料置于瘘管最窄处的最末端封堵，不需要预先做球囊封堵试验即可以观察冠状动脉的供血状态，一旦患者有心绞痛和心电图 ST–T 改变可随时撤回封堵器。术中要注意使用足够量的肝素，操作谨慎细致，勿封堵正常的冠状动脉或相关的侧支血管。

3. 封堵不完全所致血红蛋白尿

此种情况比较少见，如果出现可用止血、激素及保护肾功能等药物治疗，非手术治疗无效时应行开胸手术矫治。

4. 心律失常

操作过程或封堵中均会出现各种心律（率）异常，操作者娴熟的心导管介入技术、准确的判断和正确的处置非常重要。

5. 紧急开胸手术

当导引导丝或导管造成瘘道壁穿孔、大量心包积液、不能纠正的心肌缺血、残余瘘和封堵器脱位造成栓塞而不能用介入法取出时，应该紧急开胸手术，避免病情进一步恶化。

（严泽羽）

第二节　冠状动脉内血栓性病变

一、冠状动脉内血栓性病变的检测

冠状动脉在各种危险因素作用下，血管内皮细胞功能损伤，血液中脂类物质沉积在内皮细胞下，最终形成动脉粥样硬化斑块，粥样斑块对血流动力学等方面造成影响，受血液的剪切力、体内的神经体液调节等作用，斑块由稳定转为不稳定，发生破裂，继发形成血栓，导致冠状动脉管腔急剧狭窄或闭塞。

冠状动脉血栓形成大都发生在有粥样硬化的病变（灶）处，特别是在已引起血流动力学改变的狭窄部位。病理学资料显示，UAP 的斑块大部分为纤维组织的细胞成分，含粥样物质较少，严重狭窄的冠状动脉内常有多孔通道形成，伴或不伴有小的非闭塞性血栓，其血栓成分主要由血小板构成（白色血栓）；AMI 的斑块大部分为纤维组织的非细胞成分，含粥样物质多，常形成闭塞性血栓，其血栓主要成分是纤维素和红细胞（红色血栓）。

冠状动脉内血栓的检测方法，目前最直接的是冠状动脉血管内镜（coronary angioscopy，CA）。冠状动脉血管内镜具有清晰度高、色彩鲜明等特点，而且通过肉眼可进行活体组织的病理诊断。根据血栓的颜色，可分为以红色为主体的红色血栓、红白相间的混合性血栓，以及以白色为主体的白色血栓和粉红色血栓。前两者为新鲜血栓形成，后两者为陈旧性血栓形成。根据其是否向血管腔内突出及其程度，血栓又可分非闭塞性血栓和闭塞性血栓。血管内镜在冠状动脉内血栓检测方面的特异性和敏感性是最高的，但在操作时，可能会导致短暂的心肌缺血或血流动力学不稳定，并可能导致冠状动脉夹层撕裂、急性闭塞和无复流（no-reflow）等的发生，且价格昂贵，故目前临床应用并不广泛。

血管内超声（intravascular ultrasound，IVUS）也是较常用的检测冠状动脉内血栓的方法，表现为管腔内不定形，或包绕 IVUS 导管或附壁的中低度回声团块。新鲜血栓回声特点：①回声强度以低回声为主，不超过外膜回声强度的一半；②呈略松散的棉絮状、层片状结构；③点状闪烁样均质回声，随血流而呈局部移动，机化血栓的回声略增强。但 IVUS 对血栓和软斑块不能做出可靠的鉴别。

光学相干断层扫描（optical coherence tomography，OCT）是近些年迅速发展起来的一种成像技术，它利用弱相干光干涉仪的基本原理，检测生物组织不同深度层面对入射弱相干光的背向反射或多次散射信号，通过扫描，可得到生物组织二维或三维结构图像。它将新发展的光学技术与超灵敏探测合为一体，加上现代计算机图像处理，是一种新的高分辨率断面成像模式，与血管内超声对比，图像更为清晰，目前已经进入临床应用阶段。

临床上目前仍以冠状动脉造影（coronary angiography，CAG）作为诊断冠状动脉内血栓的主要手段。血栓的冠状动脉造影显示分两大类：一类是虽有血栓但血管还是通的，可在多个投射角度显示冠状动脉腔内有球形或不规则充盈缺损；另一类血栓很大，以致完全阻塞了血管，则可看见圆拱状造影剂边缘，并且有造影剂滞留（但经几个心周期后可消失）。冠状动脉造影检测冠状动脉内血栓的特异性高，达 100%，但敏感性低，资料报道最低仅为 19%，而且冠状动脉造影对夹层撕裂或斑块所致的充盈缺损，或图像模糊发白与血栓所致的充盈缺损很难做出肯定的区别。

二、冠状动脉内血栓性病变的支架置入

目前认为，冠状动脉内血栓不是冠状动脉内支架置入术的反指征，甚至有许多的多中心随机试验肯定了冠状动脉内支架置入术对 AMI 和 UAP 患者的有效性。但冠状动脉内支架置入术治疗冠状动脉内血栓性病变仍意味着较高的急性闭塞、远端栓塞和严重不良心脏事件的发生率，因此，在实际操作中须谨慎行事，严格选择病例。

（一）术前病变的判断及危险度评估

冠状动脉造影术前，根据体表心电图来判断梗死相关动脉（IRA）的部位，并进行相应的准备工作。例如，左主干或前降支近段病变者，术前要准备好主动脉内球囊反搏装置，以防术中发生急性泵功能衰竭；粗大的右冠状动脉近段病变，术中常有无复流现象、严重房室传导阻滞，应准备远端保护装置或血栓抽吸导管，以及临时起搏器，并根据患者的年龄、发病时间、心功能状态、有无合并性疾病进行综合危险度评估。

（二）围手术期用药

拟行紧急介入治疗的患者，术前即刻嚼服阿司匹林 300 mg 和氯吡格雷 300 mg，术中静脉注射肝素 8000 ~ 10 000 IU，术后口服阿司匹林 300 mg/d（4 周后改为 100 mg/d）和氯吡格雷 75 mg/d（裸支架 > 3 个月，药物洗脱支架 9 ~ 12 个月），必要时静脉应用血小板膜糖蛋白（GP）Ⅱ b/ Ⅲ a 受体阻滞剂，术后皮下注射低分子肝素 1 周，同时根据患者情况，给予血管紧张素转换酶抑制剂、β 受体阻滞剂、硝酸酯类和他汀类降脂药等治疗。

（三）冠状动脉造影

采用股动脉或桡动脉入路，按常规技术完成冠状动脉造影，先行非 IRA 造影，用尽量少的体位，造影剂尽量少用，应采用弹丸式（bolus）注射造影剂，而不是持续、均匀、缓慢注射。

造影后应认真阅读冠状动脉造影片，首先应判定罪犯血管或罪犯病变，充分了解病变的部位、病变特征、狭窄程度、血管直径、TIMI 血流、侧支循环、循环优势、血栓负荷的轻重等，对多支病变者要正确判定罪犯血管，选择能充分显示完全闭塞病变特征及能指导操作的投照体位，制订手术方案。

血流动力学障碍或心源性休克时冠状动脉造影和介入治疗应在 IABP 保护下进行。

（四）冠状动脉内血栓性病变的处理策略

当冠状动脉造影血流已达 TIMI 3 级，但有大量血栓负荷时，首选保守治疗，无论 IRA 残余狭窄程度如何，原则上不主张即刻 PCI，除非患者仍有胸痛、血流动力学不稳定或处于心源性休克前状态。应加强抗凝、抗血小板治疗（阿司匹林、氯吡格雷、肝素、GP Ⅱ b/ Ⅲ a 受体阻滞剂）后行择期 PCI。

也有学者认为，如果显示 IRA 累及重要供血部位（如左主干、前降支口部、巨大右冠状动脉近端），尤其是这些部位的血管残余狭窄 > 85%，病变局部发生再梗死的风险高时，即使血流达到 3 级也可考虑行 PCI，以避免发生再梗死导致急性左心衰竭、心源性休克、严重心律失常、猝死等恶性心脏事件，但目前缺乏有力的循证医学证据。

TIMI 2 级以下血流再次血栓形成阻塞血管的概率大，而且梗死后心绞痛的发生率极高，因此需即刻行 PCI。

必须强调只对 IRA 进行 PCI，禁忌同时对非 IRA 进行干预。

（五）冠状动脉内血栓性病变的器械选择

1. 指引导管

同常规 PCI，无特殊，可根据冠状动脉开口的解剖特点，选择同轴性、支持力较好的指引导管。

2. 导引钢丝

对于血栓病变，多数学者建议选用如 BMW、Stablizer Supersoft 等通用型导丝，导丝通过病变时动作宜轻柔。这类导丝的尖端比较柔软，选用原因：一是引起急性闭塞的血栓较软，容易通过；二是避免导丝误入不稳定的粥样斑块内造成斑块破裂、血管闭塞导致导丝无法通过，或进入内膜下形成假腔。应避免使用 PT 系列导丝、Whisper、Cross-NT 等超滑导丝，因使用超滑导丝容易误入不稳定的粥样斑块内造成夹层的形成，导致手术失败。

完全闭塞病变可先尝试软导丝，如软导丝不能通过，再换用中等硬度或更硬的导丝。导丝通过闭塞处时，需从不同角度观察以确保导丝位于血管真腔内。

对于完全闭塞性病变，有学者认为使用软导丝通过病变较费时，也常直接选用中等硬度导丝，常用 PT Graphix Intermediate 导丝，感觉比较容易通过闭塞段，可减少手术时间及 X 线曝光时间，也未明显增加夹层发生。

3. 球囊导管

血栓性病变通常较软，常规球囊均较易通过。

非闭塞病变如果血栓负荷不重，狭窄较轻者，尽量不用球囊预扩张，可直接进行支架置入。有资料显示，对于冠状动脉简单病变，直接支架置入能明显缩短手术时间、X 线曝光时间和减少造影剂用量，而成功率并不降低。直接支架术以支架直接覆盖病变，减少球囊扩张次数，减少扩张局部血管内膜的损伤，减少病变处急性血栓形成的机会，防止不稳定斑块处的血栓和脂质斑块对心肌微血管的栓塞，可以减少无复流和慢血流（slow–flow）的发生。

当狭窄较重必须球囊扩张时，球囊宜低压力扩张，球囊的长度也十分重要。由于病变的两端往往有血栓存在，足够长度的球囊不仅可以充分扩张病变，而且可以对病变两端的血栓予以充分挤压，预防末端闭塞。

对于分叉病变，特别是左前降支或左回旋支开口部的血栓性病变，须特别谨慎，球囊扩张后应先将球囊送至病变以远，造影观察效果，以免回撤球囊时将血栓带入另一支血管，引起严重心肌缺血和泵功能异常。

4. 远端保护 / 血栓抽吸装置

对于 ACS 常常伴发的急性血栓，急诊介入（包括 PTCA 和支架置入）可以迅速开通 IRA，但不能阻止新鲜血栓随血流行走，造成远端血管或微血管栓塞，这是形成无复流现象的重要机制。为了有效地解决这一难题，远端保护 / 血栓抽吸装置逐步应用于临床，其目的是在介入治疗过程中捕捉动脉粥样硬化斑块和血栓碎屑，防止血管远端栓塞，减少慢血流或无复流现象的发生，增加血栓性病变 PCI 的安全性，改善即刻和远期疗效。

远端保护装置是在目标血管远端放置一个球囊或伞状物，以防止介入操作过程中小的血栓或斑块脱落至血管远端导致栓塞，血栓抽吸术是在 PTCA 的基础上，利用负压抽吸原理使血栓通过抽吸导管抽吸到血管外。

目前远端保护 / 血栓抽吸装置可以分为四大类：①以 Guardwire Plus 为代表的远端球囊阻塞 / 血栓抽吸装置；②以 Diver CE 为代表的单纯血栓抽吸导管；③以 X–Sizer 为代表的机械血栓抽吸装置；④以 Filterwire EX 为代表的远端滤过血栓抽吸装置。各种装置原理不同，主要应用于 PCI 中发现冠状动脉大量血栓病变的情况，以减少术中血栓负荷，减少无复流现象的发生，目前临床上常用前两种。

由于左前降支的解剖特点，Guardwire Plus 装置并不适合应用于左前降支病变，该装置的阻塞球囊需要阻塞远端血管，可能延长心肌缺血的时间，并且该装置操作相对复杂；单纯血栓抽吸导管（Diver CE）装置简单，可以不阻断远端血管血流，可有效改善心肌血流，操作方便，容易掌握，推广较易。

对富含血栓的冠状动脉行介入操作必然会增加远端栓塞的可能性，因此，从广义上讲，所有冠状动脉血栓性病变均应使用远端保护 / 血栓抽吸装置。有经验表明，在部分冠状动脉血栓患者 PCI 时，可用单纯抽吸代替球囊预扩张，血栓移除后直接支架置入，减轻冠状动脉血栓负荷，预防慢血流或无复流，临床即刻效果好，可能是一种较好的选择。

5. 支架的选择

支架置入术曾经被认为是治疗 AMI 的禁忌证，随着支架术抗凝方案的改进，支架引起的急性或亚急性血栓已经明显减少，与单纯球囊扩张相比，更容易出现 TIMI 3 级血流，死亡率、再梗死率及再次血运重建率低。但冠状动脉内支架置入术治疗冠状动脉内血栓性病变仍意味着较高的急性闭塞、远端栓塞和严重不良心脏事件的发生率。支架置入应注意以下几点。

（1）IRA 存在大量血栓，经血栓抽吸或溶栓、抗栓、抗凝后血流改善，若没有明显狭窄则不置入支架。

（2）尽量直接置入支架，可以减少无复流和慢血流的发生。

（3）对狭窄或钙化严重的病变建议先球囊扩张，以利于支架通过，支架置入的直径与参考血管直径比为 1 ∶ 1，支架应尽量完全覆盖病变及残存血栓，释放压力不要过大。有研究报道，置入支架时球囊高压扩张，与无复流、慢血流明显相关，高压扩张患者发生无复流、慢血流的危险性显著增高。

（4）在富含血栓的病变置入药物洗脱支架（drug eluting stent，DES）是否会增加支架内血栓事件，这一问题目前仍有争议。早期国内外研究表明，与应用金属裸支架相比，DES 近期疗效、安全性等同于裸支架，但远期再狭窄率低，对 ACS 患者预后有益，可进一步降低再狭窄及再次血运重建的发生率，而不增加急性和晚期血栓形成并发症。但最近关于 DES 导致晚期血栓的报道逐渐增多，因此，建议在具有再狭窄高危因素的患者中使用 DES。

三、支架内血栓

（一）支架内血栓的定义

支架内血栓指成功置入支架（靶血管支架术后 TIMI 3 级且残余狭窄 < 25%）后支架内急性、亚急性、慢性血栓形成，造影显示支架内有造影剂包绕的椭圆形、长条形或

不规则的低密度影像，造影剂消散后，血栓处及其近端仍有少量造影剂滞留。根据支架内血栓形成时间的不同，支架内血栓可以分为急性、亚急性、晚期和迟发晚期血栓。

1. 急性支架内血栓

成功置入支架后 24 小时内发生的血栓称为急性支架内血栓。

2. 亚急性支架内血栓

成功置入支架后 24 小时到 30 天内发生的血栓称为亚急性支架内血栓。

急性和亚急性支架内血栓统称为早期支架内血栓。

3. 晚期支架内血栓

成功置入支架后 30 天至 1 年内发生的血栓称为晚期支架内血栓。

4. 迟发晚期血栓

迟发晚期血栓指支架术后 1 年以后发生的支架内血栓。

除冠状动脉造影指标外，一些临床相关事件如心肌梗死和死亡也用于判定是否发生支架内血栓。

（二）支架内血栓的发生原因

支架内血栓的形成机制目前尚未完全明了，可能与以下方面有关。

1. 支架的致血栓源性

支架的材料、结构设计及表面覆盖物均可导致血栓形成。随着药物洗脱支架的大量应用，DES 引起的血栓事件，尤其是晚期支架内血栓已引起广泛关注。

2. 患者和病变因素

ACS、合并糖尿病、射血分数低，以及靶血管管径细小、多支病变、长病变、分叉病变、血栓性病变、不稳定斑块易致血栓形成。

3. 支架置入的技术因素

支架近远端的夹层、支架扩张不良、残存狭窄、多个支架置入、病变覆盖不完全等。

4. 药物因素

过早停用抗血小板药物，如阿司匹林和（或）氯吡格雷。

（三）支架内血栓的临床表现

支架内血栓临床可表现为心肌梗死或死亡，也可表现为心律失常或心绞痛发作，与血栓形成的急缓、栓塞血管所支配的心肌范围及患者的基础状态有关。

（四）支架内血栓的处理

（1）尽快行冠状动脉造影，明确诊断后进行 PCI，选择软导丝（导丝头端塑形为大 J 形，以避免导丝从支架与血管壁之间穿行）通过血栓病变，再次 PTCA，扩张至残余狭窄 < 20%，且无充盈缺损，争取恢复血流。如有较大血栓，可应用血管远端保护 / 血栓抽吸装置，避免无复流现象的发生。

（2）如果造影确定血栓可能与支架近端或远端内膜夹层、支架未完全覆盖病变有关，可再次置入支架。

（3）静脉应用 GP Ⅱ b/ Ⅲ a 受体阻滞剂。

（4）如果不具备急诊 PCI 条件，可溶栓治疗，争取开通靶血管的时间，挽救心肌。

四、血栓性病变处理的辅助技术

（一）主动脉内球囊反搏的使用

IABP 是一种通过机械辅助对心脏进行救治的方法，其工作原理是通过主动脉内球囊与心动周期同步地充放气，提高心肌氧供，减少心肌氧耗。舒张期球囊充气，增加冠状动脉灌注，进而增加氧的释放；收缩期球囊放气，减少心脏的后负荷，使心脏做功减少，从而减少心肌对氧的需求。

对 ACS 合并心功能不全、心源性休克或机械性并发症（如乳头肌断裂、室间隔穿孔）的患者，IABP 作为辅助和过渡治疗与冠状动脉血运重建相结合，可明显提高血运重建的成功率，改善预后。

应当在高危患者 PCI 前，有预见性地做好插入 IABP 的准备，一旦发生并发症导致血流动力学障碍可以马上进行，可能性不大的患者可在床边准备好，贴好反搏心电图电极。

（二）临时心脏起搏

临时心脏起搏可采用不同的电刺激途径，包括经静脉起搏、经皮起搏、经食管起搏、心外膜起搏等。经静脉临时心脏起搏是导管室常用方法，操作方便，效果可靠。

右冠状动脉或左优势的回旋支冠状动脉血栓性病变，特别是闭塞性血栓病变介入治疗过程中，常常发生严重的缓慢性心律失常，因此在右冠状动脉或左优势的回旋支血栓性病变应常规放置临时起搏电极于右心房或三尖瓣口（IRA 开通之前临时起搏电极导管送入右心室，有刺激右心室诱发室性颤动的可能），以备需要时紧急插入。

五、冠状动脉内血栓的药物治疗

冠状动脉内血栓病变介入处理前后应给予充分的抗栓治疗，抗栓治疗包括抗凝血酶治疗和抗血小板治疗。抗凝治疗包括肝素、低分子肝素和直接凝血酶抑制剂，抗血小板药物包括阿司匹林、噻吩吡啶类和 GP Ⅱ b/ Ⅲ a 受体阻滞剂。

（一）抗血栓形成治疗

血小板是动脉血栓形成的主要环节，阿司匹林和 ADP 受体抑制剂（噻氯匹定、氯吡格雷等）目前已被广泛用于 ACS 的治疗。已有报道对冠状动脉造影发现有血栓性病变的患者，在接受氯吡格雷、阿司匹林和低分子肝素治疗后行择期介入治疗，结果发现有部分患者血栓消失，且冠状动脉病变轻微，避免了不必要的支架置入。近年来，GP Ⅱ b/ Ⅲ a 受体阻滞剂的临床应用，更降低了血栓性病变介入治疗的急性闭塞、心肌梗死和紧急血运重建术的发生率，故当冠状动脉造影发现梗死相关血管内血栓较大时，在 PCI 前应常规静脉使用 GP Ⅱ b/ Ⅲ a 受体阻滞剂，并建议 PCI 后继续使用 12 ~ 24 小时。另外，冠状动脉内 GP Ⅱ b/ Ⅲ a 受体阻滞剂的应用也备受关注，其效果有待于进一步临床观察。

（二）冠状动脉内溶栓

过去有研究表明，冠状动脉内溶栓对血栓有一定的疗效，国内多数报道用尿激酶，但剂量和方法报道不一，用量大多低于静脉溶栓剂量的一半。

随着介入器械及药物的发展，远端保护 / 血栓抽吸装置及 GP Ⅱ b/ Ⅲ a 受体阻滞剂已经成为冠状动脉内血栓处理的主要手段。

六、并发症及其处理

（一）无复流现象

冠状动脉介入治疗后，靶病变部位无急性闭塞、血栓、夹层、痉挛及重度残余狭窄，X 线表现为冠状动脉前向血流急剧减少（TIMI 0 ~ 1 级）为无复流现象，若血流 TIMI 2 级则为慢血流现象。发生无复流现象的患者远期预后差，死亡率、心功能不全发生率、心肌梗死并发症发生率和再住院率均明显增加。

有经验表明，大量冠状动脉血栓的再灌注成功率低，极易引起无复流现象，其原因可能与 PTCA 引起的末梢栓塞和侧支闭塞引起的血流停滞有关。

无复流现象的临床表现多种多样，常取决于再灌注的时间、受累心肌范围、基础心脏功能，以及是否伴有其他冠状动脉病变，极少数可以无临床症状或心电图改变，大多数患者出现胸痛、ST 段抬高、心脏传导阻滞、低血压、心源性休克、心室颤动甚至导致“心血管崩溃”死亡。

无复流现象的发生机制不完全清楚，目前认为是多因素综合作用的结果，推测与心肌微血管痉挛、微血栓或碎片栓塞、氧自由基介导的血管内皮损伤、毛细血管被红细胞和中性粒细胞堵塞，导致微循环功能障碍，以及心肌细胞间质水肿有关，尚无单一有效的治疗方法。目前临床应用较多的是一些作为血管再通治疗的辅助药物，包括腺苷、维拉帕米、硝酸酯类、硝普钠、GP Ⅱ b/ Ⅲ a 受体阻滞剂等，以及血管远端保护 / 血栓抽吸装置，它们具有较好的预防、减轻无复流现象的作用，但是还没有随机、双盲的临床试验来评价。

（二）再灌注性心律失常

心肌缺血再灌注后的一个严重后果是再灌注性心律失常（reperfusion arrhythmia，RA），包括室性期前收缩、室性心动过速、心室颤动、室性自主心律、阵发性心房颤动、窦性心动过缓或传导阻滞等，有时伴有血压下降，多见于右冠状动脉和回旋支闭塞者，在 IRA 血流通畅的前提下，经药物、临时起搏或电复律多能治愈。

七、冠状动脉内血栓性病变的其他介入治疗

（一）冠状动脉内定向斑块旋切术

冠状动脉内定向斑块旋切术（directional coronary atherectomy，DCA）是利用圆形旋切刀定向直接切除病变血管的内壁组织，并通过 Simpson 导管的侧孔将切下的硬化斑块碎片带出体外的一种方法。含有大量血栓组织的病变（如血栓长度超过或相当于血管直径）时，因有急性闭塞的危险，不适合做 DCA；存在少量血栓时，成功率较高。但最新研究表明，DCA 可增加冠状动脉血栓性病变患者缺血性并发症及紧急冠状动脉旁路术的发生率，因而，目前不主张对冠状动脉血栓性病变行 DCA。

（二）斑块旋磨术

斑块旋磨术（rotational atherectomy）可增加远端栓塞及无复流的危险性，所以冠状动脉内血栓性病变是斑块旋磨术的反指征。

（三）激光血管成形术

激光通过热降解或光化学效应气化斑块，使狭窄管腔扩大，对冠状动脉血栓性病变的成功率较低，价格昂贵，且大多数患者（70%）需辅以球囊扩张方能获得满意效果，近年来应用日趋减少。

（四）冠状动脉内超声血管成形术

冠状动脉内超声血管成形术（intracoronary ultrasound angioplasty，IUA）是通过机械破碎、空穴作用等原理使局部新、旧血栓消除而达到治疗的目的。通过机械破碎作用可使血栓变为 $< 7\ \mu m$ 的微粒，通过毛细血管网进行代谢，而不发生远端血管栓塞。

（严泽羽）

病例　ECMO 支持下急性非 ST 段抬高心肌梗死紧急救治

一、基本信息

患者，男，33 岁，于 2024-11-07 入院。

主诉：胸闷伴头晕、视物模糊半小时。

现病史：患者于 2024-11-07 03：10 睡眠过程中突发胸闷，位于心前区、胸骨后，约巴掌大小，呈憋闷、紧缩感，程度尚可耐受，未向其他部位放射，持续不能缓解，伴头晕、视物模糊、出冷汗、天旋地转，无胸痛、心悸、气促、咯血、晕厥，无发热、恶心、呕吐，无腹痛、腹胀，无耳鸣、听力下降及大小便失禁，遂来我院。自发病以来，患者饮食、睡眠、精神一般，大小便正常，体重无明显变化。

既往史：否认高血压、糖尿病、冠心病等慢性病病史；否认乙肝、结核病等传染病病史，无外伤、手术、输血史。

个人史：有吸烟史 10 余年，1 包 / 日，熬夜，从事猪肉配送工作。

二、检查

1. 体格检查

T 36.6 ℃，P 107 次 / 分，R 16 次 / 分，右侧 BP 138/96 mmHg，左侧 BP 130/91 mmHg；言语流利，查体合作，格拉斯哥昏迷量表（GCS）评分 15 分，皮肤、黏膜未见皮疹

及出血点，浅表淋巴结未触及；头部未见外伤，无皮疹；瞳孔等大等圆，对光反射正常，未见眼颤；口角无歪斜，伸舌不歪，颈软，脑膜刺激征（-）；腹平软，无压痛、反跳痛；肝区无叩痛，Murphy 征（-），双肾区无叩痛，未触及脾脏，肠鸣音正常；双侧肢体肌力 5 级；生理反射存在，病理反射未引出。

2. 专科检查

双肺呼吸音清，未闻及明显干、湿啰音；心前区无隆起；心尖搏动位于左锁骨中线内第 5 肋间 1 cm，心尖搏动无弥散，无震颤，无心包摩擦感；叩心界不大；心率 97次 / 分，律齐，心音有力，A2 > P2，各瓣膜区未闻及病理性杂音，无心包摩擦音及心包叩击音；周围血管征阴性；双下肢无水肿。

3. 辅助检查

2024-11-07 心电图：窦性心动过速，V_1 ~ V_3 R 波递增不良，V_3 QRS 波破碎，Ⅲ、aVR ST 段抬高，Ⅰ、Ⅱ、aVL、aVF、V_4 ~ V_6 ST-T 改变（Aslanger 征）。2024-11-07 CK-MB 10.89 U/L ↑，超敏肌钙蛋白 I 5.201 ng/mL ↑。血常规、感染四项、电解质、肝肾功能未见异常。2024-11-07 头部 CT：双侧侧脑室周围、右顶叶结节状钙化灶，可疑结节性硬化，建议 MRI 进一步检查。

三、诊断

初步诊断：急性冠脉综合征（Aslanger 征）。

鉴别诊断：急性脑血管意外，主动脉夹层。

最终诊断：冠状动脉粥样硬化性心脏病，急性非 ST 段抬高心肌梗死，Killip Ⅰ级。

四、诊疗经过

患者急性冠脉综合征诊断明确，初步急性冠脉综合征风险评估（GRACE）评分为高危，出血风险评估（CRUSADE）评分为低危，予阿司匹林 300 mg、替格瑞洛 180 mg、瑞舒伐他汀钙片 20 mg（“心肌梗死一包药”）嚼服及抗心肌缺血治疗后，患者仍诉胸闷、头晕、视物模糊，再次进行 GRACE 评分为极高危。根据我国 2024 NSTEMI-ACS 和 2023 ESC 急性冠脉综合征指南，行急诊冠脉造影。冠脉造影结果显示：左右冠脉开口未见明显异常，冠脉分布呈均衡型，LM 远端可见 80% ~ 90%局限性狭窄，与 LAD、LCX 形成分叉病变（Medina 分型 1.1.0），LAD 可见散在斑块，近段可见 80% ~ 90%局限性狭窄，余未见明显狭窄，前向血流 TIMI 3 级；LCX 可见散在斑块，中段后 80% ~ 99%狭窄，前向血流 TIMI 0 ~ 1 级；RCA 可见散在斑块，近段可见25%局限性狭窄，第二转折后完全闭塞，前向血流TIMI 0级，右心室支向RCA中远段形成侧支循环。术中诊断：冠状动脉粥样硬化性心脏病，急性非ST段抬高心肌梗死，LM+前三叉病变+三支血管病变（LAD、RCA、CTO、LCX次全闭塞）。考虑患者病变复杂，介入手术风险极大，术中出现恶性心律失常、循环崩溃、心搏骤停及死亡可能性极大，与患者家属沟通后建议首选CABG，次选体外膜肺氧合（ECMO）支持下介入治疗。患者家属表示知情理解并同意，要求在ECMO支持下处理LM、LAD、LCX病变。请麻醉科、ICU会诊后，麻醉科行静吸复合麻醉，ICU同步行左侧股动脉-右侧股静脉ECMO置入，置入成功后在ECMO下行LM、LAD、LCX介入治疗。

根据患者体重经鞘管追加肝素5000 U，送6 F EBU3.25指引管到位左冠脉开口，送Runthrough Ns Floppy导丝顺利通过闭塞病变到达LAD远端，送Sion导丝至LCX中段，沿Runthrough Ns Floppy导丝及Sion导丝分别送波科Emerge 2.0 mm×20 mm、波科Emerge 2.0 mm×15 mm至LM-LAD、LM-LCX，分别以8 ~ 10 atm预扩张后以10 atm行球囊Kissing。复查造影LM残余狭窄较前减轻，LAD、LCX开口未见明显受累，退出球囊，沿指引导管在APT微导管支撑下送XT-R导丝至LCX中段受阻，改XT-R为GAIA First导丝在微导管支撑下反复调整，成功通过LCX病变至远端，经导丝多分支血管走行及微导管造影证实导丝位于远端血管真腔，前送微导管不能通过闭塞段，沿导丝送Omnipass 1.0 mm×10 mm球囊成功通过闭塞段至LCX远端，由远及近以14 ~ 18 atm行病变预扩张，再沿导丝送波科Emerge 2.0 mm×15 mm至LCX病变处，以10 ~ 14 atm行病变预处理，使用微导管交换GAIA First导丝为Sion导丝。复查造影显示LCX前向血流恢复TIMI 3级，保留波科Emerge 2.0 mm×15 mm在LCX近中段，沿Runthrough Ns Floppy导丝送美敦力Resolute 3.0 mm×18 mm药物洗脱支架受阻，退出支架见支架变形毁损，多次调整后送美敦力Resolute 3.5 mm×15 mm药物洗脱支架至LAD中段，回撤回旋支球囊行被动球囊拘禁技术，回撤LAD支架，支架远端精确定位LAD近段，支架近段Crossover至LM开口后以8 atm释放，退出支架球囊，再沿指引导管送Sion blue导丝Rewire支架网眼至LCX远端，退出拘禁球囊及导丝，沿Runthrough Ns Floppy导丝送NC Sprinter 3.5 mm×12 mm球囊至LM-LAD支架内，由远及近以10 ~ 18 atm行支架后扩张，近段POT及LM开口支架呈喇叭口，前送波科Emerge 2.0 mm×15 mm球囊Rewire至LCX开口后以10 atm扩张支架网眼，同时前送NC Sprinter 3.5 mm×12 mm球囊至LM-LAD与LCX球囊行2次Kissing（先以Emerge 2.0 mm×15 mm球囊10 atm，后以NC Sprinter 3.5 mm×12 mm球囊8 atm，并同时释放）。多体位复查造影显示支架贴壁良好，未见明显狭窄，LAD前向血流TIMI 3级，LCX中远段重度残余狭窄，前向血流TIMI 3

级；再次前送波科 Emerge 2.0 mm × 15 mm 至 LCX 病变处，由远及近以 12 ~ 16 atm 行病变预处理，多体位复查造影显示 LCX 残余狭窄明显减轻，前向血流 TIMI 3 级。

患者经成功开通 LCX 次全闭塞病变及 LM-LAD Crossover 支架后转送至 CCU，入 CCU 后行床旁心脏彩超显示：左心室增大（LV 舒张末 55 mm）；左心室收缩功能减低（LVEF 25%，FS 12%），左心室运动幅度普遍性减低；彩色多普勒血流：二尖瓣反流（少量）、主动脉瓣反流（少量）、三尖瓣反流（少量）。2024-11-07 复查相关指标：CK-MB 5.81 U/L ↑，肌钙蛋白 I 11.6 ng/mL ↑↑，NT-proBNP 1390 pg/mL ↑，超敏 CRP 8.95 mg/L ↑，白细胞计数 10.07×10^9/L ↑，中性粒细胞绝对值 7.84×10^9/L ↑，血红蛋白 115 g/L ↓，丙氨酸氨基转移酶 150.00 U/L ↑，天门冬氨酸氨基转移酶 97.00 U/L ↑，总蛋白 49.00 g/L ↓，白蛋白 22.92 g/L ↓，球蛋白 26.08 g/L，肌酐 76.10 μmol/L，尿素 4.08 mmol/L。在 ECMO 支持下予阿司匹林 100 mg qd、替格瑞洛 90 mg bid 双抗血小板，阿托伐他汀钙 20 mg、依折麦布 10 mg 调脂、稳定斑块及抗凝、抗心力衰竭、连续性肾脏替代治疗（CRRT）、抗感染、营养支持等治疗，同时根据心功能状态逐渐下调 ECMO 流量。

2024-11-07 胸部正位片：心影增大，双肺透亮度减低，请结合临床（图 8-1）。2024-11-12 查床旁心脏彩超：左心室壁运动幅度普遍性减低，左心室射血分数减低（LV 舒张末 53 mm，EF 43%），二尖瓣少量反流，三尖瓣少量反流。

经评估主动脉（VTI 14.6 cm）、心脏功能及全身容量状态后于 2024-11-12 撤出 ECMO，逐步撤除气管插管后转入普通病房。治疗上予阿司匹林、替格瑞洛双抗血小板，阿托伐他汀钙、依折麦布调脂、稳定斑块等冠心病二级预防及抗心力衰竭、抗感染、护肝、康复训练等治疗。

2024-11-20 14：52 胸部 CT 平扫：左冠状动脉支架置入术后改变，心脏较前减小，冠状动脉硬化。双肺渗出较前明显减少，双侧胸腔少量积液较前基本吸收，心包少量积液较前稍增多。附见：脂肪肝（图 8-2）。2024-11-20 复查 N- 末端脑钠肽前体：405.41 pg/mL ↑，超敏肌钙蛋白 I：< 0.01 ng/mL；血常规、电解质、肝肾功能未见异常。

2024-11-22 15：01 心脏彩超：左心室运动幅度普遍性略减低，心包积液（微量），左心室射血分数略低（LV 舒张末 53 mm，EF 50%，FS 26%），彩色多普勒血流示二尖瓣反流（少量）、主动脉瓣反流（少量）、三尖瓣反流（少量）（图 8-3）。

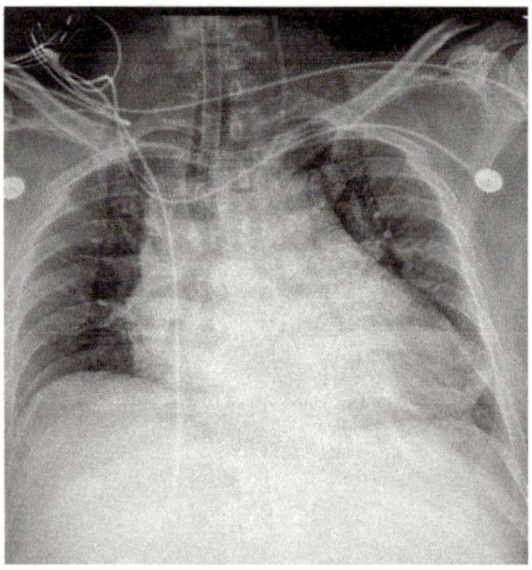

图 8-1　胸部正位片

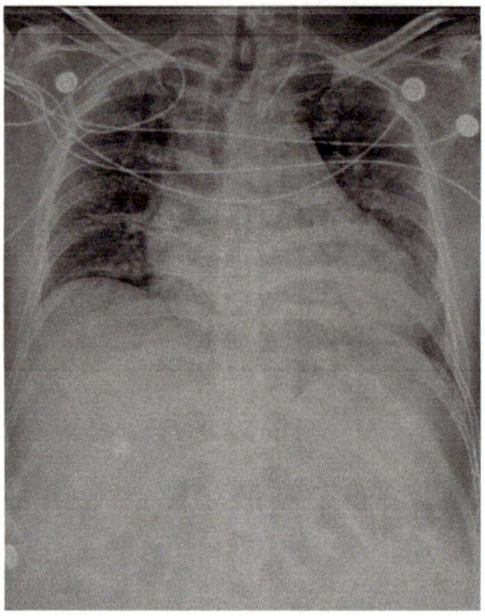

图 8-2　胸部 CT 平扫

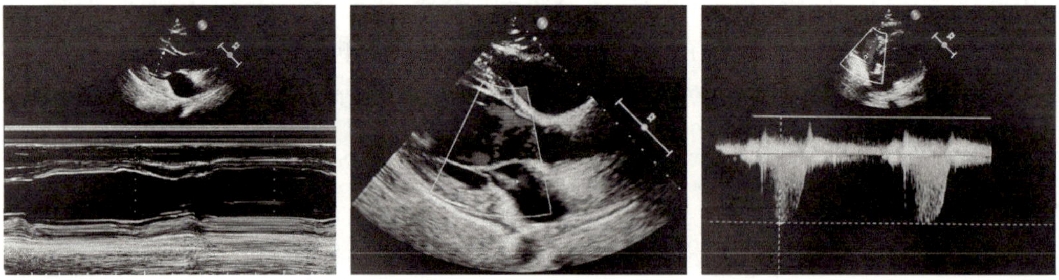

图 8-3　心脏彩超

五、出院情况

无胸闷、胸痛，无气促、心悸，无恶心、呕吐，无发热、咳嗽、咳痰等症状。查体：P 64 次 / 分，BP 117/68 mmHg。神清，双肺呼吸音清，无干、湿啰音，心律齐，各瓣膜区未闻及明显杂音，腹部平软，无压痛、反跳痛，肠鸣音正常，双下肢无水肿。

六、讨论

该病例为一名急性非 ST 段抬高心肌梗死的年轻男性患者，动脉粥样硬化危险因素较少，发作以胸闷伴头晕、视物模糊为主要表现，该症状与主动脉夹层累及颅内供血血管后的临床表现极为相似，可通过 D- 二聚体作为鉴别依据，同时也要注意到该例患者心电图提示典型 Aslanger 征，存在此类心电图特征多提示严重三支血管病变，术前需做好紧急预案及充分医患沟通，避免术中病情变化时慌乱及造成次生危险。此外，对于此类冠脉血管病变，ECMO 支持下可争取更多手术时间及避免术中因循环崩溃及恶性心律失常影响手术操作及贻误抢救时机。

（严泽羽）

第九章 心内科疾病介入治疗麻醉

第一节 介入治疗麻醉的特点

一、概述

由于介入治疗所需的特殊设备和专门的操作环境，其中有些检查操作有痛苦和危险性，要求检查期间严格监护患者和解决各种意外问题。麻醉医师到远离手术室的介入治疗场所进行麻醉的机会日益增加，在这些其平时不熟悉的场所，不同的环境中能为麻醉医师提供的条件经常发生变化。而环境所带来的限制、医护人员缺乏长期合作和经常缺少全套的监护手段和仪器，都使麻醉管理工作变得较为困难。无论在手术室内或手术室外，麻醉的基本原则都是一样的。在介入治疗这种特殊情况下，麻醉仍是确保患者生命安全、舒适、便于进行各种操作的保障。美国麻醉医师学会有关手术室外麻醉指南推荐的内容包括：①供氧源；②吸引器；③废气排除系统；④必要的装备、药物和监护仪器；⑤电源接头；⑥空间要求；⑦照明；⑧急救设备；⑨通信设备；⑩专用安全代码。

二、介入治疗的工作环境

造成介入治疗麻醉困难的因素很多，大多数医院中最常遇见的问题是相同的，主要有以下几方面。

1. 工作环境

介入治疗场所在设计时没有考虑到麻醉的需要，空间有限，使麻醉医师难以靠近患者，造成安全隐患。放射源、摄影机、血管造影仪器、C 臂透视仪、扫描仪及激光设备等均可妨碍麻醉医师接近患者。麻醉医师在麻醉期间要尽可能接近患者，常需要麻醉前做好相应的准备。

2. 监护设备

介入治疗场所的麻醉监护设备准备不充分，而且所用设备常常是医院中较陈旧的。血管造影、CT、MRI 检查和放疗操作期间，麻醉医师甚至不能与患者同处一室，需要通过观察窗或闭路电视观察患者和麻醉监护设备，在暗室内操作期间缺乏足够的灯光观察患者皮肤颜色、呼吸运动、麻醉机和监护仪、钢瓶内气体等情况，这些都使得麻醉医师在临床观察中受到很大限制。

3. 术前准备

患者的术前准备不充分。行介入治疗的患者住院的病区，其医护人员通常并不熟悉常规的术前准备，有些患者可能没有术前禁食或者没有术前用药。

4. 工作配合

介入治疗场所常远离手术室，麻醉医师与放射科医师及介入治疗医师在一起工作、相互配合的机会少，万一发生紧急情况或麻醉仪器故障时不能得到适当的帮助。

5. 急救设备

介入治疗场所应用的麻醉辅助设备不理想，各种急救设备、药品，以及监护仪不如手术室齐备，需采取针对性预防措施，如常缺乏中心氧气、氧化亚氮、吸引器及废气排放系统。麻醉医师必须检查麻醉机、氧气瓶、喉镜及电源等的情况，必须熟悉复苏室内的吸引器及氧气供应情况。

另外，放射学操作时放射线照射增加，若要留在患者身边观察时应穿射线防护衣；监护仪需评价用电安全和导线隔离情况，注意检查电源输出和接地情况，由于缺乏独立的电源，需要进行适当的接地处理，要求通过三线电线、三脚电源插头进行接地是基本的要求；高压电装置较多，禁用易燃、易爆的麻醉药，众多的电器设备常常给患者带来更多的风险，同时对监护仪的运行造成更多的干扰。

三、介入治疗的不良反应及并发症

血管造影及其他放射学检查常使用造影剂做增强扫描。造影剂是由含碘的阴离子结合各种不同的阳离子而成的盐类物质，造影剂的作用是提高组织的对比度。碘由于其高密度、低毒性，是大多数造影剂的基本成分。99%的碘迅速与组织中的阳离子结合，经肾小球滤过而无重吸收。多数造影剂是高张性的，渗透压超过 2000 mOsm/L。较新的低渗性非离子造影剂，渗透压为 600 ~ 700 mOsm/L，其血管内注射的严重并发症发生率约 1/10 万。

1. 介入治疗的不良反应

除造影剂种类外，注射速度、剂量及造影部位等因素均可影响毒性过敏反应的发生，冠脉造影和脑血管造影时全身反应的发生率高，有特异性反应史或对贝类和其他海产品有过敏反应的患者可能更容易发生造影剂反应。

造影剂不良反应的程度有轻、中、重度之分。轻度反应表现为恶心、呕吐，清醒患者还可以伴有焦虑等，但有超过 1/5 的轻度造影剂反应是危重反应的前驱症状，常见的中、重度反应包括低血压、荨麻疹、支气管痉挛。高张性造影剂还可影响血管容量和渗透压，引起血流动力学变化，注入高张性造影剂后首先出现短暂的高血压，继而血管容量、CVP 和心排血量增加，血管阻力指数（SVR）降低，血浆渗透压增加，血红蛋白和血细胞比容降低。在造影检查时常引起渗透性利尿，低血容量和氮质血症的患者应适当补液，肾功能障碍患者应特别注意，留置气囊导尿管并观察 1 小时以上。注入造影剂引起的渗透压和血管容量改变，至少需要 10 分钟才能恢复正常。因此建议在注射造影剂后对患者进行密切观察 20 分钟。

造影剂可致心律失常和心肌缺血，降低钙离子水平，产生负性肌力作用并影响心脏传导功能，此种表现在有心脏病的患者中发生率较高。其他不良反应还包括红细胞的收缩和凝聚、与其他药物竞争蛋白结合位点、干扰补体和凝血系统，透过血脑屏障引起抽搐，引起肺水肿和心搏骤停，作用于下丘脑引起寒战、发热，以上均为造影剂的毒性反应。最严重的特异性反应包括低血压、心动过速或心律失常，可作为急性毒性反应的最早体征；过敏性休克和呼吸道水肿是严重表现，可在应用造影剂后即刻发生，也可在操作完成几小时后出现，随后迅速发展为气道梗阻和支气管痉挛，影响氧合和通气，甚至导致死亡。此外，有报道称还可能发生成人呼吸窘迫综合征。造影剂反应引起的低血压可致患者意识丧失，有癫痫病史的患者会发生惊厥，还可能出现腹泻和其他多种胃肠道反应。已经证实造影剂可引发肾衰竭，尤其是术前患有肾脏疾病的患者或有糖尿病、黄疸、伴有肾脏血流减少的心血管疾病和多发性骨髓瘤的患者，建议避免使用造影剂。服用二甲双胍的患者宜停药 48 小时后再行造影检查。

2. 介入治疗不良反应的防治

既往有过敏史和心血管疾病病史的患者，对造影剂反应程度较大，虽然过敏试验和预防性用药可在一定程度上预防严重的反应，但不能杜绝不良反应的发生。以前对造影剂没有反应，并不代表再次应用时一定不发生反应。因此，应配备良好的急救和复苏设备，在诊治造影剂反应时便于应用。

使用造影剂的患者有 5% ~ 8% 出现全身反应，但全身麻醉中造影剂反应极少报道，轻度反应的有效治疗方法是输液、观察及消除患者疑虑，低血压、支气管痉挛和过敏性休克需要更进一步监测和治疗，包括监测血压、脉搏、心电图，开放静脉，供氧，根据病情选用肾上腺素激动剂、阿托品、氨茶碱、抗组胺药和皮质醇。

有造影剂过敏史的患者如果使用相同的造影剂，则再次发生严重反应的可能性更高。在手术前夜和术日晨分别应用泼尼松龙 50 mg，术前即刻静脉注射苯海拉明 50 mg，都可能降低不良反应的发生率和严重程度。低渗造影剂适用于血红蛋白病、休克或心力衰竭所致的缺血性心脏病、肺动脉高压或对高渗造影剂过敏的患者。

3. 介入治疗的并发症

（1）可能造成被检查脏器的穿孔。

（2）心导管检查可致大血管损伤，致严重出血，也可引起气栓和严重心律失常。

（3）快速加压注入造影剂或腹腔注入 CO_2 可致一些并发症。

四、介入治疗麻醉处理原则

麻醉医师在麻醉前应解除患者的紧张恐惧心理，应对患者的并存疾病及病理生理改变有全面的了解。在麻醉方法和药物选择方面，既要结合患者机体的情况，又要适应检查的特殊环境。麻醉医师还应熟悉各种检查的主要操作步骤，以配合检查做好麻醉。

（一）麻醉指征

虽然大多数检查都属无痛操作，但可能让患者相当不舒适，多数成人不用镇静药均可耐受影像检查，而治疗性操作则需要适当的镇静，特别是在操作中需要患者能够被唤醒并对指令有反应的神经学操作，在血管内插入导管时可用短时间的镇静。对于幼儿常难以达到有效镇静，且镇静药的作用时间较难预料，不良反应发生的机会也相对多一些。全身麻醉不仅可以使患者舒适地耐受操作，而且可以保证足够的检查时间。全身麻醉多用于儿童以及成人幽闭恐惧症、智力低下、难以交流和合作、有不自主运动的患者，以防止干扰扫描，或因疼痛不能耐受长时间静卧的患者；病情危重或严重损伤难以维持气道通畅的患者需要严密监护；对造影剂有严重过敏反应的患者也需要麻醉医师参与处理。

（二）麻醉目的

（1）减轻患者的痛苦。

（2）减少生理干扰。

（3）保证患者的安全。

（4）提高检查治疗的准确性和成功率。

（三）麻醉前准备

麻醉前评估与一般手术患者相同，这些患者的评估和术前准备可与主管医师讨论，以合理安排麻醉前评估、麻醉同意书签字，制订麻醉计划和麻醉后恢复计划，防止不必要的延迟影响患者检查的安排，对可能发生的意外要有充分的准备。

麻醉前还必须对相应的检查操作过程和可能出现的问题有清楚的了解，包括患者体位、是否需用造影剂、麻醉机的位置如何摆放、操作期间麻醉医师可否留在操作间、诊断或治疗仪器对麻醉监护仪的影响等。要有适当的灯光便于观察患者、麻醉机和监护仪，间断开灯是不够的，万一发生气道梗阻、环路脱开、钢瓶内气体用完等情况时常难以及时发现。

监护仪已成为麻醉管理的必要部分，在介入治疗的麻醉过程中，麻醉医师经常要远离患者，此时监护仪就起到相当重要的作用，麻醉期间的监护信号的重要性明显增加，应在麻醉前确立一个可行的麻醉监测方案。介入治疗麻醉的监测项目和麻醉仪器应该与手术室相同。仪器设备需经常维护保养，确保能正常使用；必须有充分的术前或操作前准备，以确保仪器设备功能正常。仪器可以长期放置于介入治疗场所，也可以在需要时再准备，一般根据使用频率安排。由于使用频率不高，通常习惯于在介入治疗场所放置老型号的麻醉和监护仪器，在麻醉开始前必须熟悉这些麻醉设备，确认麻醉机工作状态正常，其中吸入氧浓度监测较为重要，因为介入治疗场所通常无中心供氧设施，氧气通常是临时接通的，发生误接或出现故障的机会更多，没有中心供气系统则应有备用氧气钢瓶。介入治疗场所远离中心手术室，在紧急情况下最能提供有效帮助的可能是仪器设备，所以应常规准备吸引器、简易复苏器、除颤器、急救药品等。治疗完毕复苏患者应与在手术室一样密切监护，必要时送麻醉后恢复室（PACU），转运前必须确保有充分有效的监护，以及氧气、能量供应、药物和复苏设备。

（四）麻醉选择

1. 清醒镇静

患者在局部麻醉下操作时常用镇静和镇痛药，以提高患者的舒适度、缓解焦虑，使检查能在患者安静合作的状态下完成。镇静可分为清醒镇静和深度镇静。清醒镇静是患者意识轻度抑制，对外界刺激能产生反应，维持气道通畅和保护性反射。深度镇静是可控的较深程度的患者神志抑制，患者可能失去气道保护性反射，有时难以维持气道通畅，且患者可能难以唤醒，也可能发生呼吸抑制或呼吸停止。深度镇静更类似于全身麻醉。专科医师可能在检查操作时给患者应用一定量的镇静药，使用镇静药需注意安全并监测镇静水平，深度镇静则需麻醉医师完成。手术室内麻醉的基本监测标准适用于所有介入治疗使用麻醉药或镇静药的患者。麻醉前应了解病史和体格检查情况，镇静或镇痛方法的选择根据患者需要、医疗条件、特殊操作及医师的经验而定，没有一种药物或剂量适用于所有患者，单纯镇静可能只适用于一部分患者，而其他的患者则需加用阿片类镇痛药。对成人进行镇静的一线药物是苯二氮䓬类药物，或辅以芬太尼。有些药物特别是苯二氮䓬类（如咪达唑仑），患者对其反应差异极大。丙泊酚在镇静治疗中应用，偶尔会发生呼吸道梗阻，导致动脉血氧饱和度下降，熟悉相关操作步骤有助于最佳用药时间和药物的选择。

2. 全身麻醉

全身麻醉时联合应用麻醉性镇痛药、巴比妥类、抗胆碱能药、强安定药和苯二氮䓬类等药物应注意可能发生的一些不良反应，并产生深度的镇静。Thompson 等报道，接受检查的患儿（3 ~ 7 岁）肌内联合注射阿托品、哌替啶和异丙嗪，平均镇静时间 53 分钟，约有 10% 的患儿需要辅助其他镇静药。Burckart 等发现联合应用氯丙嗪、异丙嗪和哌替啶的患儿，扫描时有 14% 的患儿镇静不满意，而这些患儿镇静时间超过 7 小时。Vaner 等报道，肌内注射甲乙炔巴比妥 10 mg/kg 后，患儿睡眠时间 4 ~ 7 分钟，虽然在 50 例中有 4 例需要辅助用药，但没有并发症和严重疼痛，平均 86 分钟完全清醒。

除肌内注射或静脉注射、直肠应用镇静药外，可用静脉或吸入麻醉药进行全身麻醉，可有效地满足手术要求。静脉给药或吸入麻醉较直肠或肌内注射容易控制，诱导时间缩短、成功率高、不良反应少且恢复迅速，麻醉维持可以用静脉丙泊酚或吸入药物，气道管理可选用面罩、喉罩或气管内插管，全身麻醉并发症低于多数镇静方法，对扫描的人为干扰也少。

麻醉中和麻醉后的监测项目应以能保证患者安全为标准，一般应满足以下条件：①在麻醉过程中，始终有一位麻醉医师在患者身边；②在各类麻醉过程中，对患者的氧合、通气、循环进行持续的监测和评估。无论全身麻醉还是镇静，是否使用镇痛药物，监测应与手术室相同。麻醉仪器应与手术室一样方便使用。在某些情况下，如 MRI 和体外照射放疗期间一些基本的监测可能不能应用，也应努力保证患者在操作期间能得到适当的监护，包括氧供、呼吸、循环的监测。患者氧合情况的监测需要适当的照明和接近患者，便于根据患者皮肤颜色进行判断，暗室对识别发绀有困难；通气是否适当可以根据胸廓运动、观察储气囊及听呼吸音进行判断；气管内插管控制呼吸时应确认导管的位置，呼吸环路内应连接压力、流量等报警装置。连续心电监护和 SpO_2 监测，每隔 5 分钟测血压、心率，全身麻醉时应连续监测呼气末二氧化碳分压（$PetCO_2$），必要时行直接动脉压监测。CT 和 MRI 操作室为了保护其设备，室内温度通常较低，患者可能会出现体温改变，儿童和危重患者应监测体温。

外照射放疗期间，所有工作人员都要离开放疗室，应该通过玻璃窗或闭路电视在放疗室外连续观察患者和监测仪，也可以用麦克风或电子听诊器监测镇静或麻醉患者的呼吸音。

（五）麻醉后恢复与转运

麻醉或镇静后患者的管理与其他手术患者一样，患者应在 PACU 复苏，不能在走廊进行简单的观察，应在病情稳定时转送患者。有时使患者在转送中处于镇静或麻醉状态更加合适，然后让这些患者在 PACU 或其他恢复室内恢复。介入治疗场所距离 PACU 路程较长，转运中应有适当的连续监护，推床等应配备监测仪、供氧设备、气道管理设备、静脉输液、复苏药物和设备。麻醉后甚至镇静后常见低氧血症，而且难以识别，无论成人或儿童转运中及术后吸氧是必要的。相对轻症的患者监测无创血压、心电图和 SpO_2，危重患者则应有连续动脉压监测。心电图监测可发现心率变化和心律失常，但缺血和 ST-T 改变难以发现。术后麻醉复苏期间，应根据麻醉或用药选择适当的监测。患者出 PACU 的标准与一般手术相同。

（徐青果）

第二节　心脏导管检查与治疗麻醉

一、左、右心导管检查的麻醉

经动脉或静脉置入导管至心脏或大血管通过造影可以检查心室功能，也可检查心脏结构、瓣膜及肺血管的解剖变化，通过测压获得心室内及大血管的压力。右心导管检查主要用于诊断先天性心脏病，而左心导管检查主要用于诊断后天获得性心脏病和大血管病变，多需要同时进行造影检查。此外，在不同部位取血样分析血氧饱和度可以判断异常分流的位置。尽管心脏超声检查可以了解很多情况，但对于诊断复杂的心脏解剖异常，心导管检查仍然是金标准。由于在检查中要进行多种测量和反复抽取血样，又不可能在同一时间内完成，为了保证对血流动力学和分流计算的准确性，在检查过程中必须保持呼吸和心血管状态的相对稳定，动脉血氧分压和二氧化碳分压必须保持正常，麻醉中控制方法的一致性就尤为重要，使心脏科医师无须考虑不同麻醉方法对诊断数据的影响。这种一致性的要求使麻醉的处理较为困难。

（一）儿童左、右心导管检查

为保证儿童心导管检查诊断的准确性，必须维持呼吸、循环在相对稳定的状态。由于诊断性导管检查的复杂性、介入治疗技术的更新和患儿的配合度较差等因素，麻醉医师的作用显得尤为重要。此外，麻醉医师与心导管医师的良好沟通是减少儿童心导管术不良事件发生的重要环节。

对于先天性心脏病而言，其重要参数分流量和循环阻力的计算基于菲克定律和泊肃叶方程，肺血流量（Qp）和体循环流量（Qs）都是通过耗氧量（VO_2）除以血管床两端血氧含量的差值来获得的，计算氧含量时可将空气中的溶解氧忽略不计。但如果检查过程中为患儿提供氧气，则忽略溶解氧部分对于分流量和循环阻力的计算会造成影响。同时，吸氧会造成肺血管扩张，与正常空气状态下相比，吸氧状态下的肺血流量会被高估。

目前心导管手术没有可以通用的理想通气策略。全身麻醉下正压通气可提供安全的气道，并控制 $PaCO_2$，但胸腔内正压使得静脉受压，减少静脉回流和前负荷，引起肺循环血流减少，最终导致心排血量减少。保留自主呼吸下的镇静可保持正常的胸腔内压力，并使血流动力学检测数据更加准确，但过度的镇静可能引起气道梗阻、通气不足和呼吸性酸中毒，这会使肺血管阻力升高而影响心脏分流和血流动力学数据的监测。

出于对以上两点的考虑，建议：①保留自主呼吸的镇静麻醉应该密切观察气道梗阻及低通气的表现。②如果使用全身麻醉正压通气，FiO_2 设为 0.21，控制 $PaCO_2$ 及 pH 在生理范围，控制气道峰压，避免使用呼气末正压通气（PEEP），维持血容量。同时应该与心导管医师积极沟通各种技术的挑战及其对血流动力学的影响，让其在解读数据和确定治疗方案时将其纳入分析。

先天性心脏病患儿循环管理的重点是通过调整体循环阻力和肺循环阻力来减少分流，麻醉医师在心导管术中使用麻醉药物时应考虑其对循环阻力的影响。

此外，患儿在全身麻醉时常见低体温，操作期间需要注意保温，吸入气体也应加温湿化，可使用保温毯或加温装置，监测直肠温度。新生儿可能会发生低钙血症和低血糖。患儿对失血的耐受性低于成人，应严密监测血细胞比容，对贫血进行适当的纠正。合并严重发绀的患儿红细胞增多，应充分补充液体，以减少造影剂造成血液高渗和微栓塞的发生。

（二）成人左、右心导管检查

成人心导管检查经常同时进行冠状动脉造影。右心导管经静脉系统到达右心和肺循环；冠状动脉造影经动脉系统到达冠状动脉，进而到达左心（体循环）。检查通常在局部麻醉下进行，但适当镇静和镇痛对患者有益，常用药物有芬太尼和咪达唑仑，有时加用丙泊酚。

由于导管要放置到心腔内，在检查中经常发生室性或室上性心律失常，要监测心律并及时处理心肌缺血和心律失常。一般心律失常持续时间短，无血流动力学显著改变，但因心肌缺血或应用造影剂后继发的室性心律失常或心室颤动，常持续时间较长，影响血流动力学状态，需即刻用药物控制，需备用除颤器和心肺复苏药物（包括强心药和血管扩张剂）。

心导管检查中可以给氧，但检查肺循环血流动力学时，必须保持血气在正常范围。

（三）左、右心导管检查的常见并发症

左、右心导管检查的并发症包括心律失常、血管穿刺部位出血、导管造成心腔或大血管穿孔、血管断裂或血肿形成及栓塞。

心律失常是最常见的并发症，常与导管尖端的位置有关，撤回导管后，心律失常即可消失，偶尔需要静脉用药或电复律终止心律失常。也可见到二、三度房室传导阻滞及窦性心动过缓，需用阿托品治疗。严重的心动过缓影响血流动力学者需安装临时起搏器。

心脏压塞有特征性的血流动力学改变，透视可见下纵隔增宽、心脏运动减弱，心脏超声检查可以确诊，而且能指导心包穿刺。心包穿刺引流导管对心脏的机械刺激会引发室上性或室性心律失常，危重患者难以耐受，部分患者需要紧急进行外科手术。

二、冠状动脉造影术与介入治疗的麻醉

（一）冠状动脉造影术的麻醉

冠状动脉造影术是注射造影剂使冠状动脉在放射条件下显影从而确定冠状动脉解剖关系和通畅程度，判断是否存在冠状动脉狭窄及狭窄的位置，是否存在冠状动脉痉挛。术中可经静脉给予心血管药物和镇静镇痛药物，穿刺前局部阻滞可减少患者痛苦；使用鼻导管供氧，保证充分的氧合。发生心肌缺血时，舌下含服或静脉给予硝酸甘油。进行标准监护，换能器可以直接接到动脉导管监测动脉压，严密观察患者，及时发现心绞痛或心力衰竭。

（二）冠状动脉介入治疗的麻醉

PCI 是指经冠状动脉造影定位狭窄后，使用头端带有球囊的导管穿过冠状动脉的狭窄处，用球囊扩张狭窄部位，并置入支架使狭窄的冠状动脉基本恢复正常解剖结构和血供的一种微创冠状动脉疾病治疗方法。目前，PCI 已广泛应用于临床医疗中。在 PCI 球囊扩张时会发生短暂的冠状动脉阻塞，需要麻醉医师严密监测患者的血流动力学状态。这种短暂的心肌缺血限制了 PCI 操作中治疗冠状动脉狭窄的数目，一般一次只能治疗 1 或 2 支冠状动脉病变。此外，还可以通过冠状动脉导管对粥样斑块进行切削或者使用激光切除粥样斑块。

1. 麻醉方式

目前大多数冠状动脉造影都是在局部麻醉和镇静麻醉下完成的。当操作时间较长时，患者循环可出现不稳定，未禁食的患者有误吸的可能，焦虑、疼痛或呼吸困难而不能耐受局部麻醉的患者可能需要全身麻醉。为了保证血流动力学稳定和早期拔管，在条件允许的情况下，以弯曲喉罩控制气道在冠脉造影和介入手术中值得推荐。

2. 冠脉手术过程中全身麻醉配合

（1）术前准备：患者签署知情同意书后进入心导管室，核对患者信息，将患者移至操作床，常规标准监测，尽可能开放下肢静脉通路，常规准备各类抢救药物、简易呼吸囊、负压吸引机、除颤器等。

（2）麻醉与监测：注意通知心导管室工作人员移开 C 形臂，以免在建立气道过程中对麻醉医师造成影响。常规快速顺序诱导，气管插管或置入喉罩，注意气管导管或喉罩的固定，同时监测 $PetCO_2$，便于观察呼吸管路的脱落或循环的不稳定。

（3）操作过程：术者常规消毒铺巾，动脉穿刺置入鞘管，然后先后置入导丝和导管，使导丝盘成 L 形然后逐渐将其送至窦底。应注意防止将导丝置入过深，进入左心室可造成连续的室性期前收缩，此时叮嘱术者退出导丝即可。造影的顺序取决于术者的习惯，也取决于病变。原则是先解决最重要的病变，然后再行其他的操作。一般来说，应先做左冠状动脉造影，再做右冠状动脉造影。如果术者考虑右冠状动脉是主要病变，也可先做右冠状动脉造影。

左冠状动脉造影：术者通过调整将导管置入左冠状动脉开口，然后通过注射造影剂和调整造影体位来完成左冠状动脉造影。造影过程中导管尖过于贴近冠状动脉壁，造影剂的快速注入可能造成左主干夹层，应严密监测患者生命体征，加强与术者沟通，及时处理。在左冠状动脉 6 个标准体位造影过程中，注意呼吸管路的脱落。

右冠状动脉造影：右冠状动脉造影的难度较大，可能存在解剖变异，注意全身麻醉药物的维持。右冠状动脉较小，可能存在导管嵌顿而导致右冠状动脉夹层，可造成心室颤动；右冠状动脉第二分支——窦房结支距离右冠状动脉开口较近，术者选取直接进入窦房结支内造影可诱发心室颤动。应严密监测患者生命体征，及时与术者沟通，发生心室颤动时积极抢救，必要时电除颤。

（4）结束造影：术者退出导丝导管，使用球囊压迫器或沙袋压迫穿刺点，拔除动脉鞘管，在拔除鞘管的过程中可能存在血管迷走反射，应注意监测生命体征。结束造影后如病情允许，常规进行全身麻醉苏醒后送回病房，对有冠脉狭窄患者可考虑在深镇静状态下拔管。

3. 并发症及处理

室性心律失常可发生于缺血期或冠脉扩张后再灌注期间。室性期前收缩和阵发性室性心动过速会导致血流动力学的改变，应首选利多卡因，更严重的心律失常要在全身麻醉下行心脏电复律。冠状动脉破裂可导致心包内出血和心脏压塞，如发生应紧急行心包穿刺或手术止血。

冠状动脉闭塞是罕见的 PCI 并发症，是冠状动脉撕裂、动脉内栓塞或内皮功能障碍引起冠状动脉痉挛所致。经冠状动脉注射硝酸甘油 200 μg 后常可减轻冠状动脉痉挛；多次操作后可能造成冠状动脉血栓形成，可预先使用肝素防止血栓形成；一旦血栓形成，在冠状动脉内注射溶栓药尿激酶可使血栓溶解，但溶栓治疗后可导致出血。

4. 急重症患者的管理

急诊手术患者可能有心绞痛和心律失常，需气管内插管维持氧合和静脉使用正性肌力药支持，主动脉内球囊反搏对患者有利，硝酸甘油增加冠状动脉侧支的血流和减少前负荷。

PTCA 和冠状动脉粥样斑块切除术的早期效果非常好，但扩张后冠状动脉的再狭窄率为 30% ~ 40%，部分原因是冠状动脉内皮功能紊乱。现在用冠状动脉内支架保持血管通畅越来越多，导管若能通过狭窄部分，就可在该部位释放支架，使闭塞血管恢复较好的血液供应。在 PTCA 或冠状动脉粥样斑块切除时将支架放在狭窄部位，特别是药物洗脱支架，使再狭窄的远期发生率显著降低。麻醉的处理与 PCI 时相同。

急性心肌梗死的患者溶栓治疗有效，也可在 PCI 后恢复心肌的血供。治疗必须在心肌梗死后的 6 ~ 12 小时内进行，但患者循环很不稳定，未禁食的患者有误吸的可能，焦虑、疼痛或呼吸困难而不能耐受局部麻醉手术者可选用全身麻醉。

对于会导致严重心肌缺血的冠状动脉主干狭窄进行 PCI 时，体外循环能保证血流动力学稳定。体外循环是在全身麻醉和肝素化后，经股动脉和股静脉插管进行，监护与一般体外循环时相同，病情允许要尽早拔除气管导管。麻醉方法的选择要保证血流动力学稳定和早期拔管。

（徐青果）

第三节 主动脉腔内隔绝术麻醉

一、概述

主动脉腔内隔绝术是经股动脉通过导管释放带膜支架，封闭真性动脉瘤体或主动脉内膜破口，恢复正常主动脉解剖和血流动力学的一种微创介入治疗方式，是治疗主动脉瘤或主动脉夹层的首选介入治疗方法。

主动脉瘤是指主动脉局部或者普遍扩张，主动脉直径大于正常直径 50% 的病理性变化。病因主要为动脉粥样硬化，其他包括创伤、感染、先天性局部发育不良、梅毒、大动脉炎等。主动脉瘤按病理可分为三类：①真性动脉瘤，多继发于动脉粥样硬化，是指主动脉管腔异常扩张，但管壁保留完整，瘤壁包括内膜、中膜、外膜。②假性动脉瘤，是多种原因引起的血管壁破裂，在其周围形成的局限性纤维包裹性血肿，与受损伤血管相沟通，瘤壁成分为纤维组织而不是血管壁结构。③主动脉夹层动脉瘤。

主动脉夹层动脉瘤是一类特殊的动脉瘤，在主动脉壁自身病变或无病变基础上，受高血压、外伤等外因作用，导致主动脉内膜撕裂，血液由内膜撕裂口进入主动脉中层，造成主动脉中层沿长轴分离，从而使主动脉管腔呈现真假两腔的一种病理状态。常用的主动脉夹层动脉瘤分型有 DeBakey 分型和 Stanford 分型两种。DeBakey 分型分为三型：DeBakey Ⅰ型，主动脉夹层内膜破裂口在升主动脉，夹层累及范围自升主动脉到降主动脉甚至到腹主动脉；DeBakey Ⅱ型，主动脉夹层内膜破裂口在升主动脉且夹层累及范围仅限于升主动脉；DeBakey Ⅲ型，主动脉夹层内膜破裂口在降主动脉，夹层累及降主动脉，如向下未累及腹主动脉者为Ⅲ A 型，向下累及腹主动脉者为Ⅲ B 型。Stanford 分型分为 A、B 两型：A 型，相当于 DeBakey Ⅰ型及 DeBakey Ⅱ型，其内膜破口均起始于升主动脉处；B 型，相当于 DeBakey Ⅲ型，其夹层病变局限于降主动脉或腹主动脉。

当前主动脉腔内隔绝术已成为肾下腹主动脉病变的首选治疗方法，用于治疗解剖合适的降主动脉大血管病变也很普遍，且循证医学证据比较充分。近期对于内膜原发破口位于升主动脉或动脉弓的病变，也有报道，结合开窗或分支支架技术行腔内隔绝治疗，或者采用杂交手术治疗。

主动脉瘤和主动脉夹层患者多数病情较严重，心功能受损程度不等，常有高血压等多种并发症，术前需要制订详尽的手术计划，进行全面评估，优化心肺功能和术前用药。

二、麻醉方式

无论选用何种麻醉方式，所有患者除接受标准美国麻醉学会（ASA）推荐的标准监测外，有创动脉压也是必需的监测项目。动脉压监测通常置入右侧桡动脉，因为病变或术中操作有可能累及左锁骨下动脉。如有需要，通过血氧饱和度探头可简便有效地监测左上肢的灌注。除大口径外周静脉通路，通常还应准备中心静脉导管，通过其给予血管活性药物，并测定 CVP。应重视核心体温监测和保温，因为患者接受大量主动脉内生理盐水灌注和静脉造影时容易出现体温过低。

全身麻醉、区域阻滞麻醉、椎管内麻醉和局部麻醉均有报道被安全地应用于主动脉腔内隔绝术。据文献报道，麻醉方式的选择对总体预后并无差异。

（一）区域阻滞麻醉

主动脉瘤或主动脉夹层，患者通常为高龄，多伴严重心肺功能减退，为避免全身麻醉后出现心肺并发症，国内许多医疗单位在治疗腹主动脉瘤或主动脉夹层时常选择局部麻醉或椎管内麻醉。椎管内麻醉通常选择 $L_2 \sim L_3$ 间隙硬膜外穿刺置管进行连续硬膜外麻醉。麻醉满意后于腹股沟处切开显露股动脉。由于术中常规使用肝素抗凝，硬膜外导管置入与拔除时机需严格掌握：至少在肝素使用前 1 小时置管，最后一次肝素应用后 2 ~ 4 小时拔除。即使如此，临床上仍对硬膜外血肿存在顾虑，明显限制了硬膜外麻醉的广泛临床使用，另外也有使用连续蛛网膜下隙麻醉的报道。

（二）全身麻醉

选择全身麻醉的因素包括：手术时间较长；释放支架时需要心血管系统绝对静止（诱导停搏）；术中可能需要肱动脉或腋动脉切开；患者存在严重的酸碱紊乱及潜在的大失血；术中可能需要使用经食管超声心动图（TEE）监测。

血管通路应包括中心静脉导管（CVC），通过其给予升压药、强心药，并测定CVP。

1. 麻醉诱导

选用何种麻醉诱导药物取决于患者的年龄和全身状况，保持麻醉诱导过程中血流动力学的稳定是最终目标。通常可以选择“静脉麻醉药物（丙泊酚）+ 阿片类药物（芬太尼或瑞芬太尼）+ 肌松药”的用药方案。为了减少喉镜置入和气管插管造成的心血管反应，一般主张常规给予短效 β 受体阻滞剂，哮喘和心功能失代偿的患者慎用。气管导管建议选择带钢丝的螺纹管，因为术中 C 臂机的使用可能会影响气管导管的连接，使用柔软的螺纹管可以增加安全系数。另外，在释放主动脉带膜支架时，气管内显影良好的螺纹管也可以为主动脉弓上分支血管的定位提供部分参考。

2. 麻醉维持

由于主动脉腔内隔绝术是一种微创的手术操作，麻醉维持的目标主要是制动、镇痛和气管导管的耐受。选择异氟烷、七氟烷或地氟烷三者任一为主的吸入麻醉，或者选择以丙泊酚为主的全凭静脉麻醉，再辅以适当的阿片类药物，均可提供满意的麻醉维持。术毕可以及时拔除气管导管。

麻醉诱导前和术中都应注意维持有效血容量。一方面，充足的液体是维持血压和保持器官灌注的基础，但同时应注意避免液体相对过多，造成支架释放时控制性降压困难。维持相对正常的 CVP 和尿量是重要的术中参考指标。

三、主动脉腔内置入物释放时的麻醉管理

带膜支架的精确释放并固定是决定主动脉腔内隔绝术疗效的关键步骤。释放支架时，由于动脉血流的前向冲击，带膜支架会向远心端漂移，主动脉夹层破口或主动脉瘤囊没有被完全隔绝，易发生内漏。目前的方法是使用球囊扩张将带膜支架的近端附着系统固定于其下的血管壁上。但球囊扩张时会造成动脉血流的暂时阻断，从而使心脏面临升高的后负荷。为了减轻动脉血流对支架的冲击及降低心脏一过性的后负荷，需要在支架释放时使用控制性降压，甚至使用药物诱发一过性心室颤动或完全性心脏停搏，以确保支架位置的准确及降低心脏后负荷，在此后短时间内完成带膜支架的释放和球囊扩张。为达到以上目的，腔内置入物释放时常配合使用以下方法。

（一）药物控制性降压

在支架释放前适当加深麻醉，并持续快速静脉推注硝酸甘油（稀释至 50 μg/mL），在 1 ~ 2 分钟内将收缩压迅速降低至 60 ~ 70 mmHg。一旦收缩压降至目标值，即刻释放带膜支架。一般情况下使用硝酸甘油 3 ~ 5 mg 即可完成带膜支架释放、球囊扩张定位等操作。某些复杂患者需要置入多个带膜支架或者反复多次球囊扩张，这时患者可能对硝酸甘油迅速产生耐受，血压不能降低到 90 mmHg 以下，可辅用 β 受体阻滞剂或者复合 α、β 联合受体阻滞剂及钙通道阻滞剂，或者改用硝普钠。对大多数患者而言，单次推注硝酸甘油降压后不需要使用升压措施，释放完成后停止注射硝酸甘油，适当减浅麻醉，患者血压会在 5 分钟内自动回升至 90 mmHg 以上，必要时可静脉注射少量去氧肾上腺素以帮助恢复。尽量避免频繁交替使用升压药和降压药。

（二）腺苷诱导的心脏停搏

为增加带膜支架定位的准确性，Dorros 等推荐在释放带膜支架时使用大剂量腺苷诱发短暂性的重度房室传导阻滞和心脏停搏。腺苷的半衰期非常短（< 10 秒），是一种内源性的核苷类似物，具有负性变传导和变时作用，同时作用于窦房结和房室结，既往主要用于终止室上性心动过速。Kanh 等对近 100 例行主动脉腔内隔绝术的患者使用腺苷诱导短暂心脏停搏，证实其疗效且较安全。所有患者麻醉前放置临

时胸外起搏器和除颤电极以处理不能自发恢复的房室传导阻滞及使用腺苷后的房性心律失常，也可经中心静脉放置心室起搏导线以替代胸外起搏电极。准备释放带膜支架前，由中心静脉导管推注 24 mg 腺苷，若患者注药后没有出现心脏停搏可逐渐增加腺苷剂量（48 mg、60 mg、90 mg）直至心脏停搏，然后迅速撑开球囊将近端带膜支架贴附于主动脉壁上，带膜支架成功撑开后，若停搏时间超过 15 ~ 20 秒则需激活临时起搏器。腺苷诱导的心脏停搏可为降低腔内带膜支架易位发生率提供良好的条件。

（三）右心室起搏超速抑制降压

右心室起搏超速抑制是利用心脏节律性收缩，心率增快导致回心血量、每搏量减少，血压下降。通过左股静脉将临时起搏电极送至右心室备用，当准备释放支架时，连接临时起搏器，设置输出电压为 5 V，感知为 2 ~ 3 秒，起搏器心率设置为 180 ~ 220 次 / 分，与手术医师密切配合启动起搏器，根据血压目标值（MAP 60 ~ 70 mmHg）调节起搏器心率，待定位、支架释放后停止起搏，恢复患者自主心率和超速抑制前血压。

Nienaber 医师比较了胸主动脉腔内隔绝术中不同降压方式（右心室起搏超速抑制、硝普钠和腺苷）的临床效果。超速抑制组患者降压效果最佳（平均动脉压可达 20 mmHg ± 4 mmHg），达到目标血压时间最短（平均用时 20 秒 ± 10 秒），基线血压恢复时间最短（< 1 分钟），而且显著提高支架释放的精准度，平均缩短手术时间 25 分钟。作者因此认为右心室起搏超速抑制是胸主动脉腔内隔绝术中控制性降压的最佳方法。罗中华等的研究观点支持该研究结果。

（四）腔静脉临时球囊阻断

腔静脉临时球囊阻断是通过经导管球囊临时阻断上腔静脉和（或）下腔静脉回流入右心的血流，可迅速形成可逆的、可预计的低血压。目前已有小规模试验证明该方法降压有效，但仍需进一步验证其有效性和安全性，尤其是与其他方法对比。

四、主动脉腔内隔绝术中 TEE 的应用

TEE 可以精确观察到远端主动脉弓和降主动脉的病变，可提供主动脉及其分支的纵轴显像，给出血管和病变大小及位置的准确信息，相对单平面血管造影具有明显的优点。手术操作过程中可实时观察主动脉、导丝和带膜支架释放前的定位等。据报道，术中 TEE 可使导丝误入动脉夹层的概率降低 28%。

TEE也可以评估腔内隔绝术带膜支架释放固定后的位置，确认支架将血流与主动脉壁隔绝的情况。目前认为，TEE可能是主动脉腔内置入物释放固定后诊断是否存在内漏的最敏感的方法。一项胸主动脉腔内隔绝术的研究显示，通过TEE，在25例患者中有8例在支架释放后存在内漏，这8例患者中有6例在血管造影时未能发现内漏。另一项研究中，使用TEE发现7例患者在支架释放后即刻存在内漏，而仅有2例在血管造影时发现内漏；在这项研究中，通过TEE发现33%的病例存在近端支架移位现象，而血管造影却未能发现，原因在于血管造影显示大动脉粥样斑块的能力远差于TEE。

此外，TEE也可以显示大的肋间动脉，因而可以避免带膜支架的误堵。由于多数动脉瘤或动脉夹层患者合并有严重的心脏病，TEE还可以在术中动态观察心脏收缩或舒张功能。如果发生支架不能完全隔绝动脉瘤或者医源性主动脉撕裂，TEE能简便而迅速地予以诊断，而血管造影可能难以发现。

TEE的缺点是在使用时需要全身麻醉。由于气管和右支气管位于食管和主动脉之间，升主动脉远端和主动脉弓近端的显像受到一定的限制。

五、相关并发症的处理

（一）低血压

主动脉腔内隔绝术中或术后均可能发生与控制性降压无关的低血压，其原因主要有：①急性主动脉破裂；②造影剂过敏；③术中控制性降压后药物的残留作用；④大动脉阻断时间较长，开放时由于代谢物质进入循环引起血压下降；⑤凝血功能不佳和使用肝素抗凝导致穿刺或切开部位大量失血。

由于存在术中主动脉破裂的可能，麻醉医师应随时做好实施快速大量液体复苏的准备，包括静脉通路、输液装置、动脉测压、中心静脉监测设备以用于早期监测心脏前负荷的急性改变等；应准备好血管活性药物，同时做好紧急用血的准备；是否需要放置肺动脉导管取决于伴发疾病，尤其是心脏功能的状况。

（二）肾功能损伤

与腹主动脉腔内隔绝术比较，接受胸主动脉腔内隔绝术的患者存在较高的急性肾损伤风险。术后肾功能不全存在多种病因，包括解剖性肾动脉损伤、肾动脉栓塞及造影剂肾病。早期的一项研究结果显示，术前肾功能不全也是肾脏不良事件的发生和死亡率增加的危险因素。围手术期的肾功能损害常表现为术中少尿、术后肌酐明显升高等，严重者需要长期透析治疗。

术中为保护肾功能，应避免患者长时间低血压。适当以晶体液扩容，保证肾脏灌注也是肾功能保护的必要措施。术中应尽量减少造影剂的使用，尽可能选用对肾功能影响较小的造影剂，目前认为较低渗透压浓度的碘造影剂对肾功能影响较小。某些医疗中心将使用 N- 乙酰半胱氨酸或碳酸氢钠作为术中肾功能保护的策略。

（三）脊髓缺血

脊髓缺血造成神经系统功能受损甚至永久性截瘫是灾难性的主动脉腔内隔绝术后并发症。胸主动脉腔内隔绝术后发生神经系统功能受损的概率与开胸主动脉修补术相同。在一项包括 633 例（406 例胸腹主动脉瘤和 227 例近肾动脉瘤）接受动脉瘤腔内隔绝术患者的研究中发现，截瘫的发生率为 4.3%。另外一项对 235 例经胸或腔内支架置入术患者的回顾性调查发现，脊髓缺血发生率为 9.8%，而永久性截瘫的发生率为 5.5%。带膜支架的长度和手术时间延长是造成脊髓缺血的危险因素。

为了防治围手术期脊髓缺血，运动诱发电位（MEP）和脊髓体感诱发电位（SSEP）监测应用日益受到重视，尤其在胸段主动脉腔内隔绝术中。在一项研究中，31 例接受了胸主动脉腔内隔绝术的患者中，在采用脑脊液引流、提高平均动脉压和降低 CVP 等措施后，仍有 11 例出现诱发电位的改变和脊髓缺血的表现，术后 3 周内 10 例患者（91%）诱发电位恢复正常，但 1 例患者诱发电位始终未能恢复正常，出现轻度瘫痪。另一项回顾性研究中，13 例接受胸主动脉支架置入术的患者中，2 例术中有 MEP 幅度降低，经过提高平均动脉压增加灌注等措施后，术后未发生神经功能缺损。

近红外光谱（NIRS）也被用于监测脊髓缺血。NIRS 是一种无创的实时监测，可用以评估胸椎（T_5 ~ T_7）和腰椎（L_1 ~ L_3）骶棘肌处氧合的充分性。术中将探测光极直接放置在骶棘肌组织上，通过评估由节段动脉和脊髓血管形成的棘突旁血管网的氧合情况来反映脊髓血流的充分性。这种一致性在脊柱手术中已经获得验证，主动脉腔内隔绝术患者中需要进一步的研究来验证其应用价值。

对易引起脊髓缺血的高危患者，围手术期预防措施除了相对升高血压（增加脊髓血流）、静脉给予激素及甘露醇外，脑脊液引流（降低脊髓静脉流出阻力）也是常用的手段。目前尚不清楚是否所有接受主动脉腔内隔绝术的患者都需放置脊髓引流管。主动脉腔内隔绝术中引起脊髓损伤的危险因素包括：①急诊手术；②夹层动脉瘤；③动脉瘤破裂；④老年患者；⑤髂内动脉阻断；⑥既往肾功能不全史。

（四）腔内隔绝术后综合征

主动脉腔内隔绝术后可观察到发热、CRP 水平升高、白细胞增多和血小板减少而无微生物感染的证据，统称为腔内隔绝术后综合征。通常症状较轻，可持续 2 ~ 10 天。少数患者可能由于毛细血管通透性过高、渗漏较多引起致命的低血容量，造成呼吸衰竭和 DIC。发生腔内隔绝术后综合征的机制不明确，潜在的病因包括造影剂、术中辐射、附壁血栓的治疗、动脉瘤血栓形成、支架材料反应和手术应激。目前还没有关于预防或治疗腔内隔绝术后综合征的实践指南，主要以支持性治疗策略为主，包括解热镇痛药的应用，血小板减少时输注血小板，凝血障碍时给予新鲜冰冻血浆或维生素 K。进一步的研究将有助于阐明其具体的病理生理和最佳预防治疗。

（徐青果）

第四节　非体外循环下经皮导管内心脏瓣膜置换术麻醉

一、概述

心脏瓣膜病变是心脏病中最常见的一种疾病，目前其治疗方式主要依靠外科手术。尽管传统的心脏瓣膜置换术技术已经相当成熟，但许多有严重并发症的老年患者因不能耐受手术而无法得到有效治疗，严重影响其生活质量。非体外循环下经皮导管内心脏瓣膜置换术是一种最新的心脏瓣膜微创手术方式，避免了开胸、体外循环、主动脉夹闭、心脏停搏等创伤性操作，使上述不能耐受手术的老年患者同样能进行瓣膜置换手术治疗，同时还能显著缩短患者的住院时间，有效改善患者的生活质量。非体外循环下经皮导管内心脏瓣膜置换术通过心尖部或股动脉入径，经导管系统将生物瓣膜输送到病变部位，然后利用球囊扩张压迫进行瓣膜置换。该手术方式可以行三尖瓣、肺动脉瓣、二尖瓣、主动脉瓣的瓣膜置换手术，目前临床上主要用于主动脉瓣的置换。非体外循环下经皮导管内心脏瓣膜置换术是一种相当复杂的手术，需要麻醉医师、介入医师、手术室护士、心脏超声医师等跨学科人员的密切配合。

二、手术方式

非体外循环下经皮导管内心脏瓣膜置换术应于杂交手术室〔备有数字减影血管造影设备（DSA）的传统心脏手术室〕内进行。手术入径及输送装置的选择取决于股动脉的粗细与迂曲情况、主动脉弓是否粥样硬化、心尖部是否有动脉瘤、心包是否病变等。股动脉入路可以避免开胸及左心室心尖部操作对血流动力学的影响；心尖部入路则可避免外周血管和主动脉并发症（如动脉夹层等），同时有利于术中瓣膜的定位和准确释放。术前于左侧股动脉插管用于连续监测血流动力学指标，左侧股静脉插管放置右心室起搏导线，并连接体外起搏器。股动、静脉分别行左、右心导管检查明确主动脉瓣环直径及倾斜度，必要时可通过股动、静脉连接体外循环装置建立体外循环。目前应用于临床的导管内置换的心脏瓣膜主要有爱德华公司的 23# 和 26# 主动脉生物瓣膜。生物瓣膜直径 23 mm/26 mm，长 14 mm/16 mm，3 个瓣叶根部固定于双正弦波的不锈钢支架上，瓣膜沿双正弦波形收拢后贴合于扩张的球囊上，球囊连接 24 F 或 26 F 的瓣膜输送系统。一旦球囊打开，不锈钢支架扩张，主动脉生物瓣膜将永久性释放于主动脉瓣环处。由于非体外循环下经皮导管内心脏瓣膜置换术使用的爱德华主动脉生物瓣膜是非自膨胀支架，因此主动脉根部扩张症的患者是非体外循环下经皮导管内主动脉瓣膜置换术的绝对禁忌证。

（一）经股动脉非体外循环下经皮导管内心脏瓣膜置换术

于右侧股动脉处穿刺置入 12 F 血管鞘，导引钢丝及 20 ~ 23 mm 尖端球囊导管经血管鞘进入动脉内，在食管超声和 X 线引导下到达主动脉瓣环处后，体外起搏器经右心室起搏导线起搏心率至 200 次 / 分以上，直至心脏无射血、动脉波形消失。即刻于主动脉瓣环处扩张球囊约 10 秒，同时关闭呼吸机以去除呼吸对心脏显影的影响及减少球囊扩张主动脉瓣时的移位。预扩张完成后，立即终止体外起搏，恢复通气，并恢复血流动力学的稳定。经食管超声和主动脉根部造影再次测量主动脉瓣环直径及倾斜度。随后，右侧股动脉以 24 F 或 26 F 鞘置换 12 F 鞘，经鞘管将主动脉生物瓣膜输送系统沿导引钢丝在 X 线导引下输送至主动脉瓣环处，再次快速体外起搏、呼吸暂停、心脏停止射血后，扩张主动脉生物瓣膜球囊 10 ~ 15 秒将瓣膜支架紧密贴合于主动脉瓣环处。术毕，即刻恢复呼吸、停止起搏，恢复血流动力学。最后，食管超声评价主动脉瓣位置是否良好、是否存在主动脉瓣反流及瓣周漏、心室收缩功能是否良好等。

（二）经心尖部非体外循环下经皮导管内心脏瓣膜置换术

于左侧第 5 肋间做一 10 cm 左右小切口，打开心包，充分显露左心室心尖部。于心室表面放置起搏导线，左心室心尖部行荷包缝合。于荷包处置入穿刺针及导引钢丝，在 X 线和食管超声引导下，将导引钢丝通过左心室、主动脉瓣置入降主动脉。沿导引钢丝置入 16 F 血管鞘于左心室流出道，经鞘管置入尖端球囊导管预扩张后置入主动脉生物瓣膜，方法同上。

三、麻醉管理

（一）术前准备

完善各项相关生化指标及血流动力学等检查。术前常规行主动脉弓、双侧股动脉及髂动脉血管超声检查，明确有无动脉粥样硬化斑块及血管扭曲；行心脏彩色多普勒超声检查，明确有无室壁瘤及心包病变，有助于手术入径的选择。术前常规给予阿司匹林 300 mg 和氯吡格雷 300 mg 口服。术前常规准备肝素 5000 U，于主动脉生物瓣膜释放前维持激活凝血酶原时间（ACT）> 250 秒。麻醉诱导前常规留置 16 G 静脉针，局部麻醉下行桡动脉穿刺。术中需诱发快速性室性心律失常导致低血压，术前常规准备强心药物、血管活性药物、抗心律失常药物及除颤器。术前还需充分的水化治疗，特别是对于已明确有肾功能不全的老年患者，要防止术中造影剂对肾功能的损害。

（二）全身麻醉

拟行非体外循环下经皮导管内心脏瓣膜置换术的患者多数为伴有严重并发症、不能耐受传统瓣膜置换手术的老年患者，因此许多国外医疗中心选用局部区域阻滞麻醉联合深度镇静以避免全身麻醉术后的并发症，但通常不能满足良好的手术需求。患者的体动通常造成术中瓣膜释放位置的漂移；由于周围手术环境条件的限制不能及时有效地处理堵塞气道；一旦导管内瓣膜置换手术失败行体外循环，局部区域阻滞麻醉无法满足体外循环的需要；特别是在局部区域阻滞麻醉下，无法行食管超声监测，而持续食管超声监测在整个手术过程中至关重要。因此，非体外循环下经皮导管内心脏瓣膜置换术应用气管插管下全身麻醉是一个非常不错的选择。

手术过程中，球囊预扩张和瓣膜支架扩张前都需要诱发快速型室性心动过速，停止左心室射血，以保证球囊预扩张和瓣膜的准确定位、释放，术毕需迅速恢复血流动力学并维持稳定。对于术前心功能严重受损或者心力衰竭的患者通常需要使用强心药物和血管活性药物恢复血压，抗心律失常药物或者电除颤恢复心律，偶有患者需体外循环并行辅助恢复心功能。儿茶酚胺类药物（如肾上腺素等）对于左心室肥厚的患者常会加重其低血压，因此需慎重使用。术中可在食管超声指导下使用相关血管活性药物。术后食管超声多提示主动脉瓣瓣周漏，但主动脉生物瓣膜会随温度的升高而自行重塑，主动脉瓣瓣周漏会在术后 24 ～ 48 小时自行修复。

非体外循环下经皮导管内心脏瓣膜置换术麻醉的关键：①在麻醉诱导时应尽量降低冠状动脉灌注压及避免心动过速。②在诱导快速型室性心律失常时应尽量维持体循环灌注压。③在主动脉瓣膜释放时需严格抑制心脏射血防止主动脉瓣漂移，同时防止呼吸伪影影响心脏显影。

（三）术中食管超声监测

所有非体外循环下经皮导管内心脏瓣膜置换术的患者术中均需全程食管超声监测。麻醉诱导插管后即可放置食管超声探头，术前食管超声全面评价基础心功能及有无二尖瓣、三尖瓣反流，升主动脉及主动脉弓有无动脉粥样硬化斑块，并明确临床诊断。一旦发现升主动脉或主动脉弓动脉粥样硬化斑块，应尽量避免粗导管在主动脉中的操作，以防斑块破裂形成动脉夹层，选择心尖部入径为宜。超声探头于食管中段主动脉长轴切面测量主动脉瓣环、左心室流出道及主动脉根部直径，明确主动脉生物瓣膜型号及手术的可行性。主动脉瓣环直径必须在 18 ～ 21 mm 或 22 ～ 25 mm，才能使用爱德华 23# 或 26# 生物瓣膜进行导管内主动脉瓣膜置换术。

诱导快速型室性心动过速过程中，食管超声还能协同动脉波形共同判断心室收缩力是否消失及左心室射血是否停止。

主动脉生物瓣膜的正常功能有赖于瓣膜释放时的正确定位，尽管 X 线是主动脉瓣于主动脉瓣环处定位的主要依据，但主动脉瓣长轴切面的食管超声监测却仍具有重要意义。瓣膜释放时，主动脉生物瓣膜支架近端应在主动脉窦水平左右，支架远端一半以上应当位于心室面，使主动脉生物瓣膜与主动脉瓣环在同一直线上。但在 X 线定位时，食管超声探头应退到食管上段，以免其伪影影响 X 线下主动脉瓣的定位。

尽管二尖瓣环与主动脉瓣环之间有瓣环纤维紧密连接，但主动脉瓣环水平的人工生物瓣膜释放并不影响二尖瓣的生物功能。事实上，通过适当改变释放时主动脉生物瓣膜的位置能有效降低左心室收缩期末的压力和容积，从而有效改善二尖瓣反流，减轻左心室流出道梗阻，增加左心室射血分数及改善心脏充盈。

食管超声监测在非体外循环下经皮导管内心脏瓣膜置换术中具有重要意义，食管超声不仅能实时监测心脏收缩或舒张功能，还能指导术中容量填充和血管活性药物的使用。

（四）术后监护

患者完成手术后即可拔除气管导管，回重症监护室。经股动脉非体外循环下经皮导管内心脏瓣膜置换术的伤口很小，术后口服镇痛药物即可。而经心尖部非体外循环下经皮导管内心脏瓣膜置换术的伤口相对较大，术后肋间神经阻滞复合镇痛泵镇痛即可。

四、全身麻醉与镇静的选择

全身麻醉和镇静都能成功地用于严重的主动脉瓣狭窄的患者行非体外循环下经皮导管内心脏瓣膜置换术，其短期和长期死亡率的结果相似。然而手术时发生并发症和无计划的中转全身麻醉，需要经验丰富的心脏麻醉医师在场来优化患者预后，所以采用镇静还是全身麻醉最终应该由麻醉医师来决定。

与全身麻醉时患者意识完全消失不同，镇静是一种意识减少的状态，分为轻度、中度、深度镇静。非体外循环下经皮导管内心脏瓣膜置换术常用的镇静镇痛药物有丙泊酚、咪达唑仑、瑞芬太尼、芬太尼等，镇静相关不良事件和缺氧发生率高达21%。没有接受正规麻醉培训的医师通常在侵入性操作时实施清醒镇静来缓解患者的疼痛和焦虑症状。镇静期间有并发症风险的患者须由麻醉医师再次评估，包括高龄、肥胖及有严重并发症的患者。在老年患者中，下咽肌的张力减退和阻塞性睡眠呼吸暂停的发生率增加高达75%。所有的镇静剂和阿片类镇痛药对呼吸都有一定的抑制作用，也可能进一步减少咽肌紧张。镇静药物会影响吞咽和呼吸之间的协调，这可能会加大误吸的风险，同时也会引起轻度高碳酸血症。此外，瑞芬太尼的浓度与误吸风险发生的增加相关。

在行非体外循环下经皮导管内心脏瓣膜置换术的患者中肺动脉高压的发生率高达50%。镇静相关的呼吸抑制可以导致高碳酸血症和酸中毒，这会增加肺动脉压并导致右心衰竭，降低镇静带给这些患者的益处。

接受术中镇静的患者围手术期需要的血管活性药物较少，术前存在的血容量不足与麻醉药物血管扩张效应相结合可能会导致全身麻醉患者低血压，这也能解释全身麻醉患者升压药用量较多。

接受术中镇静患者手术期间发生严重并发症需要插管中转全身麻醉的比例约为17%。最常见的指征是血管并发症需要手术治疗，紧急情况或全身麻醉的紧急诱导通常伴随着低血压。格林等报道了紧急情况下院内气管插管后血流动力学不稳定发生率为 11% ~ 44%。慢性阻塞性肺疾病、年龄增长和插管前血流动力学的不稳定与插管后血流动力学不稳定有关。这 3 个因素在紧急中转时常共存，这类患者的血流动力学不稳定性的风险高。因此需要经验丰富的心脏麻醉医师在术中保驾护航。

镇静的优点之一是节省时间，但是手术时间经常没有具体定义。全身麻醉患者部分是在 ICU 拔管的，完全恢复意识的时间和地点与镇静患者不同。因此，在 ICU 的时间和患者能活动的时间不可避免地会更长。如果患者在手术台上拔管，那么活动的时间通常取决于手术的过程和术后镇痛是否充分。

围手术期急性肾功能不全的发生率高达 28%，与多因素有关，如快速心室率时低血压引起的肾灌注不足、血栓栓塞肾脏和造影剂的使用等。术前肾功能受损和脱水与术后急性肾功能不全有关。慢性利尿药的使用和术前的禁食时间导致老年病患者到达手术室时处在一个血容量相对减少的状态。输血、进入路线（心尖）、术前的肌酐清除率、高血压和围手术期出血也被确认为危险因素。全身麻醉的诱导阶段常会发生低血压，但到目前为止还没有证据表明全身麻醉本身对急性肾功能不全来说是一个危险因素。

一些学者推荐将镇静作为一种更有效、更经济的方法来执行这个手术，避免了麻醉团队的常规出现，然而美国、欧洲指南强烈推荐“心脏团队”介入对患者的监护，其中包括一名经验丰富的心脏麻醉医师。为了节省时间或金钱，在没有麻醉医师的情况下执行手术是不符合标准的。

（徐青果）

参考文献

[1] 高淑女，张彤，吴文竹. 实用心电图检查与心内科常见病治疗［M］. 北京：中国纺织出版社，2023.

[2] 罗俊. 心血管疾病诊疗［M］. 武汉：湖北科学技术出版社，2022.

[3] 杨亚，闫丽，李政章，等. 现代心内科疾病诊疗新进展［M］. 上海：上海科学技术文献出版社，2022.

[4] 张莹莹，黄青，吕义珍. 实用心血管内科疾病诊疗精要［M］. 昆明：云南科技出版社，2021.

[5] 万荣. 心血管疾病临床思维［M］. 昆明：云南科技出版社，2020.

[6] 赵广阳. 实用心内科疾病诊疗与介入应用［M］. 北京：中国纺织出版社，2022.

[7] 杨柳，何显森，谢登海，等. 临床心血管内科疾病诊疗学［M］. 上海：上海科学技术文献出版社，2023.

[8] 韩英. 心血管疾病诊疗进展［M］. 沈阳：辽宁科学技术出版社，2021.

[9] 曾敏. 心血管与相关系统疾病的综合诊疗［M］. 南京：江苏凤凰科学技术出版社，2022.

[10] 詹洪吉，王福军. 心律失常诊治策略［M］. 沈阳：辽宁科学技术出版社，2023.

[11] 蔡晓倩，郭希伟，苗强，等. 心血管病学基础与临床［M］. 青岛：中国海洋大学出版社，2021.

[12] 袁星堂，刘涛，刘洪俊，等. 心内科疾病检查及治疗［M］. 哈尔滨：黑龙江科学技术出版社，2023.

[13] 何方田. 危急重症心电图学［M］. 杭州：浙江大学出版社，2021.

[14] 何振玉，韩晓庆，张映伟，等. 现代心血管病与介入诊疗［M］. 上海：上海交通大学出版社，2022.

[15] 鹿海旭，高秀珍，周亚，等. 心血管疾病与危重症处理［M］. 上海：上海交通大学出版社，2022.

[16] 支继新. 心内科诊疗技术与疾病处置［M］. 北京：中国纺织出版社，2023.

[17] 于向志，张田生，赵君君，等. 现代心血管常见病诊断与治疗［M］. 上海：上海科学技术文献出版社，2023.

[18] 李扬，马美红，韦伟，等. 实用心血管疾病研究进展［M］. 上海：上海科学技术文献出版社，2023.

[19] 李奕宏. 心血管内科疾病诊断与治疗［M］. 北京：中国纺织出版社，2023.

[20] 刘忠诚，孟庆燕，亓英姿，等. 心血管常见病诊断与治疗［M］. 上海：上海科学普及出版社，2022.